四川省社科联科研课题
重庆金阳集团热情支持

巴蜀名医遗珍系列丛书

主编
马烈光

王廷富

金匮要略指难

王廷富 著

王敬义 整理

中国中医药出版社
·北京·

图书在版编目（CIP）数据

王廷富金匮要略指难 / 王廷富著；王敬义整理 . —北京：中国
中医药出版社，2016.11（2024.7重印）
（巴蜀名医遗珍系列丛书）
ISBN 978-7-5132-3646-1

Ⅰ . ①王…　Ⅱ . ①王… ②王…　Ⅲ . ①《金匮要略方论》—
研究　Ⅳ . ① R222.39

中国版本图书馆 CIP 数据核字（2016）第 225508 号

中国中医药出版社出版

北京经济技术开发区科创十三街 31 号院二区 8 号楼
邮政编码　100176
传真　010 64405721
北京盛通印刷股份有限公司印刷
各地新华书店经销

开本 880×1230　1/32　印张 14.625　字数 345 千字
2016 年 11 月第 1 版　2024 年 7 月第 4 次印刷
书号　ISBN 978 – 7 – 5132 – 3646 – 1

定价　49.00 元
网址　www.cptcm.com

如有印装质量问题请与本社出版部调换（010 64405510）
版权专有　侵权必究

服务热线　010 64405510
购书热线　010 64065415　010 64065413
微信服务号　zgzyycbs

书店网址　csln.net/qksd/
官方微博　http：//e.weibo.com/cptcm
淘宝天猫网址　http：//zgzyycbs.tmall.com

天府中一隅
芳名永树

张爱萍将军题词

祝贺 巴蜀名医遗珍 出版

流风余韵

薪火传承

乙未年春 李克光题

李克光教授题词

出版者言

《名医遗珍系列》旨在搜集、整理我国近现代著名中医生前遗留的著述、文稿、讲义、医案、医话等等。这些文献资料，有的早年曾经出版、发表过，但如今已难觅其踪；有的仅存稿本、抄本，从未正式刊印、出版；有的则是家传私藏，未曾面世、公开过，可以说都非常稀有、珍贵。从内容看，有研习经典医籍的心悟、发微，有个人学术思想的总结、阐述，有临证经验的记录、提炼，有遣方用药的心得、体会，篇幅都不是很大，但内容丰富多彩，各具特色，有较高的学术和实用价值，足资今人借鉴与传承。

寻找、搜集这些珍贵文献资料是一个艰难、漫长而又快乐的过程。每当我们经过种种曲折得到想要的资料时，都如获至宝，兴奋不已，尤其感动于这些资料拥有者的无私帮助和大力支持。他们大都是名医之后或其门生弟子，不仅和盘托出，而且主动提供相关素材、背景资料，很多人还亲自参与整理、修订。他们的无私品质和高度责任感，也激励、鞭策我们不畏艰难，更加努力。

有道是"巴蜀自古出名医"。巴蜀大地，山川俊秀，物产丰富独特，文化灿烂悠久，不仅群贤毕集，而且名医大家辈出，代有传人，医书诊籍充栋，分量十足，不愧为"中医之乡，中药之库"。因此，我们特别推出《巴蜀名医遗珍系列丛书》，精心汇集了陈达夫、吴棹仙、李斯炽、熊寥笙等16位现代已故巴蜀名医的珍贵遗著、文稿，以展现巴蜀中医的别样风采。尤其值得一提的是，此次由巴蜀名中医马烈光教授亲任主编，年逾九旬的中医泰斗李克光教授担纲主审，确保了这套丛书的高品质和高水平。另外，还有相当部分的巴蜀名医资料正在搜集整理中，会在近期集中出版。

今后，我们还将陆续推出类似的专辑。真诚希望同道和读者朋友提出意见，提供线索，共同把这套书做成无愧于时代的精品、珍品。

中国中医药出版社

2016 年 8 月 4 日

前言

　　自古以来，以重庆为中心所辖地区称为"巴"，以成都为中心的四川地区称为"蜀"，合称"巴蜀"或"西蜀"。隋代卢思道曾云："西蜀称天府，由来擅沃饶。"巴蜀大地，不仅山川雄险幽秀，江河蜿蜒回绕，物产丰富独特，而且文化灿烂悠久，民风淳朴安适，贤才汇聚如云。现代文学家郭沫若曾谓："文宗自古出西蜀。""天府"巴蜀，不仅孕育出了大批横贯古今、闪耀历史星空的大文豪，如汉之司马相如、扬雄，宋之"三苏"等，也让"一生好入名山游"的李白、杜甫等恋栈不舍。

　　更令人惊叹者，巴山蜀水，不仅群贤毕集，复名医辈出，代有传人。早在《山海经》中已有"神医"巫彭、巫咸，其后，汉之涪翁、郭玉，唐之昝殷、杜光庭，宋之唐慎微、史崧，清之唐宗海、张骥、曾懿等，举不胜举。尤其在近现代，名噪一时的中医学家，如沈绍九、郑钦安、萧龙友、蒲辅周、冉雪峰、熊寥笙、李重人、任应秋、杜自明、李斯炽、吴棹仙等，均出自川渝巴蜀。如此众多出类拔萃的中医前辈名宿，其医德、医术、医学著述、临床经验、学术思想及治学方法，都是生长、开放在巴蜀这块大地上的瑰丽奇葩，为我国中医药事业的发展增添了光辉篇章，是一份十分值得珍惜、借鉴和弘扬的、独具特色的宝贵民族文化遗产和精神财富。

"自古巴蜀出名医"，何也？

首先，巴蜀"君王众庶"历来重视国学。巴蜀地区历史文化厚重，广汉三星堆、成都金沙遗址等，不断有考古学新发现揭示着本地文化的悠久。西汉之文翁教化为巴蜀带来了中原的儒道文化，使巴蜀文化渐渐融入了中华文化之中。而汉之司马相如、扬雄之文风，又深深体现着巴蜀文化的独特性。巴蜀人看重国学，文风颇盛，即使在清末民国之初，传统文化横遭践踏时，巴蜀仍能以"国学"之名将其保留。另外，蜀人喜爱易学，宋朝理学家程颐就说"易学在蜀"，体现出易学是巴蜀文化的重要特征。"医易同源"，易学在巴蜀的盛行，使巴蜀中医尤易畅晓医理并发挥之。就这样，巴蜀深厚的文化底蕴为生于斯、长于斯的巴蜀中医营造了一块沃土，提供了丰厚的精神濡养。

其次，巴蜀地区中医药资源得天独厚。四川素有"中药之库"的美称。仅药用植物就有 5000 余种，中药材蕴藏量、道地药材种类、重点药材数量等，均居全国第一位。"工欲善其事，必先利其器"，有了丰富的中药材资源，巴蜀中医就有了充足的"利器"，药物信手拈来，临床疗效卓著，医名自然远扬。

最后，巴蜀名山大川众多，风光旖旎，道学兴盛，道教流派颇多，"仙气"氤氲。鲁迅先生曾谓"中国文化的根柢全在道教"，道学、道教与中华文化的形成有着密切的关系，与中医学更具"血肉联系"。于道而言，史有"十道九医"之说；于中医而言，中医"至道"中有很大部分内容直接源于道，不少名医精通道学，或身为道教中人，典型者如晋代葛洪及唐代孙思邈。巴蜀地区，道缘尤深。且不说汉成帝时，成都严君平著《老子注》和《道德真经指归》，使道家学说系统化，对道学发展影响深远。仅就道教名山而言，"蜀国多仙山"，如四川大邑县鹤鸣山为"道教祖庭"，东汉张道陵于此倡"正一盟威之道"，标志着道教的形成；青城山为道教"第五洞天"，至今前山数十座道教宫观完好保留；峨眉山为道教"第七洞天"，今仍保留有诸多道教建筑。四川这种极为浓厚的道学氛围，洵为名医成长之深厚底蕴。

　　自古巴蜀出名医，后人本应承继其学，发扬光大。然而，距今尚近的现代巴蜀名医，其学术经验的发掘整理现状却令人堪忧。有的名医经验濒于失传；有的以前虽然发表、出版过，但如今难觅其踪；间或有一些得以整理问世，也多由名医门人弟子完成，呈散在性，难保其全面、系统、完善。如现代已故巴蜀名医中，成都李斯炽、重庆熊寥笙、达县龚益斋、大邑叶心清、内江黄济川、三台宋鹭冰等，这些医家，虽有个人专著行世，但一直缺乏一套丛书将其学验进行系统汇总与整理。

　　此外，现有的名医经验整理专著，多将其学术思想和临床经验分册出版，较少赅于一书，全面反映名医的学术特点。而有些名医在生前喜手录医悟、医论与医方、医案，因未得出版，遂留赠门人弟子，几经辗转，终濒临失传。如20多年前去世的名医彭宪彰，虽有《叶氏医案存真疏注》一书于1984年出版，但此书仅为几万字的注解性专著，只反映了彭老在温病学方面的学术成就。而他利用业余时间，手录的大量临床验案，至今未得到全面发掘整理，近于湮没无闻，遑论出版面世。痛夫！这些乃巴蜀杏林的巨大损失！

吾从小跟名师学中医，于 20 世纪 60 年代末参加医疗卫生工作，70 年代在成都中医学院毕业留校从事医、教、研工作至今。在此期间，与许多现代巴蜀名医熟识，常受其耳提面命和谆谆教诲。几十年来，深感老前辈们理用俱佳，心法独到，临床卓有良效，遗留资料内容丰富多彩，具有颇高的学术和应用价值，若不善加搜集整理，汇总出版，则有绝薪之危。有鉴于此，我早冀系统搜集整理出版一套现代已故巴蜀名医丛书，这也是巴蜀乃至全国中医界盼望已久的大事。十多年前，我的这一想法得了到张爱萍将军的支持，更获其题词"天府中医，芳名永存"。2013 年时，"已故现代巴蜀名医经验整理与研究"成功申报为四川省社科联课题，并最终与中国中医药出版社商定合作出版事宜。此套丛书的出版幸蒙年逾九旬的巴蜀中医泰斗李克光教授垂青，担纲总主审，并为丛书题词"流风余韵，薪火传承"；还得到了国家中医药管理局、四川省中医药管理局、重庆市中医药管理局、四川省中医药科学院、成都中医药大学等部门的政策支撑，以及重庆金阳等企业的资金支持。尚得到不少名医之后或其门生弟子主动提供文献资料和相关素材之鼎力相助，因而顺利完成了已故巴蜀现代名医存世资料的搜集、整理和研究工作。对此，实感幸甚，诚拜致谢！

恰逢由科技部、国家中医药管理局等15个部委主办的"第五届中医药现代化国际科技大会"在成都隆重召开及成都中医药大学60年华诞之际，双喜临门，盛事"重庆"，愿以是书为贺，昭显巴蜀中医名家近年来的成果，尤可贻飨同道，不亦快哉！

丛书付梓之际，抚稿窃思，前辈心法得传，于弘扬国医，不无小益，理当欣喜；然仍多名医无继，徒呼奈何！若是丛书克竟告慰先贤，启示后学之功，则多年伏案之苦，亦何如也！

纸牍有尽，余绪不绝，胪陈管见，谨作是叙！并拟小诗以纪之：

巴蜀医名千载扬，济赢获安久擅长；

川渝杏林高矞日，岐黄仁术更辉煌。

丛书主编 马烈光

2016 年 8 月于成都中医药大学

原前言

　　《金匮要略》一书，是汉代张仲景的名著，青年学医时，尽得同郡张伯祖真传。《伤寒杂病论》问世，正处于建安末年，因兵祸而杂病部分曾一度散佚。究谁撰集，其说有二：一是西晋王叔和编集。据晋皇甫谧注《甲乙经》中说："仲景论广伊尹汤液，用之多验，王叔和撰次。仲景选论甚精，指事施用，即今俗所分《伤寒论》《金匮要略》是也。"（魏念庭著《金匮要略方论本义》序）一说是葛洪所命书。丹波元简传说："洪著《金匮药方百卷》，据《肘后方》及《抱朴子》自云所撰百卷，名曰《玉函方》则二者必是一书（葛洪又著《玉函煎方五卷》，见《隋志》）。由此看来，《金匮玉函》原是葛洪所命书，即唐人尊崇仲景者，遂取而标题，以珍秘不出之故，著录失其目欤。"（《金匮玉函要略辑义》自序）但葛洪是东晋著名医药学家，并非唐人尊重仲景而为标题，乃葛洪尊重仲景而命名。

　　以上二说的《金匮要略》之命书究竟是谁？再从王叔和所著《脉经》看，第八卷中收集杂病部分，第九卷载有妇人病三篇，均是有方无药。

凡与《伤寒论》方相同者，曰"方在《伤寒论》中"，并未提《金匮要略》。还有几篇尚未记载，如《脏腑经络先后病》《奔豚气病》《五脏风寒积聚病》《痰饮咳嗽病》《趺蹶手指臂肿转筋阴狐疝蛔虫病》等五篇均未收集，到唐代孙思邈所著《备急千金要方》、王焘所著《外台秘要》时，也只引述部分条文和方药。可见，由晋至隋唐，《金匮要略》全貌基本上湮没无闻。

到宋仁宗时，翰林学士王洙在馆阁蠹简中始得仲景《金匮玉函要略方》三卷。上卷辨伤寒，中卷论杂病，下卷载其方并疗妇人。至此，《金匮》始复于世，传于仕流，"常以对方对证施之于人，其效若神"。到宋平年间，经尚书林亿、孙奇、高保衡等校正整理图书时，才将《金匮玉函要略方》之上卷辨《伤寒》分开，中下两卷编写成为《金匮玉函要略方论》流传于世，即今之《金匮要略》是也。以上可以看出，《伤寒杂病论》乃王叔和编集，而《金匮玉函要略方》可能是葛洪撰集而命名。《金匮玉函要略方论》是林亿等所编集。

本书是以《内经》《难经》为理论基础，结合当时医学水平，总结汉代以前和作者经验编集而成。全书以"天人合一"精神，运用阴阳、五行、脏腑、经络等理论加以论述。以四诊判断疾病，脏腑经络为辨证核心，以表里、寒热、阴阳、虚实确定病性和病位，又以异病同治、同病异治、表里同病治则、新久同病治则，审因论治、脏病治腑、腑病治脏、治未病等多种治则，形成中医内科及妇科治疗学的基础。

全书原为25篇，最后3篇为杂疗方和食物禁忌，后世医家多疑为宋人所增注，多数版本尚未载入，故一般只有22篇。现编次22篇，概括内科、妇科和部分外科，共计60多种疾病，以辨病与辨证相结合。

本书在脉学方面与《伤寒论》不尽相同。《伤寒论》多以凭脉辨证，本书多以脉理阐发病理，从病理阐发病变。如《金匮》之浮脉，寸脉浮多主表，尺脉浮则主里。例如五苓散之脉浮，是太阳之风邪未透，膀胱之气化不利，而猪苓汤之脉浮，又是水热互结，肺肾阴伤。又如同是趺阳脉浮而涩，在《五脏风寒积聚》篇为脾燥胃强之脾约证，而在《呕吐哕下利病》篇则为脾虚胃弱之胃反证。故本书脉象大多数与临床不相吻合，这也是该书特点之一。

方药应用，有以下几种剂型：汤剂144首，丸剂18首，散剂31首，酒剂3首，熏剂1首，洗剂3首，栓剂2首，粉剂1首，烙剂1首，膏剂1首（导剂）等10种剂型。全书载有204首方，其中4首只载方名，而药味未见。其煎法和服法，以及服药后反应均有详细记载和说明，故后世医家推崇此书为"汤液治病之祖"和"方书之祖"。附方共计31首，属宋人所附，经察有实据属仲景方者16首。

有关方药剂量，为汉代衡制，不能执为今用。如张子和在《格致余论·攻击论注》中说："用古方治今病，正如拆旧屋，凑新房，其材料亦不一，不再经匠代之手，岂可用乎？"张氏之说，虽然过头，但对临床用药确有启迪。因汉代衡制和今之计量制迥然不同，在临床运用时，应根据药物的性味功用，疾病的轻重缓急，患者的体质强弱，病程的新久等不同情况而决定其用量，切不可拘泥用事。至于剂量，据《中医方剂学》考证:《金匮》中的1斤等于现代3.3两，我认为等于50g，1两等于3g。1升，据《外台秘要》说"半夏一升者，洗毕五两为正"，等于现代 15g。又说"一把者，重二两为正"，等于现代 6g。至于计量，还有个、枚、具、茎、尺等。如杏仁 10 个，经量之为 3g；桃仁 10 个，量之为 4g；大枣 12 枚，量之为 40g；甘遂大者三枚，量之为 1g。如獭肝一具，葱十四茎，厚朴一尺，不便折算，应根据病情需要为准。如杏仁、大枣、獭肝、艾叶等，现已改用重量计算。至于散剂一钱匕，约现代 3g；方寸匕，约现代 4g。至于丸剂，如炼蜜为丸如麻子大、小豆大、弹子大、梧桐子大、枣大、枣核大、兔屎大等。还有取类比象计量者，如石膏如鸡子大、鳖甲如手指大一片、代赭石如弹子大一枚等。关于用分计量者，如鳖甲煎丸、薯蓣丸、竹皮大丸等方中之"分"，应作"份"理解，不能作重量来对待。如大黄䗪虫丸中分、两并列者，又应当作为重量的分来计算。其中等分者的分，又不能作为重量来计算，应作等量对待，如栝楼牡蛎散。总之，用方、用量全赖医者灵活掌握，随机应变，方为上工，所以才有"经方不传之秘在量上"。因此，尊重原方计量与现在计量制折算进行配伍，方不失经方原意，用量稍变化，疗效和功用迥异。此外，本书中所附病案的方药用量，有部分是两、钱，分者，一两等于 30g，一钱等于 3g，一分等于 0.3g。

内容提要

　　王廷富（1920—2006），四川巴中市人，硕士研究生导师，主要从事《金匮要略》的教学和中医临床工作。

　　本书为《巴蜀名医遗珍系列丛书》之一，是作者多年深入钻研《金匮要略》，并结合丰富临床经验而完成的。除对《金匮要略》原文中的错简仔细校勘，对难解的名词、术语做通俗解释，对原文进行注释外，还着重指出原文中的重点、疑点、难点、方义和运用，并列举自己诊治的疑难病案加以阐述。全书条理井然，重点突出，针对性强，切合实用，对研习、应用《金匮要略》多有帮助。

王廷富（1920—2006）

第十章 津液疾病

脾为水谷之原，胃为水谷之海。人体津之生成，素原于胃中水谷，水谷之腐熟，必赖肾之少火以温照脾胃，饮食从脾以化，又须阳气体护气其行元。总之，水谷精气之生成，其本在肾，其制在脾。所以津液为病，与脾、肾密切相关。

第一节 水饮

水饮是由于脾之气化运行不畅，部份水液停留，气化滞留而成。

一、饮留心下

头晕目眩，气上逆心悸，背寒胸痛，苔白滑，脉沉。

治宜温脾化饮，方用苓桂术甘汤合之。苓□15g 术15g 桂枝10g 陈皮6g

王廷富手稿（由其子王毅、媳贾德蓉教授提供）

021

目录

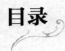

脏腑经络先后病脉证第一

仲景《金匮玉函要略方》经宋人整理后，分为《伤寒论》与《金匮要略》。前者专论外感疾病，后者专论杂病。杂病是以内伤为主，以脏腑辨证为核心，如首条以肝脾二脏举例论述。三条之五脏所主五色，以观察病变。六条是以呼吸而确定上焦、中焦、下焦之病位，皆落实到脏腑；十三条用五脏六腑对疾病进行归类；十六条则用五脏之所喜所恶五味，来判断五脏病变之属性和虚实；十七条之病在脏而治其所合之腑等。又如以脏腑名篇的，有《肺痿肺痈咳嗽上气》篇、《五脏风寒积聚》篇等，以脏腑名病的，有肺痿、肺痈、肠痈、肝着、肾着、脾约、心痛、五脏为积、六腑为聚等；以脏腑与病因结合论述的，有五脏水、五脏中风、五脏中寒等；以脏腑判断预后的，有十一条之卒厥、血气入脏即死、入腑即愈以及五脏死脉等，都是以脏腑为理论核心。在经络方面：从病变属性来说，有"极寒伤经，极热伤络"；从病位浅深来说，病在经络为浅，在脏腑为深，所以"适中经络，未流传脏腑，即医治之"，说明脏腑与经络间之关系非常密切。因经络内联脏腑，外络肌肤、骨骼、关节、感官等，使之互相贯通，构成一个有机整体。《灵枢·海论》篇说，"夫十二经脉者，内属于脏腑，外络于肢节。"全身各个器官组织又必须通过经络以运行气血而温煦濡养。如《灵枢·本脏》篇说："经脉者，所以行气血而营阴阳，濡筋骨利关节者也。"在疾病的发生、发展和转变过程中，无不通过经络的传导作用，使体表与内部脏腑相互影响。如《中风历节》篇说："邪在于络，肌肤不仁；邪在于经，即重不胜；邪入于腑，即不识人；邪入于脏，舌即难言，口吐涎。""夫风之为病，当半身不遂，或但臂不遂者，此为痹。"又如《胸痹心痛短气》篇之胸痹、真心痛等，皆为脏腑有病时通过经络反映到体表所属部位。而体表受邪可通过经络内传脏腑，如感受风寒而引起咳嗽、感受风热病邪可致肺痈等。所以，本书应用整体观念和各种辨证手段，来阐明脏腑经络先后致病，发展和传变规律，故用脏腑经络先后病脉证而命篇也。

一、问曰：上工治未病，何也？师曰：夫治未病者，见肝之病，知肝传脾，当先实脾，四季脾旺不受邪，即勿补之；中工不晓相传，见肝之病，不解实脾，唯治肝也。

夫肝之病，补用酸，助用焦苦，益用甘味之药调之。酸入肝，焦苦入心，甘入脾。脾能伤肾①，肾气微弱则水不行，水不行则心火气盛，心火气盛则伤肺，肺被伤则金气不行，金气不行则肝气盛，故实脾则肝自愈，此治肝补脾之要妙也。肝虚则用此法，实则不在用之。

经曰：虚虚实实，补不足，损有余，是其义也。余脏准此。

①伤肾：《三因极－病证方论》作"制肾"，数"伤"字均作"制"字。

〔**论注**〕此条举肝病实脾之治未病以阐明脏腑间之内在联系，并用五行生克制化理论说明脏腑疾病之传变规律。治未病乃言既病之后，防止疾病传变。其传变规律是：实则传，虚则受邪。同时又以五行相克规律而定。如木旺则克土，肝病则及脾，故肝病应首先实脾。古人认为，四季之末各十八日，为脾土当旺之时，不易受肝邪之传变，即无补脾，是举肝脾以明上工治未病之说。其实应以脾虚为准，不可拘泥于四个季月。中工则不知其传变规律，见肝之病，不实脾以防微杜渐，单治其肝病，则肝病不已而脾病又起矣！故既病之后，防止传变有着重要的实践意义。

至于肝虚治法，以五味配五脏，酸入肝，焦苦入心，甘入脾，在于肝之体虚或用虚的不同治法。肝之体虚，则宜用酸味之药，如酸枣仁、枣皮、乌梅之类，以补肝之体。肝之用虚，则宜用焦苦之味，以助心益肝。如肝阳虚，则可用炮姜、桂枝之类，以温通心阳；如肝阴虚，则宜用炒栀子、炒黄连之类，以清心火助不病之心，从而助子势以益母之势；心旺则气感于肝也，宜用甘味之药调之，而调之之意深矣，不仅限于补脾，还包括运脾、调和肝脾、实脾疏肝等肝脾同治之义。其次是肝之用虚，不仅用焦苦之药以助心益肝，还应当补脾以制水，肾之阴寒水气受到克制，则水不妄行；阴寒之水不妄行，则水不上克心火，心之少火之气旺盛；心之少火之气旺盛，则能克制肺金；肺金受到约制，则金不克木；金不克木则肝气自舒，而肝之用虚自复，此为治肝补脾之要领妙法也。

以上为肝实和肝虚之治则，在于协调五脏功能平衡。若虚者复攻之，是犯虚虚之禁；实者复补之，是犯实实之戒。此肝实肝虚之治则，其余四脏亦可类推矣。

〔指难〕本条之难点，在于"酸入肝"以下17句之争，历代注家见解不一，简言之为三种：一是肯定，一是否定，一是折衷。详言之，约有八种看法：第一，尤在泾认为"疑非仲景原文"。第二，陈修园认为是"中工之误"。第三，《医宗金鉴》认为是"隔二隔三治法"。第四，赵以德认为是"五行逆顺而设"。第五，魏念庭认为是"正治旁治反治之治法"。第六，徐忠可认为是"肝虚矫枉而得其平"。第七，《金匮要略译释》是折衷看法，既肯定伤肾作制肾，但又似否定。第八，多数注家认为"伤"字应作"制"字解。我根据四、五两种之说，以及本段精神看，为肝阳虚和肝阴虚治法之病理转化，含有隔一隔二隔三之治法在内。

以肝为例，根据病理变化，不需直接治肝者，治其肝之子，因为"肝受气于心"，如《素问·玉机真脏论》所说："五脏受气于其所生。"即相生之脏，生我和我生之脏，为隔一治法也。

何谓隔二？如《素问·玉机真脏论》中谓"传之于其所胜"之病理，即是"克则传，被克则受邪"之规律。肝之病，"传之于脾"，治其相乘，乘其所胜之脏。所谓相乘，又称为相克，治其相克之脏，即被克之脏；或谓相乘之脏，即治其被克之脏——脾，此为隔二之治法也。

何谓隔三？根据"亢则害"之病理变化特点，治其相侮之脏。所谓相侮，又称为反克，侮其所不胜之脏，治其所被侮之脏。如金本克木，过则为害，肝木反侮其肺，治其肝肺，使肝肺调达，此为隔三之治法也。

以上数种治法，乃五脏配五行，五脏化生之理的五行制化规律。此种规律，医者应当掌握。即善治病者，不单治既病之脏，根据病理变化，掌握相生、相克、相侮之病变规律，详察病机，治其相生，或治其相克，或治其相侮，治其未病之脏，或两脏同治，方为上工，具体见图1、图2。

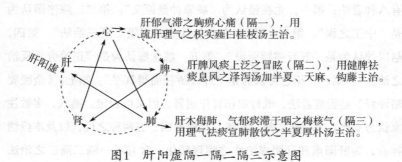

图1 肝阳虚隔一隔二隔三示意图

巴蜀名医遗珍系列丛书

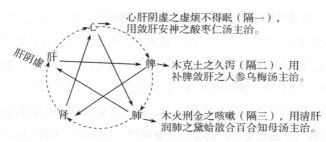

图2　肝阴虚隔一隔二隔三示意图

注：上二图虚线箭头代表相生，实线箭头代表相克。

定义：相生，即生我和我生之脏，为隔一。相克，即相乘，乘其所胜之脏，为隔二。相侮，即反克。侮其所不胜之脏，为隔三。

二、夫人禀五常[①]，因风气而生长，风气虽能生万物，亦能害万物。如水能浮舟，亦能覆舟，若五脏元真通畅，人即安和。客气邪风，中人多死，千般疢难[②]，不越三条：一者，经络受邪，入脏腑，为内所因也；二者，四肢九窍，血脉相传，壅塞不通，为外皮肤所中也；三者，房室、金刃、虫兽所伤。以此详之，病由都尽。

若人能养慎，不令邪风干忤经络；适中经络，未流传脏腑，即医治之。四肢才觉重滞，即导引吐纳，针灸，膏摩，勿令九窍闭塞；更能无犯王法，禽兽灾伤，房室勿令竭乏，服食节其冷热苦酸辛甘，形体有衰，病则无由入其腠理。腠者，是三焦不通会元真之处，为血气所注；理者，是皮肤脏腑之文理也。

①五常：即五行，指木、火、土、金、水等五种物质元素。

②疢难：疢音趁，热病之意。此处应作疾病解。

〔论注〕此条为论述人与自然界之关系、病因论，以及防重于治、早期诊治等重要问题。人禀受五行之常以养形体，维持人之生命活动。《伤寒论》自序说："夫天布五行以运万物，人禀五常以有五脏。"而其长养赖五行之气，即风暑湿燥寒，概言之曰风气。此种风气（自然界四时之气候）之演变，既能生万物，长养万物，又能戕害万物，如"水能浮舟，亦能覆舟"矣。人为万物之一，处于气交之中，若五脏元真之气（阴阳之精气）通达畅旺，则营卫气血调和，自能适应四时气候之变化，正如《素问·遗篇刺法论》说："正气存内，邪不可干。"《素问·上古天真论》说："精神内守，病安从来。"但若人体正气虚怯，则不能抵御外来不正风气之侵袭，则易于感受外邪而致病。经云："邪之所凑，其气必虚。"还有老年虚弱者、大病之后者、产后气血大虚者等，往往在正常气候下亦多易感邪而发病，此又不可不知也。

外来致病因素，不外三个方面：一者正气不足，经络受六淫之邪，内传脏腑，称为内因。如《素问·皮部论》说："邪客于皮则腠理开，开则邪客于经络，络脉满则注于经脉，经脉满则入舍于脏腑。"二是正气尚存，邪气伤及皮肤未入脏腑，仅限于四肢九窍之血脉壅塞不通，其病变始终在躯体外表，故"为外皮肤所中也"。三是房室过度则伤精，金刃虫兽所伤则伤血，此等非风气为患，为不内外因。知此三者，一切致病缘由尽知矣。

〔**指难**〕本条之重点有四：①保存肾精，勿令竭乏，肾精能营养全身脏腑组织，为人体脏腑功能活动的源泉，是促进身体发育成长的物质基础。人之生长、发育、衰老和死亡的全过程，都是靠肾精来维系的。②避免"客气邪风"的侵袭。《素问·上古天真论》说："虚邪贼风，避之有时。"《素问·四气调神论》又说："夫四时阴阳者，万物之根本也，所以圣人春夏养阳、秋冬养阴。"四时气候的寒暖，与人体内之阴阳有着不可分割的联系。春夏阳气升发，人体阳气外泄，故"春夏养阳"；秋冬阳气衰退，人体阳气内守，故"秋冬养阴"。体内阴阳相互协调以达到平衡，才能与外界气候相适应，抗御外邪的侵袭。③"服食节其冷热苦酸辛甘"。饮食五味是维系人体生命的基本物质，但暴饮暴食，或过食五味，或饮食摄入不足，均可使人致病。只要做到以上三点，不使形体有变，正气旺盛，病邪则无由入其腠理。腠理与肌肤、脏腑关系密切，为三焦所主，既是元真相会之处，又是气血流注的地方。具有卫外功能。④一旦致病以后，"适中经络，未流传脏腑，即医治之。四肢才觉重滞，即导引、吐纳、针灸、膏摩，勿令九窍闭塞"。体现了早期诊断的治疗措施，《素问·阴阳应象大论》说："善治者治皮毛，其次治肌肤，其次治筋骨，其次治六腑，其次治五脏。治五脏者，半死半生也。"治病宜早的防微杜渐思想是"治未病"的又一体现。此非上工所不能见也。

三、问曰：病人有气色见于面部，愿闻其说。师曰：鼻头色青，腹中痛，苦冷者死，<small>一作腹中冷苦痛者死。</small>鼻头色微黑者，有水气；色黄者，胸上有寒；色白者，亡血也，设微赤非时者死；其目正圆者痓，不治。又色青为痛，色黑为劳，色赤为风，色黄者便难，色鲜明者有留饮。

〔论注〕此条以望诊判断病变和预后。所说气色，乃指脏腑精华藏之于内为气，现之于外叫色，"有诸内必形诸外"。鼻头属脾所主，脾为十二官之大本营。魏念庭说："鼻者，始生之物也，人在胎胞中，一月生津液，二月生气息，鼻通气息，即相继而生，所以名为鼻祖，为肺之开窍，而主一身元气者也。五脏之气，莫不禀受于肺，而五脏之真色，亦必随气之出入而见于鼻头，此鼻头所以可验五脏之真色也。"鼻居面中，

《灵枢》称为面王，故古人重视鼻部之望诊。鼻属土，其正色为黄（如缪裹雄黄），应微黄而红活为正色。如鼻头现青色，腹中暴发绞痛，属阴寒凝滞，阳气不能运行，气血阻滞，不仅鼻头青冷，而且手足甚至全身厥冷，唇甲亦皆青紫。脉还厥回者生，脉绝厥不回者死。黑色属肾，肾主水，黑色呈现鼻头脾位，为水盛侮土之候。其病理为肾阳虚不能化水，脾阳虚不能制水而反被水气所侮矣。但黑而光亮者为水气；黑而晦暗者为肾精不荣，此等危重之证，事关生死，临证又当细辨之矣。又"色黄者，胸上有寒"。赵以德认为："黄者脾之色，脾主土，谷气于上焦以化营卫。今胸上有寒，谷气不化，郁为胃热，显出本色，黄为中焦蓄热，今不谓中焦热，而为胸上寒者，乃指其致病之本而言也。"若色显晦黄者，多为中阳虚寒，主寒湿；鲜黄者，多为中焦蓄热，主湿热；萎黄者，多为脾精不足而不荣，主血虚。

色白主血虚。色之荣者血也，血虚不荣，故面色苍白。《灵枢·决气》说："血脱者色白，夭（音杳）然不泽。"从辨证方面，面色㿠白，多属气虚痰饮，为中阳不运，脾湿生痰。面色枯白者，为真精枯竭，乃气血双败之象。"设微赤非时者死"，是指血虚则阳不可浮越，白中微赤，赤色属火，夏令见之无妨。如现于秋季，为火克金，主肺燥阴虚；现于冬季，为孤阳上越；现于春令，为虚阳上扰。皆当主病，乃面部色白和白中瑰赤而四时之不同主病也。

关于目之望诊，目虽为肝之开窍，实为五脏阴精之所聚，神气之所主。若痉病而现双目直视不能胸，多为阴竭阳盛，肝风内动之危候，故为难治。

青黑赤黄各色现于面部，又各有所主也。青色属肝，诸痛多责之于肝。痛则气滞血凝，运行受阻故色青，阴寒凝滞，气滞血凝所致疼痛，多现青色。黑色属肾，肾之精血衰惫，而肾之真色上浮，故呈暗黑色于面，多为虚劳。微黑而润泽者为常，黑如烟煤（沉黑）而久病卒见之多主死。所谓"色赤为风"，风为阳邪而化热，阳气浮动，故面色现赤。但赤而浮泽兼有表证者，为外感风热；不兼表证者，赤而浮泽，青年属正常色泽，而老年多属肝阳上扰；赤如涂朱为戴阳（娇嫩带白，偶见于两颧）属真寒假热；五心烦热，两颧发赤为虚热，色黄者便难，又有两种可能：一是湿热郁蒸，多见小便难；一是湿热蕴结成实，大小便均难，其色鲜黄如橘黄色；血虚之大便难，色多萎黄。其色鲜明者，有反常和正常之辨。面色㿠白而光亮者，为水饮浸渍，上浮于面，缺乏阳气温煦而为留饮；如面色红活而滋润，又气血充沛之正常色泽也。

〔指难〕本条的重点为五脏所主五色，结合时令，从望诊而推测病变之险夷。但还应望色之泽，方可判断证候。除此之外，望神气、形态亦很重要。①神气和神志：《素问·移精变气论》说："得神者昌，失神者亡。"凡诊病人，首先观察神气之充沛与虚馁，神志之清楚与昏愦，可以预测病势之轻重安危。②形体：形体之强弱，肌体之胖瘦，可以初测脏腑之盛衰。③动态：察患者动态之躁扰或安静，行动灵便与否，可测病变属性和病位。④舌质舌苔：此乃四诊中的重要环节。如舌质之红淡、舌体之胖瘦、舌苔之厚薄，以及苔之色泽、津润、干燥等，可以辨别表里、寒热、阴阳、虚实之不同病位和属性。同时应参唇和爪甲的色泽，在辨证上可相得益彰。

四、师曰：病人语声寂然，喜惊呼者，骨节间病；语声喑喑然不澈者，心膈间病；语声啾啾然细而长者，头中病。^{一作痛。}

〔论注〕此条为闻声辨音，以察病所。默然安静言其常，惊呼言其猝，属于关节疼痛之证；从病变来说，在于肾主骨，肝主筋、筋主束骨而利关节，同时肾主沉静，肝寄相火，相火扰动则阵痛突发而惊呼，平时畏痛而寂然，故病在骨节间，而责在肝肾。赵以德说："喑喑然不澈者，声出不扬也，盖肺主气，膈乃肺之部，宗气（心肺所主）行呼吸出入于是焉，语声之不彻，则知其气不得升，是心膈之有病也。"也就是说，证现胸膈痞塞满闷，责在心肺。其次是声音细小而深长，证明胸膈胃肠之气道无阻，故知病在头中。唐容川认为："当属之于肾，肾之督脉交巅会厥阴经以入于脑，故主头中脑髓之病。"因头痛，声高震动则痛剧，故声音细小。若无外感，当责之于肝肾。

〔指难〕本条的重点在于闻诊，仅局限于耳闻，还应与鼻闻相结合。人之声音，上出于肺，下根于肾，肺肾为声音之所主也。除本条所论，还应闻呻吟之清、浊、缓、急，呼吸之粗、细、缓、急，以及呼出气味等情况。不仅可以初步掌握寒、热、虚、实等属性，还可判断病变之安危，所以有"闻而知之谓之圣"之说。如消渴病，呼出有尿甜气等。

五、师曰：息摇肩者心中坚，息引胸中上气者咳，息张口短气者肺痿唾沫。

〔论注〕此条以望闻二诊结合，从息辨证。一呼一吸合为一息，由于呼吸迫促，故两肩随呼吸之出入而动摇，为一般喘证所有。心中坚，多由膈间邪壅气滞，清浊交争，痰气所阻，故心中痞坚。于是气道壅塞，形成喘息抬肩之实证。胸中为肺之府，以司呼吸。如肺气失降，或痰滞膈间，故呼吸则引动肺气上逆而致咳。如肺气虚而清肃之令减，宗气衰而难以布息，故张口短气。由于肺气虚痿不足以输布津液，导致痰涎滞于肺而咳唾涎沫。

〔**指难**〕本条重点是从呼吸辨别证候。其中有表里寒热虚实之不同，应予详辨。如在表有风寒袭肺之喘证，多在冬季，必兼有头痛身痛、恶寒无汗、鼻塞、脉浮紧等脉证。有表里兼夹证，在于素有痰饮，遇外感即发为喘者，为外邪引动内饮，必兼有外感表证，咳唾痰涎，其脉多浮滑，又多为虚中夹表之证。在里有属热痰、热邪和虚证之不同。如热痰壅肺之喘，喘息短促，每兼有胸膈痞满不适、咳唾稠痰、脉滑数等脉证。热邪伤肺之喘，喘息气粗，每兼有鼻息煽动、高热、面赤、唇红、脉洪数等脉证。心肺气虚之喘，多有张口气短，呼吸不利或微弱，而又以呼吸困难为主，或自汗，其脉象缓弱或缓滑（心脾气虚夹痰）或细数而滑（心肺阴虚夹痰）。肾不纳气之喘，亦多有张口气短，呼吸困难，而以吸气困难为主；肺肾俱虚者，呼吸均困难，其脉多沉细或兼滑象（夹痰）等主要脉证。

总之，呼吸气粗，多属实证热证；呼吸微弱，多属虚证脱证。呼吸的异常，对生命有直接威胁，在临床处理上，必须详察虚实寒热，明辨病机，积极进行抢救治疗。同时注意虚实兼夹，如虚中夹痰或虚中夹瘀者有之。

六、师曰：吸而微数，其病在中焦，实也，当下之则愈；虚者不治。在上焦者，其吸促[①]；在下焦者，其吸远[②]。此皆难治。呼吸动摇振振者，不治。

①吸促：指吸气短促。

②吸远：谓吸气深长而困难。

〔**论注**〕此条从吸气以辨虚实之顺逆。如吸气微数，兼有腹满、便秘、舌黄、脉实。其病变为中焦胃肠有积滞，则吸入之气受阻而还。属里实证者，可用下法，使实邪去，中焦升降之机无阻，则呼吸自如。若属虚证，则无积滞症状，为中气虚惫，应以培补中气，调理脾胃，以图缓治。上焦心肺主之，若宗气虚衰，心肺之气不能下交于肝肾，故吸气难入而短促。但其病变在膈，膈间有痰滞，气结、血瘀者亦有之。下焦肝肾主之，若肾气不足，肾不纳气，其气不能下达丹田气海，故吸气深远而困难。上下二焦之病，若均属虚证者难复，故曰皆难治。夫人身之筋骨脉络，皆赖精血以濡之，阳气以煦之。阴精阳气为人生气之根，而生气之根衰惫，故呼吸动摇、振振不自禁。此即《内经》所谓"出入废，则神机化灭，药饵无能为力矣"。

〔指难〕本条紧接上条察呼吸辨病变，以测预后。并侧重从吸气以察上、中、下三焦之病变。呼吸病变之辨虚实，不仅是望诊和闻诊可辨，还须四诊合参。一般来说，呼出困难在心肺，吸入困难在肾肝；久病多虚，或虚中夹实，若属上下焦之呼吸病变，多属重危证。其中呼吸动摇振振，属精亏夹风痰者，形体多肥胖；精气俱虚而夹瘀血者，形体一般，均可治疗。如久病而形羸色败，为精血枯涸，多属难治，如肉脱骨枯，为脾肾双败，多属不治。

七、师曰：寸口脉动者，因其旺时而动，假令肝旺色青，四时各随其色①。肝色青而反色白，非其时色脉，皆当病。

①四时各随其色：指春青、夏赤、秋白、冬黑。

〔论注〕此条从四时常脉常色之变化而判断病变。单言寸口，指寸关尺三部而论也。所谓动，并非脉搏跳动之动，而是指脉象随四时气候之变化而变动。如春弦、夏洪、秋毛、冬石（沉）是也。再从色脉互参，如春令肝木气旺，其色应青如翠羽，脉应略弦而和缓；夏令心火气旺，其色应赤如鸡冠，其脉应洪；秋令肺金气旺，其色白如鹅羽，其脉应轻虚以浮；冬令肾水之气旺，其色应黑如乌羽，其脉应沉而有神。此四时之常色常脉。假如春色青而反色白，脉当弦而反浮，为金来克木。余仿此，皆当主病。

〔**指难**〕本条为论四时色脉相合相反之顺逆。可领会其含义，不可拘泥。尤其是四时之色，夏天面色略赤而外，其余均不可作为常色对待。应以病之"脉证合参"、"色脉合参"为当。四时脉，皆以胃气为本，有胃气曰平，胃气少曰病，无胃气曰逆，逆者死。所谓胃气者，其脉象和缓有神，有根之谓也。

八、问曰：有未至而至[①]，有至而不至，有至而不去，有至而太过，何谓也？师曰：冬至之后，甲子夜半少阳起，少阳之时，阳始生，天得温和。以未得甲子，天因温和，此为未至而至也；以得甲子，而天未温和，为至而不至也；以得甲子，而天大寒不解，此为至而不去也；以得甲子，而天温如盛夏五六月时，此为至而太过也。

①未至而至：前至字指时令，后至字指时令之气候。凡时令未到而气候已到，称为未至而至。以下义同。

〔**论注**〕本条为论述时令气候与疾病的关系。上之至为时至，下之至为气至。即时令有常而气候有变，故有时令未至而气候先至，有时令至而气候不至，有时令至而气候不去，有时令至而气候太过之变化。

古人以十二个月，统二十四气。人由少阳历阳明而至太阳，由太阴历少阴而至厥阴，总以手足十二经以应二十四气。时令虽有一定，气候却多变化，如冬至是二十四气之一，"冬至之后，甲子夜半"，即农历十一月，甲子朔夜半起，至冬至为历元。依此推算。冬至后六十日必得甲子，由于气盈朔虚，每年递迁，故至日不一定值甲子。应以冬至后（六十日）之雨水为正。雨水至则阳气初升，冰雪消融而阳气仍弱，故称阳始生。此时天气温和，为时令与气候相合。"以未得甲子"，即未至雨水节，而天气已温和，此时令未至而气候先至。如"以得甲子"，即已交雨水，而天气仍未温和，为时令而气候未至；如"以得甲子"，即交雨水，而天热如盛夏五六月，则为时令至而气候太过。以上主要说明天有非时之暖和非时之寒，也就是时令虽有常而气候则多变矣。

〔指难〕本条的重点在于时令与气候有太过和不及。人处气交之中，疾病亦随时令与气候之变化而变化，故治病必须因时制宜，随机应变。《素问·五常政大论》说："必先岁气毋伐天和。"此又不在独守四时之气，应参之以运气者也。

九、师曰：病人脉浮者在前①，其病在表，浮者在后②，其病在里，腰痛背强不能行，必短气而极也。

①前：指关前之寸脉。

②后：据关后之尺脉。

〔论注〕此条为论述同一浮脉因部位不同而病变亦异。前者关前也，关前为阳，浮脉见于阳位，故知其病在表。后者关后也，关后为阴，浮脉为阳脉，见于阴位，故知其病在里，里者太阳之里少阴也。少阴属肾，肾主骨，其脉贯脊，腰为肾之外府，精虚髓少，精血虚不足濡脊荣腰，故腰痛、背强、足痿不能行。盖元气根于肾，化生于精，今肾气大虚而宗气不能归原，故呼吸均短少也。极者，虚劳之病名，即后文六极之极也。

〔指难〕本条的重点在于从浮脉分表里，以示浮脉之变，故应当

巴蜀名医遗珍系列丛书

"以常衡变，以变识病"。临证时还应注意两点：一是脉证合参：如兼表证，寸脉亦浮，浮紧为伤寒，浮缓为伤风，浮数为风热，浮濡为风湿，浮滑为风痰等。二是病程合参：本条之前与后，还另有含义。如浮脉见于病之前期，多主表证；浮脉见于病之后期，多主里虚。如久病体虚，又无外感症状，不分尺脉浮或寸脉浮，皆属内伤里虚。故虚劳篇有"脉浮者，里虚也"，其脉必浮而无力。无外感证，忌用攻表。但新病体实，兼有外感症状，又不分寸脉浮或尺脉浮，在辨清证候之基础上，应采用解表之法。

十、问曰：经云："厥阳独行"，何谓也？师曰：此为有阳无阴，故称厥阳。

〔论注〕此条为论"厥阳独行"之病理。赵以德说："厥者犹极也，独行无阴与配也。"《素问·厥论》指出"不足则厥"。王冰注说："厥，谓逆行上冲也。"可见逆行上冲之阳，称为厥阳。逆上之阳，无阴以偕，称为独行。夫人身之阴阳，偕行者顺，偕行则平衡，不宜偏盛。《素问·生气通天论》说："阴平阳秘，精神乃治。"阴阳独行者逆也，逆者则偏盛，甚至可导致"阴阳离决，精神乃绝"之危证。

〔指难〕本条之病证，属于阳气偏盛，阳无阴涵，肝阳上亢之证。此等证候在临床上，又有轻重之别。轻者常有头昏头痛，面赤失眠等症；重者如突受精神刺激，或在热食之际，长气于阳，可致卒然昏仆，不省人事，随之出现口眼歪斜、偏瘫等症，此血之与气并走于上，水不涵木，肝阳暴亢之中风恶候。

十一、问曰：寸口沉大而滑，沉则为实，滑则为气，血气相搏，血气入脏即死，入腑即愈。此为卒厥，何谓也？师曰：唇口青，身冷，为入脏即死；如身和汗自出，为入腑即愈。

〔论注〕此条为血与气并病之脉理阐发卒厥之病理。沉脉属阴，阴主血。滑脉属阳，阳主气；大脉属阳，主邪盛。病邪入血，则血暴实，故曰沉则为实；病邪入气，则气暴实，故曰滑则为气；沉大而滑，为邪气与血气相搏结，故曰血气相搏。于是血气暴实，不能循行其故道，则邪气与血气并行，以致卒厥昏倒。其转归有二：若并入于脏，五脏主藏精宅神，主藏而不泻，邪无出路，壅滞于脏（多为心脏），精气不行则神机化灭。其证唇口青为营绝，身冷为卫绝，营卫俱绝，主即死。若并入于腑，六腑主布水谷而传糟粕，主泻而不藏，邪气虽入，而不致久闭气机。如身温和，为营卫之气已运行，营卫行则腠理开，得微汗而解。邪随汗出，则血气不被所溷（音混，混浊不分之意）而气血能正常运行则愈。

〔指难〕本条的重点为卒厥之病理和转归。应与其他类似病证相鉴别。

与大厥之区别：《素问·调经论》说："血之与气并走于上，则为大厥；气复返则生，不返则死。"其证卒然昏倒、言语謇涩甚或失语，半身不遂，口眼歪斜，面赤唇红，身温和，脉多弦数有力或弦涩有力，为肝阳暴亢之证。

与中寒之区别：其证卒然昏倒、肤冷、呼出之气亦冷、四肢厥冷，乃阳脱寒凝，气血停顿之恶候，其脉亦绝，多死无救。如脉复或脉细弱属寒厥重证，尚有一线生机，救治及时，偶有挽回者。

与中气之区别：若因暴怒伤肝，肝气抑郁至极者，多卒然昏厥不语，其身温和，面色正常，脉弦，则为气郁神昏之中气证，每用按摩、针灸可复苏。

与中痰之区别：其证突然昏倒不语，牙关紧闭，喉间痰鸣，身和，面色如常，脉弦滑，多为气郁痰滞之证。

与中暑之区别：患者多在烈日下工作，卒然昏倒，色脉基本正常，常在夏天出现，因气候炎热，热毒入内所致。

与气脱之区别：多因素体虚弱，加之应食未食，或劳累过度，突然面色苍白，昏不知人，身和脉弱，若急救得法可生。

以上六证，后五证属卒厥范围。其中有轻重之别，临证时须详辨。

十二、问曰：脉脱①入脏即死，入腑即愈，何谓也？师曰：非为一病，百病皆然。譬如浸淫疮，从口起流向四肢者可治，从四肢流来入口者不可治；病在外者可治，入里者即死。

①脉脱：言脉乍伏不见，乃邪气阻滞，脉络暂时不通。

〔论注〕此条论述病邪深浅的预后转化。所谓"脉脱"，是指脉乍伏不见。暴厥之证，多属邪气骤入，正气被阻，经隧暂时不通，故脉似脱而实未脱，并非气血虚竭之真脱。其预后演变，当从病邪之转化而定。《难经·五十四难》说："脏病难治，腑病易治。"脏属阴，入阴则病深，腑属阳，出阳则病浅。此为疾病发生发展转化之一般规律，故曰"非唯一病，百病皆然"。例如浸淫疮，乃湿热毒邪为患，其转归有二：一是疮从口起向四肢蔓延，而口部浸淫疮逐渐消失者，多为正气尚旺，抗邪外出之征兆，易治愈；如从四肢流来至口者，多为正气亏虚，邪毒内传之证，其病多深且重，难治。临床上有如疔疮、痈疽或其他皮肤病，因邪毒过重或因体虚误治，其症状如突然消失，出现唇口青紫，疮之色泽晦暗、神志恍惚、心慌烦躁者，为疮毒深入血分，或毒邪攻心，为危候。急用发散升提之法，尚有挽救的可能。

十三、问曰：阳病①十八，何谓也？师曰：头痛，项、腰、脊、臂、脚掣痛。阴病②十八，何谓也？师曰：咳、上气，喘、哕、咽③，肠鸣，腹满，心痛，拘急。五脏病各有十八，合为九十病。人又有六微④，微有十八病，合为一百八病。五劳⑤、七伤⑥、六极⑦、妇人三十六病⑧不在其中。

清邪居上，浊邪居下，大邪中表，小邪中里，檗饪⑨之邪，从口入者，宿食也。五邪中人，各有法度，风中于前⑩，寒中于暮，湿伤于下，雾伤于上，风令脉浮，寒令脉紧，雾伤皮腠，湿流关节，食伤脾胃，极寒伤经，极热伤络。

①阳病：是指外表经络之病证。

②阴病：指内部脏腑之病证。

③咽：音噎，指咽中梗塞。

④六微：指六腑而言。

⑤五劳：据《素问·宣明五气》说："久视伤血，久卧伤气，久坐伤肉，久立伤骨，久行伤筋。"称为五劳所伤。

⑥七伤：根据本书自释为食伤、忧伤、饮伤、房室伤、饥伤、营伤、经络营卫气伤。

⑦六极：《诸病源候论》为气极、血极、筋极、骨极、肌极、精极。《备急千金要方》为髓极。极，谓极度劳损之意。

⑧妇人三十六病：即十二癥、九痛、七害、五伤、三痼。详见"妇人杂病篇"。

⑨檗饪：檗同谷，汉代以来的别字。饪即熟食也。

⑩前：午前。

〔**指难**〕此条为古代疾病分类和五邪中人的规律。病在阳者，当从阳论治。如头、项在上属阳；腰、脊为督脉所主，督脉总督诸阳；臂、脚属四肢，为诸阳之本，亦皆属阳。此六者皆在躯体以外、在经络，属营卫所主。在外、在经络者，有营病、卫病、营卫交病。一病而三，三而六之合为十八病，故曰阳病十八。病在阴者，从阴论治。肺之变动，为咳、上气、喘；膈间病变，有哕、噎等；中焦病变，有肠鸣、胀满、心（胃）痛、拘急等九者，其病均在躯体以内，在脏、在腑。在里者，有虚证、实证之分。一病二之，二九合为十八病，故曰阴病十八。又阴属脏，其脏有五，受风寒暑湿燥火六淫之邪为病。有气分、血分、气血俱病。三而六之，合为十八病。五个十八，故五脏合为九十病。阳属腑，其腑有六。受六淫之邪，亦有气分、血分、气血兼病之异。三而六之，六个十八，故六腑合为一百零八病。然六微者，言其六腑病比脏病轻微之意也。至于五劳、七伤、六极，由饮食、起居、房室、情志所致；妇人三十六病，则由经、带、胎、产所引起，病变在冲任，均非六淫之邪为病，故曰不在其中也。

雾露之邪为清邪，其气轻浮，故伤于上。水湿之邪为浊邪，其气重浊，故居于下。大邪为六淫之邪，伤人肤表；小邪为房室所伤，病变在里。由于六淫之邪为患，感之即病，易被人重视；房室损伤，其损也渐，易于忽略，故以大邪、小邪名之，并曰大邪中表，小邪中里。谷饪之气，如饮食不节，则隔宿不消而为宿食。其次是"五邪中人，各有法度"，此五邪，即以下风、寒、湿、雾、食等五种。其属性有殊，中人则有上、下、表、里之异。风为阳邪，故中于前。前者，朝也，卫也。寒为阴邪，故中于暮。暮者，晚也，营也。湿为浊邪，其性阴凝重浊，喜就于下，故伤于下而流注关节。雾为清邪，其性轻清，故走皮腠而伤于上。饮食，脾胃主之，故只伤脾胃，不干及经络腠理。故谓五邪中人，各有法度。再从寒热之偏盛来看，冬月极寒，卫阳不足固护，寒邪易伤太阳经俞，易病正伤寒；夏月极热，阳气外张，络脉气泄，热邪多伤络脉而中暍，故曰极寒伤经，极热伤络。

〔指难〕本条是承"人禀五常"条之病因，作进一步论述。前条为病因归类，本条为疾病归类，但在前条基础上，补充五邪和大邪小邪中人规律的归类方法。分为上下表里的不同病位，对认识病变本质，确有助益。对疾病分为阳病——六腑病、阴病——五脏病的归类法，对疾病确定病位病性，在内科杂病中，亦有助益，对疾病的计数又不可拘泥。

十四、问曰：病有急当救里救表者，何谓也？师曰：病，医下之，续得下利清谷不止，身体疼痛者，急当救里；后身疼痛，清便自调者，急当救表也。

〔论注〕此条为表里同病而分缓急之先后治则。其病有表里、先后、缓急之不同，治病的关键在于救急。如初起病在表，而医者误用下法，损伤中阳，致下利清谷不止，虽有身体疼痛之表证，但里证已急，恐中阳垂绝，故里为急，以温复中阳为主。俟大便正常而表证仍在者，又急当治表，以防表邪内传。

〔指难〕本条的重点在于表里同病之治则。一般来说，表里同病应先治表而后治里，"表解里自和"，为正气不虚之治法也。如表里俱实者，应采用表里双解法；如有正虚外感者，采用扶正祛邪法。而本条之表里同病，在于表未解而中阳大虚，里证甚急，故应先温里而后治表。先温里亦有拒邪于外，使不内传之意也。

巴蜀名医遗珍系列丛书

十五、夫病痼疾①，加以卒病，当先治其卒病②，后乃治其痼疾也。

①痼疾：痼，音固。痼疾，指难治之久病。

②卒病：此指新病。

〔论注〕此条为新旧同病之治则，源于《素问·标本病传论》，并加以具体化。痼疾乃积年累月，根深蒂固，一时尚难痊愈，故当缓图。若加感新病，应先治其新病，后治其痼疾。因卒病之邪气尚浅，其病易除，可取效于旦夕。乘其邪所入未深，急去新邪，使不羁留为患，故先治卒病，以免两邪相合更增痼疾为患也。但临床上亦不尽然，如淋家、疮家、亡血家，加之外感不可发汗之戒，又必须兼顾旧病以治新病，此乃标本兼顾之治则也。

十六、师曰：五脏病各有所得①者愈，五脏病各有恶②，各随其所不喜者为病。病者素不应食，而反暴思之，必发热也。

①所得：是指适合病人所食之饮食。

②所恶：恶，音务。所恶，指病人所厌恶之饮食。

〔论注〕此条从气味之喜恶而测病变和施治原则。五脏病各有所得者愈，是指所喜之气味，能助其脏气而却病邪，故病可愈。如肝阴虚，宜食酸，以敛之；如肝苦气急，宜食甘，以缓之。心阳不足，宜辛温，以通之；心病血热，宜甘寒凉血，以清之。脾病苦湿，宜食苦温，以燥湿。肺阴虚而气上逆，宜用甘寒，以润之；肺寒气逆，宜用辛温，以开之。肾阳虚，宜用甘温，以养之；肾阴虚，又宜用甘寒之品，以润之。又五脏各有所恶，如肝恶风，心恶热，脾恶湿，肺恶寒，肾恶燥是也。不喜者为病，谓不相得而与之，则忤其脏气，而益其病邪。总之，五脏各有体用，无体不立，无用不生，体用得而自和矣。患者素不应食而暴思之，则食入于胃，长气于阳，故必发热也。此种现象，不是胃气恢复，便是病变的象征，甚至为恶候。

〔**指难**〕本条的重点在于四诊中之问诊，临证颇为重要。如《难经·六十一难》说："问而知之，问其所欲五味，以知其病所起、所在也。"此对临床确有指导意义，尤其在阴阳虚实难辨之时，更觉得重要。譬如舌质红苔少乏津，本为阴虚之证，但又兼有畏寒怯冷等阳气虚之证候，余遇此则必问所喜食何物。若喜辛辣而食之不燥火者，多属元阳亏虚，则从温养肾阳着手论治；若恶食辛辣或偶食则唇舌疼痛，或肛门灼热，此又为胃阴虚而肾气不足之证，应从甘寒养胃，温养肾气之法治之。又如小建中汤证患者，喜食甘味是也。总之，知其所喜、所恶之味，对医者在临证时辨证用药有很大帮助。

十七、夫诸病在脏，欲攻之，当随其所得①而攻之。如渴者，与猪苓汤。余皆仿此。

①所得：此指所合而言。

〔**论注**〕此条为论述在脏治其所合之腑的治法。攻者，治也；得者，合也，即脏与腑合，病在脏欲治之，当随其所合之腑而治之。例如渴者，乃肾之病也，肾与膀胱相合，与猪苓汤者，即是此义。渴何以为肾病？因肾主五液，以布五脏。在肝为泣，在心为汗，在脾为涎，在肺为涕，自在为唾。胸中之津润而灌喉舌以司呼吸者，皆为肾之所布。如肾液不能上潮以滋润喉舌，故渴。肾液不上潮，在于肾阴虚而水与热结于膀胱所致，故用育阴利水之猪苓汤主治，以利膀胱之水，使水热从小便而去，于是肾阴复，津液布，其渴自愈。

余脏仿此，是谓肝与胆合，肝病宜治胆；心病宜治所合之小肠，脾

巴蜀名医遗珍系列丛书

病治所合之胃，肺病治所合之大肠是也。

〔**指难**〕本条的重点有二：①治病要知常达变：一般而论，脏病治脏，腑病治腑，腑病治脏，是一般能掌握的常法和定法。此条之脏病治腑，又是治法中之变法，所以既知其常，又要知其变，知常又须知变，方为上工。②审因论治：审因论治和审理论治也很重要，如本方治口渴，是水与热结之病理之口渴，方能有效，并非猪苓汤能主治其他口渴。

痉湿暍病脉证治第二

本篇是论述痉病、湿病、暍病等三种疾病。此三种疾病,原载成无己《注解伤寒论》第二卷,"辨痉湿暍脉证第四所论"曰:"伤寒所致,太阳痉、湿、暍三种,宜应别论,以为与伤寒相似,故此见之。""痉当作痉,传写之误也。"可见痉、湿、暍三病,均与外邪有关,故曰与伤寒相似。三病之因,又为六淫之中,风寒湿暑为患,故初起病变,多有太阳见证,所以将此三病,合为一篇论述,以便比较鉴别。

痉病,是以口噤、项背强、手足痉挛、双目直视,甚则角弓反张、手足抽搐为其主要特征。本篇对痉病论治,仅局限于伤寒之范围,它与后世的温热病毒致痉,以及本书的产后痉,在病因和病理方面,有本质的差别。

湿病,是以病因而命名,一般有外湿和内湿之分,湿邪又易与风邪、寒邪、热邪相合。本篇所论,着重又是湿痹的范围。湿邪为患,易伤阳气,所以"护阳祛邪"又是治本之图。

暍病,论述较略,与《素问·刺志论》中之"气虚身热,得之伤暑"是一致的。但与后世《诸病源候论》中之"夏月炎热,人冒涉途路,热毒入内……故奄然闷绝谓之暍"则不相同。本篇所论中暍,仅限于后世阳暑一类,又与后世所称中暑、暑厥有别。

一、太阳病,发热无汗,反恶寒者,名曰刚痉。

〔论注〕此条为刚痉主症。既曰太阳病,就包括有头痛、发热、无汗等症。由于寒伤太阳,邪在经络,表阳受邪故发热,寒闭表实故无汗,无汗表实,恶寒为太阳本证;痉病邪虽从太阳而来,病变波及筋脉，则当不恶寒，但外寒未解，营卫闭塞，故现恶寒，所以称为反恶寒。既曰痉，至少有项强之症，以其无汗邪闭，则筋更急，乃名刚痉也。

二、太阳病，发热汗出，而不恶寒，名曰柔痉。

〔论注〕此条为柔痉主症。发热汗出为表虚，表虚应当恶风，而不恶寒。此症既不恶风又不恶寒，在于汗出，寒邪随汗而解，病变在太阳之"筋"，而不在太阳之"经"，虽有发热为表热，或风邪变热，有头痛项强之太阳病者，名为痉也。以其有汗，筋不甚急，故为柔痉。

〔指难〕以上两条应当弄清楚的有三点：①名同实异：本条的柔痉，与《内经》中柔痉有别。《素问·气厥论》中的"肺移热于肾，传为柔痉"，乃热伤津液，属于内伤不同；本条标太阳病者，为外感所致也。②两者之鉴别：两者之鉴别点，正如丹波元简所说："刚柔乃阴阳之义，阴阳乃虚实之谓，表实故称以刚，表虚故称以柔。"③刚柔属何病：近代黄树曾详细指出："首冠太阳病，必有头项强痛之症，发热无汗为表实，故名曰刚痉；发热汗出为表虚，故名曰柔痉。二者皆伤寒病之兼证，而非痉病之本病，故冠以太阳病三字，以示与痉病有别。"总之，本篇的刚柔二痉，其病因是风寒为患，其病理为外邪在太阳之经和筋，与后世之温热病毒致痉，其病位在心营而肝风内动，有本质上的不同。

三、太阳病，发热，脉沉而细者，名曰痉，为难治。

〔论注〕此条为脉症不符之痉病危候。太阳病，属外感风邪或寒邪，病变在营卫，其脉应浮缓或浮紧，为病尚浅易治。即或是热邪致痉，热伤筋脉，其脉应洪数或弦数，脉症相符。此以太阳之痉，而得少阴之脉，阳证见阴脉者死，故曰难治。

〔指难〕本条的疑点，在于脉沉细。历代注家，约有四种不同见解：①徐忠可认为是"寒湿入阴之象"；②章虚谷认为是"气血大虚，正不胜邪"；③尤在泾认为是"阴气不足"；④喻嘉言认为是"阴阳俱伤"。我认为后者符合临证实际。因为痉病发热为阳证，其脉沉细属少阴，少阴所藏者精，所宅者神；神者阳也，精者阴也，不仅阳津受伤，而且阴精将竭，预后多不良，多见于痉病后期，为精血枯竭之恶候。

四、太阳病，发汗太多，因致痉。

〔论注〕此条为过汗致痉。太阳中风，只宜调和营卫，不宜发汗，汗之则误矣。太阳伤寒，应当发汗，但不宜太过，过之则津液耗伤，筋脉失之濡养，以致筋脉拘急而成痉。

五、夫风病下之则痉，复发汗，必拘急。

〔论注〕此条为误汗、下致痉。风为阳邪，易与热合而生病，风则内应于肝而主筋，热则内应于心而主脉，治宜清热息风，误下则伤液，阴液伤而阳无所制，阳热旺盛，则筋脉失养，故亦致痉。此时应以养阴滋液为主，不可从外感论治。若再加误汗，则阳津阴液更伤，津液重亡，则筋脉拘急益甚。

六、疮家虽身疼痛，不可发汗，汗出则痉。

〔论注〕此条为疮家误汗致痉。久患疮疡称疮家，精血已伤，血本虚燥，虽有身体疼痛之表证，不可妄用辛温发汗。若误用之，则津液必伤，津液伤则精血愈竭，筋脉失之濡润，故亦可致痉。

〔**指难**〕以上三条应当掌握的有两点：①误治成痉与刚柔二痉的区别：以上主要说明误汗、误下致痉，病因虽不同，其伤津耗液则一也。其中疮家误汗致痉，病势最重，乃犯"夺血者无汗"之戒。此类误治成痉，原伤乎津液精血所致也，则非刚柔二痉范围。刚柔二痉，为太阳伤寒或中风之兼见症，皆非痉病之本症，学者绝不能混淆。②误治成痉的救逆法：误治致痉，伤于津液阴精，肝风内动所致。其救治法，不外生津养液为主，佐以柔肝息风；或育阴潜阳为主，佐以解痉息风，以柔润筋脉。总之，视其所伤，根据病理变化，以复损救逆。

七、病者，身热足寒，颈项强急，恶寒，时头热，面赤目赤，独头动摇，卒口噤，背反张者，痉病也。

〔**校正**〕本条赵徐等多数版本有"若发其汗者，寒湿相得，其表益虚，即恶寒甚，发其汗已，其脉如蛇"等六句。《脉经》将此六句与"暴腹胀大"列为一条。我认为，若发其汗等六句与上文义不属，是错简所致，应移于下条论注。

〔**论注**〕此条为痉病主症。痉病之因，多由温热病毒，热盛伤津及筋所致。由于热邪外蒸上扰，气机不能下达，则身热而足寒。从经脉循行而论，太阳之脉自巅下项，夹背脊而行两旁，邪干经脉，由经及筋，筋脉不利，故颈项强急而不柔和。恶寒者，乃热极似阴，非表有寒也。阳热之邪上干巅顶，阳明之脉自腹上颈，环唇口而行于面，热犯阳明，故头热而面赤，颈强急而卒口噤。阳热独盛，肝热上扰，热极生风，故目赤而背反张矣。风盛则动，故独头动摇。此热极生风，肝风内动之痉病也。

〔**指难**〕本条的重点有三：①痉病主症：痉病主症虽不一，不外有轻有重，轻者四肢挛急，神昏口噤；重者手足抽搐，角弓反张，不分轻重，并非本篇刚柔二痉的范围。②痉病之因：痉病之病因病理，复杂而变化多端，有风热伤经及筋；有因热极生风；有因温热病毒，营热风动；有因热痰风动；有因津枯血燥生风；有因肝风内动等所导致。因此，对痉病辨证，应详察病因，细辨病理，方不致误。③本条之难点：在于"身热足寒"，乃阳热独盛于上，阴阳逆乱，阳气不能下达之象，多属痉病之疑难重证。

八、若发其汗者，寒湿相得，其表益虚，即恶寒甚。发其汗已、其脉如蛇。暴腹胀大者，为欲解。脉如故，反伏弦者，痉。

〔校正〕《脉经》"若"之前有"痉病"二字。其脉如蛇，作"其脉浛浛如蛇"。"反伏弦者"之后，有"必"字，应从之。

浛：音含。又写作陷、溢、凔，见《集韵·覃韽》。《方言》："浛，沉也。"又通"涵"。浛浛，叠音词，据此条文义，可作沉缓如蛇行之脉。

〔论注〕此条为太阳痉病发汗后的病理变化。寒湿在太阳经俞，经脉不利，以致项背强，理应散寒祛湿。若发汗太过，寒邪虽去而湿邪仍在，以致表阳益虚，寒与湿相合，故恶寒更甚。如发汗得当，汗后其脉沉缓如蛇行，证明在经之寒邪去而湿无所依，湿邪入腹而暴腹胀大，湿邪从内可化，故为欲解。至于"脉如故，反伏弦者，必痉"，是谓发汗之后，在经之寒湿去，理应其脉如常，若反见伏弦之脉，病邪既在经又及筋，痉病仍在也。

〔指难〕本条的难点，在于"痉"和"暴腹胀大"之辨，以便认清病证和治法。①痉：本条之痉，仅是项背强，几几然，乃寒湿在太阳之经，而兼太阴脾湿之证，表里皆无热象者，可用桂枝加葛根汤，以温运脾阳而解肌缓筋，并祛太阳寒湿。②暴腹胀大：应详辨病证和虚实。若仅项背强而腹胀，无高热抽搐，舌脉是湿象者，为寒湿入腹之证，陈修园主张用厚朴生姜甘草半夏人参汤，以益气运脾散寒除湿，可做参改。若属温热致痉，高热抽搐，角弓反张，暴腹胀大者，须辨清实多虚少，或虚多实少；若虚多实少，多为脾气衰败，预后欠佳。

九、夫痉脉，按之紧如弦，直上下行。

〔论注〕此条为论痉病之脉。从脉象而论，紧是劲急之象，弦乃端直之脉。从病理而论，痉病而筋脉拘急，在于缺乏阴精以濡之，津液以润之，所以脉象不柔和，出现从寸到尺，端直而劲急有力之弦脉。

〔指难〕本条的重点是用脉理阐发痉病的病理，并非痉病主脉。痉病之脉，热盛风动者，脉象多洪数；温热病毒致痉者，洪数之脉、右关大于两寸尺，肝热风动者，脉象多弦数，热痰致痉者，脉象多滑数；热邪伤津致痉者，脉象多细数，由于病理不同，故出现不同脉象。但病有兼夹，亦有兼脉，以上仅将较常见痉病之脉举例而已，并非概括无遗也。

十、痉病有灸疮，难治。

〔论注〕此条为痉病有灸疮的预后。本证的预后，尤在泾引娄全善认为："即破伤风之意，盖阴伤而不胜风热，阳伤而不任攻伐，故曰难治。"灸法易烧灼津液，已成疮则阴精更耗，阴液伤而火热盛，若痉病误用火灸而成疮，其痉病未愈者，确属难治。

〔指难〕本条的重点有二：①痉病不宜灸：痉病多属热邪为患，艾灸更耗伤阴液，阴液损而热邪增，可使痉病增剧。②灸疮致痉的救逆法：属破伤风者，应辨其风毒所伤。若风毒伤其阴者，以甘寒养阴为主，佐以解毒祛风；风毒伤其血者，以养血为主，佐以解毒祛风；风毒伤其气者，以益气为主，佐以解毒祛风，尚有救治的可能。

十一、太阳病，其证备，身体强，几几然^①，脉反沉迟，此为痉，栝楼桂枝汤主之。

栝楼根 6g　桂枝 10g（去皮）　芍药 10g　甘草 3g　生姜 10g（切）大枣 12 枚（擘）

上六味，以水 900mL，煮取 300mL，分温三服，微取汗。汗不出，食顷，啜热粥发之。

①几几然：形容短羽之鸟，伸颈欲飞之象。

〔论注〕此条为柔痉证治。所谓其证备，是指头痛、身痛、身热恶风等症具备，故称为太阳病。由于风伤太阳之经，经俞不利，营卫不和，故背强连项，而颈部活动不利。如风邪在太阳经俞，卫气先虚，其脉应浮缓，此为风邪由经及筋，故脉沉；津伤而营卫运行不利，故脉迟，所以称为反。其主要病理，为风淫于经，津伤于筋。此为风滞太阳之经，而筋脉失养之柔痉，故用解肌生津之法主治。

〔指难〕本条的重点是方与证的运用。本条系太阳伤风证，并非其他病因所致之痉病，故以太阳证目之，虽有项背强几几，类似痉病之象，亦非痉病之主症。痉病之主症，轻者四肢挛急，甚则四肢抽搐。所以，本方只能主治太阳伤风之柔痉，并非其他痉病之主方。故用桂枝汤以解肌而和营卫，栝楼根（花粉）以生津滋液，服法与桂枝汤同，乃表法与和法并用也。临证风邪滞太阳经俞，日久不愈，经筋并病而为本病

巴蜀名医遗珍系列丛书

者亦有之。

〔**例案**〕伍某，女，45 岁，四川省万县市妇幼保健站医生。1980 年 7 月 9 日，患病 3 月多，求我诊治。从起病到目前 3 个半月，开始喉痛，发热恶寒，右侧髋部肌肉疼痛，继而出现项背强痛，双上肢两肩臂痛，右上肢内侧如大指头一块肌肉疼痛更剧，双下肢浮肿，以右下肢最明显。经川医病理检查，做右上臂肌肉活检的病理报告示：（右上臂）横纹肌纤维肿胀变粗，未见明显炎症反应。7 月 15 日尿肌酸 $^{205mg/24小时}_{尿1.180mL}$。最后诊断为慢性多发性肌炎，建议中医治疗。现症：项背强痛，背强连项活动不利，双上肢濡痛，双下肢亦濡痛，以右侧髋关节濡痛更甚；双下肢浮肿，右下肢按之没指；口淡无味，喜甜食，胃纳极差，舌质红苔薄津润，脉沉缓。此风湿滞于经筋，营卫不和之柔痉和湿痹。拟以祛风胜湿，调和营卫，缓筋通络之桂枝加葛根汤加减主治。方用：桂枝 10g，白芍 12g，生姜 12g，大枣 15g，甘草 3g，粉葛 15g，桑枝 30g，姜黄 12g。嘱服 2 剂。

7 月 11 日复诊：病人服上方 2 剂后，诸症均有减轻，舌脉同上，仍宗前法加减。方用：粉葛 15g，桂枝 10g，白芍 12g，薏苡仁 30g，汉防己 12g，桑枝 30g，姜黄 12g。嘱服 2～6 剂。

7 月 18 日三诊：病人服上方 6 剂后，项背强痛消失，项颈活动自如，双下肢浮肿消失，双上肢疼痛亦大减，仅背部濡痛，右髋关节濡痛，饮食基本正常，喜甜食，舌质红苔少津润，脉和缓。柔痉痊愈，湿痹基本治愈，患者要求回本单位服药，于第二诊方中加大枣 15g，木瓜 12g。嘱服 2～15 剂，以善其后。

从本病例看来，治病求本的重要性，随证施治的灵活性。本病之因在于 3 个月前，风伤太阳经脉未解，进而滞于太阳之筋，经与筋俱病，太阳经脉所过之处，皆有是证也。由于兼夹湿邪，湿喜就下，湿流关节，故兼湿痹之候。《伤寒论》太阳病篇14条："太阳病，项背强几几，反汗出恶风者，桂枝加葛根汤主之。"与此同中有异，病位相同，病理有异，病证有兼夹。因本病例风邪夹湿而津未伤，湿滞脉络，故脉缓，所以不用栝楼桂枝汤，而用桂枝加葛根汤加减，也在于此。同时项背强痛不灵活，太阳之筋脉已拘急，故用葛根之甘，以解急舒筋；桂枝汤和营卫而祛风邪；加薏苡仁、汉防己等，以除湿而舒筋脉，乃用方之意图所在。另一方面，如风邪滞于经和筋，不夹湿而津伤者，则用栝楼桂枝汤加葛根较适宜，因葛根之甘以行阳，缓解筋脉之效佳。

十二、太阳病，无汗而小便反少，气上冲胸，口噤不得语，欲作刚痉，葛根汤主之。

葛根 12g　麻黄 10g(去节)　桂枝 6g(去皮)　芍药 6g　甘草 3g(炙)
生姜 10g（切）　大枣 12 枚（擘）

上七味，叹咀，以水 1000mL，先煮麻黄、葛根减 200mL，去沫，内诸药，煮取 300mL，去滓，温服 100mL，覆取微似汗，不须啜粥，余如桂枝汤法将息及禁忌。

〔论注〕此条为刚痉将作之证治。既曰太阳病，就有太阳经之主症存在，病邪仍在太阳，由于表实故无汗。一般来说，出汗则津液外泄而小便少，此处在于表气不透，致使营卫三焦之气机暂时闭塞，故无汗而小便亦少，所以称为反。盖太阳之邪欲传阳明，阳明不受邪，故气逆而上冲胸。但病邪由太阳而波及阳明，阳明之筋，内结胃口，外行胸中；阳明之脉，环唇口，阳明之筋脉挛急，故口噤不得语。主要病理，为寒淫于外，闭塞太阳阳明之经及筋，营卫之运行滞而为病。此为风寒表实证，故用散寒解肌之法主治。

〔**指难**〕本条应当弄清楚是属何病，与《伤寒论》太阳病篇 31 条"太阳病，项背强几几，无汗恶风者，葛根汤主之"互参自明。足见本证是项背强几几为主，或口噤不得语，无汗恶寒，身热头痛，舌淡苔白润，脉浮紧（左大于右）等为主症，乃风寒滞于太阳阳明经俞之表实证，故用麻黄散太阳之寒，葛根解阳明之肌，桂枝汤调营卫之和，促使风寒散，营卫和，表气透里气达，寒邪随汗出而经和，筋脉缓解，其病可愈。

从方后注云，更可知为风寒所致之将作刚痉，并非其他原因所致的痉病为本方所宜。若属其他原因所致的痉病，尤其是温热病毒致痉，本方绝对禁用。

十三、痉为病，_{一本痉字，上有刚字。}胸满口噤，卧不着席，脚挛急，必齘齿，可与大承气汤。

大黄 12g（酒洗） 厚朴 15g（炙去皮） 枳实 10g（炙） 芒硝 10g

上四味，以水 1000mL，先煮二物，取 500mL，去滓，内大黄，煮取 200mL，去滓，内芒硝，更上微火一二沸，分温再服，得下止服。

〔**论注**〕此条为里热致痉之证治。从筋脉而论，阳明之筋，起于足，结于跗（足背），其支者上结于髀（音闭，股外曰髀，股上曰髋）；阳明之脉，入齿中，夹口环唇，其支者循喉咙，入缺盆下膈。从病变而论，病邪深入阳明之里，热盛气壅故胸满，热伤阳明筋脉，筋脉拘急，故口噤齘齿、脚挛急、卧不着席等证候出现。其病理为热壅于内，阳热至极，热极生风，风火炽盛所致。此为阳明里热之痉证，故可酌用泄热存阴之法主治。

〔**指难**〕本条的重点有三：①运用本方的条件：除本条主症外，应有面赤唇红、大便秘结或不通、舌红苔黄燥、脉数有力，新病体实气旺者，方可酌投轻剂以攻之，所以原文中的"可与"二字，是有深意的。方中大黄、芒硝泄其燥热；枳实、厚朴破其壅滞，非真实证，不可妄用。②痉病慎用攻下：因为攻下易于伤正，故唐容川认为"仲景于痉原戒下，而此又下之，因有胸满、口噤、齘齿之内热，乃痉之变证也，故以变法治之，勿认为治痉之正方"，乃经验之谈。③温热病毒致痉之治则：温热病毒致痉，应辨其病变在气分，或在营分，采用清热解毒祛风，或滋阴解毒息风之法治之。

〔**例案**〕

1. 张某，男，3岁，巴中县恩阳区某公社。1958年8月确诊为乙型脑炎，西药治疗无效，其父母求余诊治。现症高烧神昏，体温40.5℃，神志不清2天，项强，角弓反张，手足痉挛，口噤，齘齿，面赤唇红，舌红苔黄燥，脉洪数（右大于左）。此温热病毒在卫气分、初入营分之痉证，拟以清热解毒、解痉祛风之法主治。方用僵蚕6g，蝉蜕6g，金银花15g，连翘12g，黄连3g，犀角1g（磨水冲服），牛黄1g（磨水冲服），天麻10g，甘草1g。当晚10点左右服药，嘱浓煎3小时服一次。到第二天上午10点左右，患儿体温下降到38.5℃，神志清楚，要稀粥喝，手足灵活，项强、角弓反张消失，唇红，舌红苔薄黄微润，脉洪略数。温热病毒在卫气营分已将解，余热未尽，病已脱险矣。将上方服完后，用清热解毒养阴之法以善其后。方用：金银花15g，连翘12g，板蓝根15g，麦门冬15g，石斛10g，甘草1g。服3剂后而痉愈，并无后遗症。

2. 王某，7岁，崇庆县怀远镇农家儿子。1971年8月，经西医确诊为乙型脑炎，拖延半月左右，求余诊治（病孩在当地区医院住院）。现症：高热神昏，神志不清，体温39℃，角弓反张，双目直视，手足抽搐，口噤，龂齿，时而缓解，时而增剧，面色略红，唇焦，舌质红苔少干燥，脉象虚数。此为温热病毒在气营伤阴之痉证，拟用清热解毒、滋阴息风之法主治。方用：大青叶30g，板蓝根30g，金银花15g，连翘12g，生地黄15g，玄参15g，麦门冬15g，钩藤10g，天麻12g，生谷芽15g。服3剂后，神志清楚，低烧37℃有余，抽风诸症已消失，唇舌已津润，脉虚数。将上方去生地黄、玄参、钩藤，加沙参12g，石斛10g，知母10g，以养胃阴而复胃气，清热解毒以祛余邪。服10剂而康复出院，并无后遗症。

从以上两例痉病说明，辨证方法应从后世温热病以卫气营血辨证进行论治，虽有"卫之后方言气，营之后方言血"之说，其实多卫气并见，气营并病，而营血分之痉病，多难救治。前者病程短，病变在卫气分，初入营分，故治较易；后者病程久，病变在气营分，津液已伤，所以主治较久。当然与药物也有关，如前者有牛黄、犀角，对温热病毒致痉之疗效好，后者则缺矣。

十四、太阳病，关节疼痛而烦，脉沉而细者，此名湿痹。湿痹之候，小便不利，大便反快，但当利其小便。

〔论注〕此条为湿痹之治则。外湿伤人，亦如风寒之先犯太阳，故亦称为太阳病。但风寒伤于经俞，湿则流入关节，阻碍营卫畅通，故关节疼痛而烦。湿邪呆滞，多由脾阳失运，影响气血之运化，故脉多沉缓，若元阳不足则脉沉缓；同时湿邪闭塞筋脉之气机不流通，着而不去，故名湿痹。湿痹之候，多由脾阳虚则湿淫于内，三焦之气化不速，故小便不利；脾气不健，湿流大肠，故大便反快。其治则但当利其小便，小便利则湿邪去，湿去则阳气通，则湿痹可除。

〔指难〕本条应当掌握的有两点：①是病位和治则：湿邪有内外之分，本证有内外合邪之象，其治则提出"但当利其小便"，可见又偏重于里。后世李东垣亦说："治湿不利小便，非其治也。"即从此发展而来。②治法：如脾气虚弱，卫阳不卫布湿淫于外，脾气失运而湿动于中，出现关节濡痛重滞、大便溏薄、小便不利，内外湿重者，可用五苓散（汤）加薏苡仁、汉防己、老鹳草、刺五加皮之类，以健脾化气，除湿祛风，以达内外双治。

十五、湿家之为病，一身尽疼，发热，身色如熏黄①也。

①熏黄：晦黄如烟熏之暗黄色。

〔论注〕此条为湿郁发黄。久患湿病称为湿家，复感外湿，故一身尽疼、发热，是由于湿邪外盛则阳必内郁，湿郁化热，湿热外蒸所致。但因湿甚于热，湿为浊阴，脾气不运，故身色如熏黄也。

〔指难〕本条务需掌握的有两点：①病证：本篇是论湿病，虽有身色熏黄，但其目不黄，则非黄疸。②证候和治法：本条为湿甚于热之证，内外合邪，又以内在之湿热为主，不宜单纯攻表。如湿甚于热，可用五苓散加茵陈，利湿以清热；如湿热俱盛，可用茵陈五苓散，去桂枝、白术，加薏苡仁、栀子，以清热利湿。

十六、湿家，其人但头汗出，背强，欲得被覆向火，若下之早则哕。或胸满，小便不利，舌上如胎者，以丹田有热，胸上有寒，渴欲得饮而不能饮，则口燥烦①也。

①烦:《脉经》于本条无"烦"字。《伤寒总病论》卷三，于本条中之"烦"作"故"字。

〔论注〕此条为寒湿误下后的变证。湿家但头汗出的机理，在于湿家阳气本不足，复加外感寒邪，阳气不能外达而上越所致。正因寒湿困于肤外，太阳之经俞不利，故背强痛。卫阳不能卫外，故恶寒而欲被覆向火。此时理应散寒除湿，以宣发其阳气，即或大便虽滞，不能下之过早。若误下之，邪气乘虚内陷，阳气被郁，膈气横逆则哕，胸阳受伤则胸满，气化紊乱则小便不利。舌上如胎者，是指白滑之苔，并非胃热津伤之苔黄燥。如胎，非中焦有热之苔也。此因寒湿陷于胸膈，下焦之元阳不升，上焦之湿邪不化，形成下热上寒，故丹田有热而渴欲得饮，胸上有寒而复不能饮，故口虽燥而不渴也。

〔指难〕本条之重点在于辨湿和治湿的三大要点：①寒湿在表：恶寒身重，关节冷痛，治宜散寒除湿，严禁攻下。②湿邪在里：阳气被郁，脾气失运，治宜运脾燥湿。③辨舌苔：舌淡苔白滑，为阳虚寒湿，舌淡苔黄润，为脾虚湿滞；舌淡苔黄腻，为脾虚湿郁化热；舌红苔白腻，为阴虚湿滞；舌红苔粗白少津，为阴虚湿郁化燥之象；舌红苔黄腻，为阴虚夹湿热之征，此辨湿之大概也。尤其是阴虚夹湿，或夹湿热者，应以养阴不碍湿，化湿不伤阴为原则。具体来说，养阴不宜滋阴，化湿或利湿不宜燥湿，即或燥湿，也要在养阴基础之上，佐以燥湿，是阴虚夹湿或夹湿热总的治则。

十七、湿家下之，额上汗出，微喘，小便利者，死；若下利不止者，亦死。

〔论注〕此系湿家误下的恶果。湿为阴邪，在表宜汗，在里宜燥，是湿病的正治法。若非湿郁化热，热甚于湿而蕴结成实者，切不可妄用攻下。若误下之，当辨其损伤程度，判断病变之险夷。如虽额汗、微喘、大小便正常者，乃阳气上越，阴气未溃，阳之根尚存，虽是变证，尚可救治。如大小便失禁，额上无汗与微喘，乃阴气下脱，阳气未越，阴之舍犹存，未至离决，尚可挽救其脱。此证现额汗，微喘，加之小便自利（失禁）或下利不止，乃"阴阳离决，精气乃绝"之候，故曰主死。

〔指难〕本条的重点有三：①主要精神：本条是紧接着上条而来，上条是湿家误下的变证，本条为湿家误下的坏证，主要阐明湿家不可妄下之戒。②主死机理：在于湿家阳气本虚，误下更伤其阳，其人先天在肾，后天在脾，为生命之根本，一有脱者，可以致死。额上属肾，喘出于肺而根于肾，肾司二便，脾主二便，脾肾之气俱脱，故曰主死。③主死判断：关键在于神志和形气，如神志不清，形气虚馁，现额汗，微喘，即或大小便正常，为脾肾之精气将脱，多属危候；如神志清楚，形气尚可，现额汗，微喘，大小便又失禁，只要无败脉，为脾肾双败之局，尚可救治。从脾肾着手，既补后天之脾气，又温填先天之精气，尚有复苏的可能。

十八、风湿相搏，一身尽疼痛，法当汗出而解，值天阴雨不止，医云此可发汗，汗之不愈者，何也？盖发其汗，汗大出者，但风气去，湿气在，是故不愈也。若治风湿者，发其汗，但微微似欲出汗者，风湿俱去也。

〔论注〕此条为风湿在表的治则。风与湿搏滞于表，阻碍营卫之运行，经络之畅通，故一身尽疼痛。在治法上，应发汗从外解。如时值阴雨不止，天气之湿更盛，则湿邪更呆滞，加之发汗太过，不仅阳气重伤，风性轻扬而易去，湿性重浊不易解，故不愈也。其治法应当扶阳祛邪，使阳气内蒸，不致骤泄，肌肉关节之间充满流行，则湿邪自无处可留矣。此微似欲汗之发汗原则。

〔指难〕本条的重点有二：①因时制宜：风湿之为病，与气候变化密切相关，既要因人制宜，又要因时制宜，对风湿病而论，更显重要。②致病主因：风湿之因，源于脾，本在肾。脾阳失运，则内湿生焉，肾阳失充，则湿流关节，痛在筋骨矣。所以，肝肾精血充沛者，则不易病风湿矣。因此，治风湿之本，不单在祛风除湿，而在培补肝肾，肝主筋，肾主骨也。所以，善治风湿者，从肝肾论治，以治其本，治本而兼治标，方为善矣。

十九、湿家，病身疼发热，面黄而喘，头痛鼻塞而烦，其脉大，自能饮食，腹中和无病，病在头中寒湿，故鼻塞，内药鼻中则愈。

〔论注〕此条为寒湿在鼻额之证治。本证之因，为寒湿上受，表气不透达，故身疼发热；寒湿偏上，故面色暗黄而身不黄；肺气被郁，故喘。其脉大而不浮，与风邪无关；不沉缓，非湿痹之候。同时病不在脾胃，故腹中和无病，自能饮食。病位在鼻头部，病因为寒湿，以致肺窍不通，故鼻塞头痛而烦。所以，用芳香之品，外治法纳鼻中，促使肺窍通，以宣在上之寒湿。

〔指难〕本条的重点在于病因和治法。本证多因外感失治，或雾露之湿，日久郁闭肺窍而成。其治法可内外结合，轻者可用《证治准绳》之辛夷散（辛夷布包煎、细辛、藁本、白芷、川芎、升麻、防风、木通、甘草、苍耳子），以宣肺开窍；重者长期鼻塞不通，如鼻窦炎，或鼻息肉，可用鱼苍合剂（自制方：鱼腥草6g，苍耳子剪破3g），用清油浸泡3～4天，用棉球蘸药油擦入鼻中，每天擦1～2次，一周为一疗程，一般两个疗程可愈。若是鼻息肉，擦后流出淡血水，无怪，继续擦用，以呼吸畅通为度。此方经临证运用，可使息肉腐蚀消失，而不损伤其黏膜和肌肉。

二十、湿家，身烦疼，可与麻黄加术汤发其汗为宜，慎不可以火攻[①]之。

麻黄10g(去节)　桂枝6g(去皮)　甘草3g(炙)　杏仁12g(去皮尖)　白术12g

上五味，以水900mL，先煮麻黄，减200mL，去上沫，内诸药，煮取250mL，去滓，温服80mL，覆取微似汗。

①火攻：指烧针、灸、熨、熏等法。

〔论注〕此条为寒湿在表的证治。久患湿病，又感外寒，湿滞经络，寒滞营卫，故身烦疼。其病理为外寒引动内湿，寒湿相搏，经络营卫被寒湿阻滞。此为寒湿表实证，故用散寒除湿之法主治。湿邪呆滞，既易与寒合，又易与热合，故慎不可以火攻之。否则，不仅湿邪不能骤解，且生其他病变。

〔指难〕本条的重点有二：①本方临证运用：本方即麻黄汤加白术组成，喻嘉言认为："麻黄得术，则虽发汗不致多汗；术得麻黄，并可行表里之湿。"其关键在于先煮麻黄，去上沫，既可防止心烦，又可取微汗。运用本方条件是：恶寒无汗，身疼，肌肉濡痛，舌淡苔白润，脉沉缓或浮紧。②禁用火攻：寒湿虽在表，不宜火攻发汗，以免伤津耗液。同时汗为精血所化，故《伤寒论》太阳病篇说："火气虽微，内攻有力，焦骨伤筋，血难复也。"此乃仲景之明训耳。

二十一、病者一身尽痛，发热，日晡①所剧者，名风湿。此病伤于汗出当风，或久伤取冷②所致也，可与麻黄杏仁薏苡甘草汤。

黄麻（去节）1.5g（汤泡）甘草3g（炙）薏苡仁1.5g　杏仁3g（去皮尖，炒）

上剉麻豆大，每服8g，水盏半，煮8g，去滓，温服。有微汗，避风。

①日晡：即午后6～7点钟。

②取冷：指久在冷水中作业，或久居潮湿之地。

〔论注〕此条为风湿在表的证治。风湿阻滞经络，影响营卫的畅行，故一身尽痛，发热。其日晡所剧者，日晡本为阳明当旺之时，脾与胃互为表里，脾为湿滞，太阴湿土郁而不伸，故此时增剧。其病因为汗出当风，汗出则腠理开，风邪乘之，则皮毛闭塞，汗当出而不得出，郁遏而为湿；或取冷太久，湿滞肌腠所致。此为湿夹风邪在表的风湿证，故用解表除湿之法主治。

〔指难〕本条应当掌握的有二点：①两方比较：上方白术重于麻黄，本方伍有薏苡仁、甘草；土方健脾燥湿以祛寒湿，本方健脾利湿以祛风冷之邪，脾生肌肉是也。②本方运用：本证的病变在肌腠，主症为肌肉濡痛，气候变化加剧，尤其阴雨更显著，舌淡苔薄润，脉濡缓等，为本方所宜。

〔例案〕杨某，女，55岁，温江县永宁公社农民，1977年3月周身濡痛就诊。长期全身肌肉濡痛，腰酸痛，每逢雨天疼痛增剧，以肌肉重痛为主，其他尚可。问其病因，居住潮湿，几十年洗衣谋生，长期水中作业，45 岁患此病；喜食辛辣。舌淡苔薄津润，脉濡缓。此寒湿在肌腠之湿痹，拟以健脾利湿、散寒宣痹之法主治。方用：薏苡仁 30g，杏仁 10g，麻黄 6g（先熬去上沫），甘草 3g，刺五加皮 15g，秦艽 12g。嘱服 2～6 剂。

10 天后复诊：病人服上方感到舒适，计服 8 剂。服第 2 剂时，背部出微汗，全身肌肉重痛基本消失；又服 6 剂，肌肉濡痛痊愈，仅感腰酸腿软，其他如常。舌淡苔薄润，脉沉缓。此肌腠之寒湿虽去，而肾虚精亏之证出现，拟以温肾填精为主，佐以利湿。方用：仙茅 15g，仙灵脾 15g，菟丝子 15g，枸杞 12g，薏苡仁 30g，刺五加皮 15g。嘱服 2～6 剂。半年后随访，诉第二诊方服后，精神渐增，于是服 20 剂，诸症消失，以后雨天亦未复发。

此例患者，湿邪易与寒合，又易从经络至肌肉，由肌肉而至筋骨，病位变化不同，随其所虚而乘之。长期与水接触和居处湿地，为致病之因；脾肾虚弱，又是致病之本。由于寒湿在肌腠，故先散寒利湿；肌腠之邪虽去而湿性趋下，加之肾精先亏，故继而从脾肾之本着手，佐以利湿而获效。此先标后本，本标兼治之法也。

二十二、风湿，脉浮身重，汗出恶风者，防己黄芪汤主之。

防己 12g 甘草 6g（炒） 白术 10g 黄芪 15g（去芦）

上剉麻豆大，每抄 14g，生姜 10g，大枣 12 枚，煎 80mL，去滓，温服，良久再服。喘者加麻黄 1.5g，胃中不和者加芍药 10g，气上冲者加桂枝 10g，下有陈寒者加细辛 1g。服后当虫行皮中，从腰下如冰，后坐被上，又以一被绕腰以下，温令微汗，差。

〔论注〕此条为风湿表虚证治。风湿从外受之，其病在表，故脉浮；

巴蜀名医遗珍系列丛书

脉浮为风，身重为湿，湿甚于风，故身重而不痛；卫外气虚，皮毛不固，故汗出恶风。其病理为脾气虚而湿邪不运，卫气弱而湿滞肌腠。此为脾虚湿滞之风湿证，故用补脾除湿之法主治。

〔指难〕本条须要掌握的有三点：①方义和适应证：方中汉防己味辛平，微温，善祛水湿，黄芪温分肉，实腠理，两者同伍，又善祛肌表之湿。白术、甘草温补脾气，且能燥里湿；姜、枣和中而调营卫，以达扶正祛邪之功。其适应病证，不仅主治湿甚于风之风湿证，更可主治脾虚水肿。②方后加减：喘者加麻黄，在于寒邪犯肺，肺气不利致喘，故可加之以散寒平喘（汗多用麻黄根，或炙麻黄）；胃中不和加芍药，汉代芍药未分赤、白，由于白芍有平肝止痛之效，肝气条达则胃气冲和，如肝胃不和之肝胃不适或疼痛，故加之以平肝和胃；气上冲者加桂枝，桂枝有化气平冲之效，故加之；下有陈寒者加细辛，因细辛走而不守，能温散陈寒，如少阴阳虚，阴寒素盛者，故加之以散伏匿之陈寒。③是服药后的反应和辅助治疗："服后当如虫行皮中"，乃卫阳运行，风湿外达之象；"从腰以下如冰"，为寒湿下注之征，故需使患者"坐被上，又以一被绕腰以下"，以助阳气之温煦而取微汗，以祛局部之寒湿。

二十三、伤寒八九日，风湿相搏，身体疼烦，不能自转侧，不呕不渴，脉浮虚而涩者，桂枝附子汤主之；若大便坚，小便自利者，去桂枝加白术汤主之。

桂枝附子汤方：

桂枝 12g（去皮） 生姜 10g（切） 附子 3 枚（炮去皮，破八片）甘草 6g（炙） 大枣 12 枚（擘）

上五味，以水 600mL，煮取 200mL，去滓，分温三服。

白术附子汤方：

白术6g　附子1.5枚（炮，去皮）　甘草3g（炙）　生姜6g（切）大枣6枚（擘）

上五味，以水300mL，煮取100mL，去滓，分温三服。一服觉身痹，半日许再服，三服都尽，其人如冒状，勿怪，即是术附并走皮中，逐水气，未得除故耳。

〔论注〕此条为阳虚风甚于湿或湿甚于风的不同证治。伤寒八九日，既不传经，又未入腑，仍有身体疼烦；不能自转侧，则非风寒之外感太阳，而为风湿之外搏明矣。风淫所胜，则身疼烦；湿淫所胜，故不能自转侧；风湿相搏于肌表，里无热邪，故不呕、不渴。其浮虚而涩者，病邪在表，故脉浮；卫阳不足，故脉虚；里阳亦虚而湿滞故兼见涩象。此阳虚而风甚于湿之风湿证，故用温阳化气、祛风胜湿之桂枝附子汤主之。若大便坚，是服上方后，卫阳复而风邪渐去，里阳渐健而气化正常，身体疼烦已解，大便快而转坚实，小便不利而转利，惟身体不能自转侧尚在，脉象亦转沉缓而涩，为湿甚于风之风湿证，故不用桂枝之祛风化气，易白术以健脾燥湿。所以，用白术附子汤以温阳除湿，使阳气健旺则湿邪化，湿去而风邪无所留恋，其病可愈。

〔指难〕本条的重点有四：①大便坚：不是胃家实，胃家实必兼痞、满、燥、实四证。此为大便先快（稀溏）而转为坚便，乃里阳初复之征。②两方剂量比较：两方除桂枝、白术而外，其余药味相同，剂量不同，治疗意图则有差异。如桂枝附子汤之剂量倍于白术附子汤，可见服用桂枝附子汤后，里阳初复，风邪虽去而湿邪未除，故继用白术附子汤以温阳燥湿，巩固疗效。③两方运用：除本条所叙外，手足厥冷，或肢节冷痛，或恶风身重，大便溏，舌质淡或胖嫩苔细白，确属里阳虚甚者，才是两方的适应证。④服药后反应：方后注云："其人如冒状"，乃附子"瞑眩"现象，这种现象，只要煎法得当，用量适宜，辨证准确，是可以避免之。古人虽有"药不瞑眩，厥疾不瘥"之说，但还是应当避免为当。服两方后，如见"冒状"，是附子中毒之象，所以必须避免。《伤寒论》方后"此本一方二法，以大便鞕，小便白利，去桂也，以大便不鞕，小便不利，当加桂。附子三枚恐多也，虚弱家及产妇，宜减服之"等记载，可供参考。

二十四、风湿相搏，骨节疼烦掣痛，不得屈伸，近之则痛剧，汗出短气，小便不利，恶风不欲去衣，或身微肿者，甘草附子汤主之。

甘草 6g（炙）　白术 6g　附子 1 枚（炮，去皮）　桂枝 12g（去皮）

上四味，以水 600mL，煮取 300mL，去滓，温服 100mL，日三服。初服取微汗则解，能食。汗出复烦者，服 50mL。恐 100mL 多者，服 10～20mL 为妙。

〔论注〕此条为表里阳虚的证治。风湿相搏，其病位在经络，流注于关节，故骨节疼烦。湿邪阻滞关节，气血失之畅通，阴气凝滞，阳气不能温煦，正邪相争，所以，掣痛不得屈伸，近之则痛剧。卫阳虚故汗出恶风，而不欲去衣；里气不足而气化又失常，故短气而小便不利；湿气弥漫，卫阳虚滞，则身微肿。其病理为元阳虚衰，不足以上温脾土，脾阳亦虚，卫气源于脾胃，脾胃阳虚而卫阳亦虚，风湿搏于经络关节。此为脾肾阳虚之风湿证，故用壮阳补脾、祛风燥湿之法主治。

〔指难〕本条需要掌握的有三点：①本证与上证比较：两条主证和方药用量配伍，则有所不同。彼是身体疼烦，不能自转侧，此是掣痛不得屈伸，近之则痛剧；从疼痛本证比上证重，上证仅在经络营卫肌肉，本证既涉及经络营卫，又涉及到筋骨关节以及三焦，所以本证比上证重。再从方药配伍来看，上证病位偏于外，故用姜、枣和中而调营卫；本证偏于里，所以不用姜枣而用白术，补脾以燥湿。②附子用量：桂枝附子汤用量为3枚，白术附子汤用量1.5枚，本方用量1枚，在于附子性味剽悍，辛温助阳而运行速。上证阳虚甚而病偏外，在外宜速去；本证阳亦虚而病位偏里，在里不宜峻托，妙在缓图。所以，前方用量大，本方用量小，是两方不同的意图所在。③附子与乌头比较：两者均为大辛大热，温经祛寒之功效则一也。但附子壮阳回厥，则优于乌头；散陈寒而宣痹止痛，附子又有所不及，因此寒湿痛痹，我常用乌头（川乌或草乌）。以上两条所论"风湿"，实际属寒湿痛痹，因而改用乌头，其效更佳。但本篇所论，尚缺热痹，临证亦有之。

〔**例案**〕彭某，女，41岁，四川省水文队干部。1978年2月，因患风湿痛10年未愈，故来就诊。自诉患风湿病每到夏天即发，痛剧。近来仍痛，常以右侧髋关节疼痛为主，服强的松疼痛能缓解，但不巩固，现查血沉55mm/h。现右侧髋关节刺痛，此次发病半月，疼痛部位有灼热感，食欲差，小便黄，舌质微红苔薄润，脉象沉涩。此为湿热瘀滞之热痹，拟以清热燥湿、活血化瘀之法主治。方用：黄柏12g，苍术6g，薏苡仁30g，川牛膝15g，丹皮12g，紫草12g，苏木10g。嘱服2～6剂，停服强的松。

5月5日复诊：病人服上方6剂，疼痛基本消失而停药。昨天右侧髋关节又灼痛，左侧腹股沟筋脉拘急刺痛，活动欠灵活，口臭，舌质微红苔黄腻，脉弦滑。仍宗上法加减：黄柏12g，苍术6g，薏苡仁30g，丹皮19g，赤芍10g，苏木10g，木瓜15g，银花藤30g。嘱服4剂。

5月12日三诊：病人服上方4剂，疼痛消失，查血沉7mm/h。守法

巴蜀名医遗珍系列丛书

守方，再服上方2～6剂，以资巩固。从此痊愈，未见复发。

此例患者达10年之久，病久入络，局部之血凝而不流，瘀血阻滞，虽以湿热为主，湿热和瘀血互结于关节，又是主要病理，所以用清热燥湿寓于活血化瘀之中，收到出乎意料的速效，在于抓住病理的关键所在。

二十五、太阳中暍①，发热恶寒，身重而疼痛，其脉弦细芤迟。小便已，洒洒然毛耸②，手足逆冷，小有劳，身即热，口开前板齿③燥。若发其汗，即恶寒甚，加温针，则发热甚；数下之，则淋甚。

①中暍：即是伤暑。

②洒洒然毛耸：如水突然洒在身上而形寒战栗。

③前板齿：指门牙而言。

〔论注〕此条为总论暍病脉证和治则。太阳之脉，主一身之表，为一身之卫外，凡六淫之感，无不由太阳而入，暑邪先犯肌表，故曰太阳中暍。暑伤太阳之表，故亦有发热恶寒之外感症状，但暑多夹湿，故身重而疼痛。伤暑之人，元气素虚，阴液不足，每多出现虚弱不足的脉象，如暑湿在表，其脉多濡；阴伤，其脉多细数；血虚，其脉多芤，气虚，其脉多迟。由于太阳之表，内合膀胱，小便之后，经气乍馁，故洒洒然而形寒毛耸。阳热内聚，气机不达，故手足逆冷；暑为阳邪，易伤阴液，劳动则阴益虚而阳热愈甚，津液更耗，故小有劳作，则身即发热，口开喘喝，前板齿燥。以上脉症，在于暑为阳邪，易伤阴液，故出现一派阴伤液燥，气阴两伤之候。其治疗原则，不能汗、下、温针。若误发其汗，则表气益虚，故恶寒更甚；加温针，则阴液更耗，阳热浮动，故发热甚；数下之，不仅正气受损，津液更耗，则热邪下陷，则小便淋痛。

〔**指难**〕本条为论述暍病总纲，需要掌握的有以下六点：①暑与温之别：暑与温同属热病范围，但有区分，如《素问·热论》说："先夏至日者为病温，后夏至日者为病暑。"是精当而高度的概括，临证必须遵从。此类时令疾病，它与四时气候的变化确属有关。②暑从外来：如"太阳中暍，发热恶寒"，与外感风寒不同。风寒外感，表实无汗；暍病在夏天，气候炎热，汗大泄，每兼口干少气，舌红苔少乏津，脉象细数。属外感暑热，气阴两伤者，治宜清暑益气，常用王孟英之清暑益气汤（北沙参、石斛、麦门冬、知母、粳米、黄连、竹叶、荷叶、西瓜翠衣、甘草）随证加减。③暑多夹湿：如"身重而疼痛、恶寒"，无汗，胸脘痞闷不适，舌淡苔白腻，脉象濡缓，为暑邪夹湿之证，治宜宣暑化湿，如《太平惠民和剂局方》中之香薷饮（香薷、厚朴花、扁豆衣），如无扁豆衣，可用薏苡仁代之，可酌加茯苓、佩兰之类，以利湿化浊。④暑夹热痰：如头昏头重，身热不扬，口苦，咳痰不利，胸脘痞闷，舌红苔黄腻，脉濡数而滑，治宜清热祛痰，宽胸利膈，佐以宣暑，常用《六因条辨》之黄连温胆汤（黄连、法夏、茯苓、陈皮、枳实、竹茹、甘草），加瓜壳、荷叶、竹叶。⑤暑多伤气：暑为热邪，易伤元气，如"小便已，洒洒然毛耸，手足逆冷"等，皆为气虚之象（包括肾气），治宜益气固肾，培养元气为主（滋养或平补或温养）佐以宣暑。⑥暑易伤阴：如"小有劳，身即热，口开，前板齿燥"，口渴，舌红苔少乏津，脉象虚数，为暑伤阳明，燥热伤津所致，治宜清热生津，即后条的白虎加人参汤证。

二十六、太阳中热者，暍是也。汗出恶寒，身热而渴，白虎加人参汤主之。

巴蜀名医遗珍系列丛书

知母 18g　石膏 33g（碎）　甘草 6g　粳米 18g　人参 10g

上五味，以水 1000mL，煮米熟汤成，去滓，温服 100mL，日三服。

〔**论注**〕此条为暑热伤津的证治。所谓中热，即是伤暑，暑热过盛，热气蒸发，则汗自出，热盛伤气（壮火食气），正气虚则洒然恶寒。其病理为热淫于外，里热亦盛，津伤化燥，故身热而渴。此为气津损伤之阳暑证，故用清热生津益气之法主治。

〔**指难**〕本条的重点有二：①本证与白虎汤证的区别：本证为暑热伤津的重证，由于津生于气，气化为液，气液虚则津少，津少而燥热更甚，故用石膏、知母之寒凉，以清胃之热，粳米、甘草之甘寒，以养胃阴而护胃气；与人参（可用沙参代之）同伍，以益气生津，止渴止汗。《甲乙经》说："热伤气，不伤形。"所以，中暍津气俱伤，其脉象多虚数，与单纯白虎证之脉洪大有别，是中暍与伤寒之阳明燥热不同，也在于此。②本方临证加减：如兼头昏汗少，暑邪未尽，可加荷叶、竹叶，以宣暑邪；如头昏身痛，舌红苔黄微腻，乃暑热夹湿，可加薏苡仁、佩兰，以实脾化湿。总之，贵在随机应变，灵活化裁，方能适应病机。

二十七、太阳中暍，身热疼重，而脉微弱，此以夏月伤冷水，水行皮中所致也，一物瓜蒂汤主之。

瓜蒂 20 个

上剉，以水 100mL，煮取 50mL，去滓，顿服。

〔**论注**〕此条为暑邪夹湿的证治。中暍之证，身热而疼重者为夹湿。暑邪伤气，湿滞营卫，故脉象微弱。其病因为夏天气候炎热，毛孔开而汗出，汗出伤冷水，水入汗孔而行皮中，皮毛闭塞不得外泄，郁遏而为伤暑夹湿热之证，故用清热散水之法主治。

〔指难〕本条的重点有二：①辨证：六淫伤人，每先犯太阳，病因不同，症状则有差异。如风寒伤及太阳，身体疼痛，以背为甚；风湿疼痛，多在四肢关节；燥热伤人，则以发热头昏为主症；暑热伤人，则以身热疲乏为主；暑邪夹湿，则以身热疼重为主，本条正是属于后者。②论治：本证用瓜蒂汤，不太适宜，因本方既有清热之功，且有涌吐之弊。本证不仅为暑邪夹湿，其脉微弱，乃气虚伤暑湿之证，治宜益气健脾化湿宣暑，可用香薷饮（香薷、厚朴花、扁豆），加泡参、薏苡仁、茯苓之类，临证常用之法也。

百合狐蟚阴阳毒病脉证治第三

本篇所论三病，大都由热性病演变而来。在症状方面，三病虽各有特点，但又有类似之处，故合为一篇论述。

百合病是因用百合为主药，能治愈本病而命名。其症有"常默然，欲卧不能卧"等，多由情志不遂所致。狐蟚病，其症有"面目乍赤，乍黑，乍白"，以及咽喉部和前后二阴腐蚀糜烂等，为其主要特征，多由感染湿热毒气所形成。阴阳毒，定以"咽喉痛，发斑，面目青"等为主症，多与感受毒疠之气有关。

一、论曰：百合病者，百脉一宗，悉致其病也。意欲食复不能食，常默然，欲卧不能卧，欲行不能行，饮食或有美时，或有不欲闻食臭时，如寒无寒，如热无热，口苦，小便赤，诸药不能治，得药则剧吐利，如有神灵者，身形如和，其脉微数。

每溺时头痛者，六十乃愈，若溺时头不痛，淅然者，四十愈；若溺时快然，但头眩者，二十日愈。

其证或未病而预见，或四五日而出，或病二十日或一月后见者，各随证治之。

〔论注〕此条为总论百合病的病位、病因、脉证和预后。百合病的病位，主要在心肺，心主血脉，百脉朝宗于肺，百脉受累，故病变无常。百合病的病理，在于心肺阴虚，阴虚则生内热，肺主百脉，百脉贯通全身，伏萌之火，郁而不伸，故令人常默然。有时胃中空虚，故意欲食，欲得饮食以滋养；时而郁热移于膈，影响上脘，故又复不能食。有时虚热不在胃，则饮食或有美味时；时而胃气被郁，故又不欲闻食臭时，此皆郁热影响于胃所致。如虚热扰乱心肺，心神不安而魄不藏，故欲卧不能卧；百脉俱病，筋骨松懈，故欲行不能行；肺虚则卫虚，故如寒无寒，心营被虚热所扰，故如热无热。虚热上炎，则口苦；心热移于小肠，则小便赤（黄）；虚热扰动百脉，故脉象微数。其中诸药不能治，得药则剧吐利，在于病邪未统于经（六经），病变在百脉，故服用一般药物，则格拒不受。

从尿时头部反应，判断本病的愈期，其机理在于心肾相交，水火相济，肺气又根于肾，肺气下降则尿出，虚热上冲则头痛，虚热盛则愈期较长，轻则头部反应亦轻，愈期亦短。如《素问·阴阳应象大论》说："肾生骨髓……在变动为栗。"从以上反应，本病虽在心肺，而已波及到肾。

本病的病因，多因所愿未遂，情志抑郁，或卒触惊疑，刺激五志，故其证或未病而预见，乃情志所伤也。或病四五日而出，或病二十日或一月后见者，是指先患热病，用汗吐下不当，损伤阴液，余热未尽，波及百脉所致。总之，不外七情所伤，或外感热病失治所致，其治则应各随其证而施治之。

〔指难〕本条为论百合病的总纲。其重点有二：①辨证重点：文中所论虽多，但其中的起卧病变、行动病变、食欲病变、口苦、小便黄、脉微数，是本病的辨证重点。②病理和病位：主要机理，在于郁热或余热耗伤津液，津液伤则虚热内生，阴虚不足以濡养百脉，而百脉俱病。病变在百脉，心主血脉，百脉朝于肺，故病位在心肺。由于心肾相交，肺为水之上源，肺气又根于肾，心肺阴虚而生内热，以致影响到肾。

其难点主要在于病名之争。历代医籍和注家，约有六种见解：①"解㑊"，如《素问·刺疟论》说："身体解㑊，寒不甚，热不甚，恶见人，见人心惕惕然。"张景岳对解㑊（音懈怡）之解，谓"解㑊者，形迹困倦，莫可名之谓"。②尤氏认为是"百脉合病"。③唐容川认为是"肺阴不敛"。④李彣认为是"心肺二经虚热为病"。⑤吴谦认为是"七情所伤"。⑥魏念庭认为是"百合为名"。以上六种看法，虽不一致，均各有一定道理。《内经》是言其主症，②、③是言其病位，④是指病理，⑤是言病因，⑥是言病名，互为补充，以全其论也。

二、百合病，不经吐、下、发汗，病形如初者，百合地黄汤主之。

百合 20g（擘）　生地黄汁 15g

上以水洗百合，渍一宿，当白沫出，去其水，更以泉水 200mL，煎取 100mL，去滓，内地黄汁，煮取 150mL，分温再服。中病，勿更服，大便当如漆。

〔论注〕此条为百合病的正治法。百合病未经吐、下、发汗之误治，其病证如初，病程不论久暂，其脉证无增减，病理无变化，则宜本法主治。其病理为心肺阴虚，肾阴不足，虚热扰动百脉所致。此为虚热为患、百脉俱病之证，故用润肺滋肾、清热凉血之法主治。

〔指难〕本条的重点有二：①本方功用：方中百合养阴润肺，以清肺经气分的虚热，生地黄汁滋养肾阴，并清血分之虚热，泉水引热邪下行，气血两清，虚热渐退，百脉宁静，诸症渐消，此乃壮水之主，以制阳光之义也。②本方运用：由于生地黄汁性味寒凉，滋元阴而清热毒，因此，在运用时有所不同，属于热伤真阴，心营被扰，舌红苔黑干燥者，用生地黄汁放于药碗内，与药汁合服之，疗效较佳。如舌红无苔乏津，乃阴虚热邪伤津之征，用生地黄煎服，以清热而滋阴液。至于方后注云："中病，勿更服。"百合病，宜守法守方。只要辨证准确，往往于一二剂便可初见成效。但不宜立刻停服。生地黄汁性寒凉，恐致腹泻，如现腹泻，即停服。条文中"大便当如漆"，程云来认为："如漆，生地黄汁也。"此见解虽有道理，但我认为此乃热除病解之征也。

〔**例案**〕袁某，男，16岁，学生，巴中县芦山公社，1956年9月初诊。患病半月左右就诊，其父代述：7月中旬未考入高中便闷闷不乐，纳差，未予重视；至9月初旬，病情加重。言语减少，白天常默然，睡卧不宁。现症：面色红润，身形壮实，不发烧；全身自觉不适，但说不出不适感来，饮食紊乱，时而能食稀粥或不食；欲卧不能，欲行不能，两人扶之走动，都感困难；自觉口干舌燥，但不思饮；唇红，舌质红无苔乏津，脉象虚数。初诊认为是郁热伤阴，胃阴不足之证。拟以益胃汤加生谷芽、佛手，以甘寒养胃为主，佐以疏肝。服2剂后无效，反增心中烦热，怕热，唇红，舌质红，苔黑无津，脉象细数。阴虚用养阴之法，可谓循规蹈矩也。为何其效不佳？此病并非只伤及胃阴，心胃肺肾之阴俱有所伤矣。虽欲食复不能食，精神抑郁，但并无神志不清，且无夹痰之象，无胡言乱语、骂詈不避亲疏之狂证；亦非是哭笑无常之脏燥；无神昏乱语，亦不是癫证，乃百合病也。急拟百合地黄汤合益胃汤加减：川沙参15g，麦门冬30g，玉竹15g，生谷芽21g，百合30g，鲜地黄60g（捣绒放于碗内，分5次冲服，不入药同煎）。前五味用泉水浓煎取汁，日夜服5次。嘱服1剂，苔退后更方。

次日三诊：病人服上方两次后，大便畅通，色黑量多，便软；觉饥，便吃稀粥两大碗，食毕自觉全身轻爽。但仍软弱乏力，不能行走。舌质红，黑苔退尽，苔少乏津，脉象虚数。此邪热初却，肾阴将复之征。我认为乃心肺阴虚为主，胃阴亦不足，改用百合知母汤合沙参麦门冬汤加减：百合30g，知母15g，川沙参15g，麦门冬30g，生谷芽21g，

巴蜀名医遗珍系列丛书

生甘草 1g。仍用泉水煎药，嘱服 2 剂。

四诊：病人服上方两剂后，神情清爽，谈笑自如，行动自如，惟精力尚感不足，饮食如常人。口干，舌质红，苔薄微润，脉虚略数。患者要求用药蒸肉吃。宗上法：百合 60g，知母 15g，（布包），川沙参 60g，麦门冬 30g，薏苡仁 30g，大枣 30g。服 1 剂后，病痊愈，并未复发。

此病例说明辨病和辨证之重要性，同时辨病位和辨病理之必要性。初诊只重视病因为所愿不遂，气郁化热，热伤胃阴之证，用甘寒养胃之法，反而增剧，出现热伤真阴之本质，从而辨出病位不在肝胃，而在心胃肺肾，改用滋肾养心润肺益胃之法，以清气凉血而获效。元阴复，血分热清，转而为心肺阴虚的主要病理，采用甘寒润肺养心胃之法，以治百脉，肺心得清，虚热不扰，百脉宁静，魄气得敛，心神得主，其病向愈。可见百合病，肺家有虚热，又多源于所愿不遂，木火刑金，由于金水相生，金病及水者，本例正是如此。但土又能生金，故始终不忘胃阴者，是立法之意图所在耳。

三、百合病，吐之后者，用后方①主之。

百合 7 枚（擘） 鸡子黄 1 枚

上先以水洗百合，渍一宿，当白沫出，去其水，更以泉水 200mL，煮取 100mL，去滓，内鸡子黄，搅匀，煎 50mL，温服。

①后方：即百合鸡子黄汤。

〔论注〕此条为百合病误吐后的证治。百合病本不应用吐法，若认为诸药不能治，得药则剧吐利，定属痰涎里滞或食积于胃脘，而误用吐法，使胃阴损伤，胃气虚逆而呕吐者，或心胃虚烦不安者，形成胃失和降之证，故用滋养肺胃之法主治。

〔指难〕本条的重点在于方义和适应证。方中百合清润心肺而濡百脉，泉水引虚热下行；鸡子黄养胃阴、安胃气，而止呕逆。尤氏认为："《本草》鸡子黄安五脏，治热痰，吐后脏气伤而病不去，用之不特妄内，亦且攘外也。"本方有滋阴填精之效，不论百合病吐后损伤胃阴，或其他热病后之阴精不足，肺胃阴虚，舌红苔少乏津。脉象虚数或细数者，皆可用之。

四、百合病，下之后者，滑石代赭石汤①主之。

百合 7 枚（擘） 滑石 10g（碎，绵裹）

代赭石如弹子大 1 枚（碎，绵裹）

上先以水洗百合，渍一宿，当白沫出，去其水，更以泉水 200mL，煮取 100mL，去滓；别以泉水 200mL 煎滑石、代赭石，取 100mL，去滓；后合和重煎，取 150mL，分温服。

①滑石代赭石汤：《外台秘要》为"百合滑石代赭石汤"。

〔论注〕此条为百合病误下后的证治。百合病本为虚多邪少之证，不应用下法，医者见"意欲食，复不能食……饮食或有美时，或不欲闻食臭时"，误认为谷气不行，妄用下法，伤其胃气，邪热下陷，每兼有胃气上逆，小便赤更甚等症，故用润肺清热、利水镇逆之法主治。

〔指难〕本条的难点在于方证探讨。百合病误下后，出现何种病证，历代注家均未说明。据病势发展，可能出现两种病证：一是误下后邪热下陷，致使大便下利，小便黄赤更甚，二是损伤胃气，胃气上逆而呕吐。

本方功用，魏念庭认为："下之后，不用知母，而以滑石代赭石汤主之者，以重坠之品，随下药之势，使邪气自下泄也。用代赭石之涩，涩大便也；用滑石之滑，利小便也。"百合病本是肺阴不敛，虚热扰动百脉而为病，故仍以百合为主，以滋养肺阴；滑石同泉水清热而利小便；赭石既可镇逆，又可涩肠，误下后所致之下利或呕吐，均可运用。

五、百合病，发汗后者，百合知母汤主之。

百合7枚（擘） 知母10g（切）

上先以水洗百合，渍一宿，当白沫出，去其水，更以泉水200mL，煮取100mL，去滓；另以泉水200mL煎知母，取100mL去滓，后合和，煎取150mL，分温再服。

〔论注〕此条为百合病误汗后的证治。首冠百合病，包括有第一条的脉证在内。本病阴液已伤，虚热扰动，本不应当发汗，若误认为"如寒无寒，如热无热"为表实证而发其汗，则阴液更伤，虚热益甚，可能出现口干或口渴，虚烦不得卧等症。此为肺胃虚热之证，故用润肺清热之法主治。

〔指难〕本条的重点有三：①方义和百合功用：方中百合养阴润肺，知母清热除烦，共达滋养心肺之阴，而清心胃虚热之效。用泉水煮药者，有引虚热下行，甘寒清热而不伤阴之功，使热去阴复，其病渐愈。百合性平而味甘寒，故凡心肺阴虚之证，皆能治之，非单治百合病也。②本病治则：百合病本是虚热为患，虚热又多因体质而定，所以非一两剂可为功也。因此，治本病不分正病或误治后之变证，必须守法守方，方可见效。③本方临证运用：本方不仅用于百合病误汗后的变证，还可用于心肺阴虚之失眠、燥咳、精神失常等病证，只要加味得法，每多见效。

六、百合病，一月不解，变成渴者，百合洗方主之。

上以百合 100g，以水 1000mL，渍之一宿，以洗身。洗已，食煮饼，勿以盐豉也。

〔论注〕此条为百合病的外治法。百合病，原本不渴，若治法不当，耗伤阴液，或病久不愈而变成渴者，其病理为热滞于肺，肺气被郁，津液不布所致，治法用百合洗方。其义在于肺合皮毛，百脉朝宗于肺，用清润的百合渍水以洗身，使毛脉合精，从外以通其内，可收到清热生津、滋养肺阴之效。

〔指难〕本条需要探讨的是煮饼。方后注云："洗后食煮饼。"据《外台秘要》记载："洗身后食白汤饼。"尤在泾认为："《本草》粳米、小麦，并除热止渴。"方中之饼，究为何物？我认为是粳米所做之饼，因粳米有助胃气、生津液的作用。在《伤寒论》和《金匮要略》中，仲景在许多方中均配以粳米，以顾护胃阴。我认为用粳米煮粥食，养胃生津之功更佳。"勿以盐豉"者，盐为咸味，食之耗液增渴也。至于小麦所作煮饼，北方产者，有养胃阴之功；南方产者，则有助热之弊。同时百合洗方，后世较少运用。

七、百合病，渴不差者，栝楼牡蛎散主之。

栝楼根　牡蛎（熬）等分

上为细末，饮服 4g，日三服。

〔论注〕此条为百合病热盛津伤的证治。百合病本属阴虚，阴虚则生内热，日久热盛津伤，不足以润喉舌之需，所以口渴，用洗方而渴仍不解者，乃病重药轻，药不胜病，故改用清热生津、潜阳彻热之法主治。

巴蜀名医遗珍系列丛书

〔**指难**〕本条的重点在于方药运用。方中栝楼根虽有生津止渴之功，但其性味苦寒，属热盛津伤之口渴，喜冷饮者宜之。百合病本属虚热，若口渴不喜冷饮者，可用百合知母汤加麦门冬，以甘寒养阴，生津止渴则善矣。而花粉苦寒之品，有化燥伤阴之弊，则宜慎之。

八、百合病，变发热者，百合滑石散主之。

百合 30g　滑石 60g

上为散，饮服 4g，日三服。当微利者止服，热则除。

〔**论注**〕此条为百合病变发热的证治。百合病原有似寒非寒、似热非热之证（一条之如寒无寒，如热无热）。此处又说变发热者，其病理为热盛于内，淫溢于肌肤为虚热外张之发热，故用滋阴清热之法主治。

〔**指难**〕本证不仅变发热和小便赤，小便不畅利常兼而有之。方中百合虽有养阴润肺之功，但滑石能清利小便，故本方不宜多服，多服则过利伤阴。故方后注："当微利者，止服，热则除。"提示后世医家不忘百合病之本质是阴虚，小便利则止服，里热从膀胱去，身热可除。

九、百合病，见于阴者，以阳法救之；见于阳者，以阴法救之。见阳攻阴，复发其汗，此为逆；见阴攻阳，乃复下之，此亦为逆。

〔**论注**〕本条为百合病总的治则和禁忌。文中阴阳二字，有内外之含义。所谓见于阴者，如内热热盛之口苦、小便赤变为口渴者，用百合洗方从外以通其内；渴不差者，再用栝楼牡蛎散以养阴潜阳，此皆为以阳法救之之义。又见于阳者，如里热外张而变发热者，用百合滑石散以滋阴清内热，此又为以阴法救之之义也。

若里热外张而变发热者，误认为是实热外蒸，不与阴法救之，反攻其里，则阴液更伤，其病必不减；却又认为表证之发热，复发其汗，则阳津阴液益加伤损，故为逆也。如阴虚而阳盛于内，其症口苦，溺赤或口渴。若以为是表邪未尽，而邪热内陷，误用发汗法以攻其表，则津液耗伤，内中虚热益加猖獗；又误认为实热内结，复用下法，重夺其阴液，故亦为逆也。

〔**指难**〕百合病病位主要在心肺，影响及肾，波及百脉。其病变为虚热，故禁用汗、吐、下三法，以免重伤阴液，乃主治百合病之总则。有注家认为"阳法救之"是用"温柔养阳法"，与临床似欠吻合。百合病多见于素体阴虚，情志抑郁化热或热病后余热未尽，致使心肺肾之阴虚，虚热扰乱百脉，而出现诸种证候，故应以润肺滋阴为主。养阳一法，则不宜也。

十、狐惑之为病，状如伤寒，默默欲眠，目不得闭，卧起不安，蚀[①]于喉为惑，蚀于阴[②]为狐，不欲饮食，恶闻食臭，其面目乍赤、乍黑、乍白。蚀于上部[③]则声喝[④]一作嗄。甘草泻心汤主之。

甘草 12g（炙） 人参 10g 干姜 10g 黄芩 10g 黄连 3g 大枣 12 枚（擘） 半夏 7.5g

上七味，水 1000mL，煮取 600mL，去滓再煎，温服 100mL，日三服。

①蚀：指腐蚀。

②阴：此指前后二阴。

③上部：指喉部。

④声喝：言其声音嘶嗄。

〔**论注**〕此条为论述狐惑病之主证和惑病证治。狐惑之起因，多因湿热为患，滞于络脉，以致营卫运行不畅，故有发热恶寒，状如伤寒在表之症。其所不同者，有默默欲眠，目不得闭，卧起不安等症。其机理为伏萌之火，郁而不伸，故默默欲眠；又因湿热内扰，阳不能入于阴，故欲眠而目不得闭，于是心神不宁，扰乱不安，时卧时起，皆不能遂其所愿。狐蟨病之部位，在喉部和前后二阴。因湿热壅遏，郁蒸而为热毒，上腾聚于喉部，使之糜烂者为蟨；若湿热毒邪下注于前后二阴，而糜烂者为狐。若湿热滞遏手中焦，则脾胃升降失司，故"不欲饮食，恶闻食臭"；湿热扰动于中，肝气亦受其影响。肝主疏泄，邪正相争，肝之疏泄失常，故其面目随肝之疏泄而现"乍赤、乍黑、乍白"，其脉亦随之而大小不定。咽喉为声音之门户，湿热蒸腾于上，化毒腐蚀于咽喉，故令人声音嘶嗄。此为湿热聚于喉之蟨病，故用化湿清热之法主治。方中黄芩、黄连苦寒，以清热解毒；干姜、半夏辛燥化湿；人参、甘草、大枣和胃扶正，共达清热解毒、和胃化湿之功，为治湿热常用之法，辛开苦降之方也。

〔指难〕本条的重点在于方药之运用。本病为湿热化毒所致，而湿热之偏盛，必须详辨湿甚于热，或热甚于湿，在治法和药物配伍及用药剂量大小方面，又在临床之灵活变通也。就狐蟨而论，往往狐、蟨二病同病者，亦多有之。因此，又不可拘泥于本方，师古而不泥古者为尚也。

十一、蚀于下部^①则咽干，苦参汤洗之。

苦参30g

以水1000mL，煎取700mL，去滓，熏洗，日三次。

①下部：此处指前阴。

〔**论注**〕此条为狐病蚀于前阴之外治法。湿热虫毒下注于前阴，则腐蚀肌肉使之糜烂，导致咽干的病理为：足厥阴肝经之脉绕阴器，上抵少腹而夹胃，其支络上通于咽喉，湿热之邪随经脉自下而扰于上，故咽干。其本质在于湿热虫毒下注于前阴，故用苦参汤熏洗糜烂部。苦参苦寒无毒，其功效清热燥湿，祛风杀虫。《别录》说："疗恶疮，下部䘌。"近年来，有很多临床医生在苦参汤方基础上，加清热解毒燥湿之品，治疗痢疾，或滴虫性阴痒等前阴疾病，确可收到疗效。

十二、蚀于肛者，雄黄熏之。

雄黄

上一味为末，筒瓦2枚合之，烧向肛熏之。

〔**论注**〕前条为狐病蚀于前阴之外治法，此条为狐病蚀于肛门之外治法。湿热浸淫于肛门，聚毒而生虫，其机理同上条。在临床上用雄黄熏肛门，必有一个重要特征，即肛门瘙痒难忍，抓后而流黄水者，用雄黄末熏之有效。我在临床上采用雄黄末与锯木末合燃烧熏之，其配伍为：雄黄末30g，锯木末250g。此法简便易行。

〔**指难**〕本条之重点在于方药的运用。如蚀于前阴瘙痒而流黄水者，在苦参汤基础上加味。其方：苦参30g，生黄柏30g，苍术15g，蛇床子15g（布包熬），煎水先熏后洗。每日2～3次。如湿热化毒（西医诊为外阴白斑）者，再加马齿苋40g，熏洗之，可以治愈。

以上二方，可根据病情，如二证同时出现者，两方可同时运用，结合内服治疗其效更佳。

十三、病者脉数，无热，微烦，默默但欲卧，汗出，初得之三四

巴蜀名医遗珍系列丛书

日，目赤如鸠眼①；七八日，目四眦黑。若能食者，脓已成也，赤小豆当归散主之。

赤小豆45g（浸令芽出。曝干） 当归10g

上二味，杵为散，浆水②服4g，日三服。

①鸠眼：鸠为鸟名，俗称斑鸠，其眼色赤。

②浆水：宋代吴仪洛所注《嘉祐本草》说："一名酸浆水，炊粟米熟，投泛水中浸泡五六日，味酸生花，色类浆故名。若浸致败者害人。"其功用又说："能调中焦气，通关开胃。"朱震亨说："性凉善走，故解烦渴，化滞物。"

〔论注〕本条为狐惑酿脓的证治。病者脉数至目赤如鸠眼，为热邪在里初入血分之脉证。由于热毒不盛，故身无热而现微烦。默默但欲卧，证明为瘀热内结阴分。故静而卧。汗出为里热迫其津液外泄之故。初得之三四日，目赤如鸠眼者，其病理为热邪入于血分，肝为藏血之脏，血热则随肝经上注于目，故目赤如鸠眼。此为瘀热蓄结，将成痈肿之象。到七八日，瘀血之蓄，则血腐肉烂而成痈。此时热毒已化脓，故目睛不赤，而变为四眦黑，此为痈已化脓之证。再验之于饮食，若能食者，病变不在脏腑，脾胃功能正常，其热毒已瘀结在局部，知脓已成，故用清热解毒、排脓养血之法治之。

〔指难〕本条的脓成部位不详，故后世医家亦有争论。据本篇和十六篇，可能脓成部位在肛门。其理由有二：①紧接上条"蚀于肛者，雄黄熏之"做进一步论述：一是外治，一是内服。②本方又见于十六篇"下血，先血后便，此近血也，赤小豆当归散主之"。狐惑病之部位，与西方医学的"眼、口、生殖器三联综合征"颇相类似。其体征主要为眼、口、舌、咽及前后二阴糜烂，属于湿热化毒，无论在何部位，均可应用本方。方中赤小豆清血分之湿热，解毒排脓；当归养血生新；浆水清凉解毒，且有和胃之功，共达清热利湿、排脓解毒之效。余临床时，多酌加蜈蚣、全蝎（水洗）以解毒，而疗效更佳。赤小豆芽用赤小豆代，浆水四五日方能做成，可用淘米水搅之，约半日有酸味即可用，可改为汤剂。

狐蜜病在临证时，应视其病变而定。如狐病、蜜病分别而病者，应予分别论治；有狐，蜜二病同病者，应综合论治，内外合治的方法。同时注意本病多属湿热化毒，在治病中，应着眼于解毒为主，不能局限于甘草泻心汤和赤小豆当归散两个内服方。可参阅后世方，如近年报道的治蜜丸方，可酌用之。

附：治蜜丸方

槐实60g　苦参60g　芦荟30g　干漆（炒令烟尽）18g　广木香60g　桃仁（炒微黄）60g　青葙子30g　明雄（黄飞）30g　广犀角30g

九味共研极细末，水泛为小丸，滑石为衣，每服3～6g，每日3次。

十四、阳毒之为病，面赤斑斑如锦文，咽喉痛，唾脓血。五日可治，七日不可治，升麻鳖甲汤主之。

升麻6g　当归3g　蜀椒（炒去汗）3g　甘草6g　拉鳖甲手指大1片（炙）　雄黄1.5g（研）

上六味，以水400mL，煮取100mL，顿服之，老少再服，取汗。

十五、阴毒之为病，面目青，身痛如被杖，咽喉痛。五日可治，七日不可治，升麻鳖甲汤去雄黄、蜀椒主之。

升麻6g，鳖甲手指大1片（炙）　甘草6g　当归3g

煎服依前法。

〔**论注**〕此二条为阴阳毒的不同证治和预后。所论阳毒、阴毒，既非指毒在气分、血分，亦非热毒、寒毒，而是毒在阳分为阳毒，毒在阴分为阴毒，故其见症有别。如阳毒之症，以面赤斑斑如锦文，阴毒是以面目青，身痛如被杖，为其特征。至于阴阳二毒的含义，正如尤在泾说："阳毒非必极热，阴毒非必极寒。"沈目南亦认为："阴毒非阴寒之阴。"其病因，《医宗金鉴》认为："非常灾疠之气……适中人之阳，则为阳毒；适中人之阴，则为阴毒，非后人所论阴寒极、阳热极之阴毒阳毒也。"赵献可说："此阴阳二毒，是感天地疫疠非常之气。"可见，阴阳二毒是感受毒疠之气，从口鼻而入，咽喉为呼吸之门户，故二证均有咽喉痛之主症，其所不同者，阳毒入于阳络，阳络循于面，阳络之毒甚，故面现赤斑如锦纹之状。如疠毒在阳络不解，久则化热，热毒腐蚀咽喉，则化而成脓，故咽喉痛，久则吐脓血。所谓"五日可治，七日不可治"两者相同，以五日毒气尚浅，故易治；若过七日，病毒深入，毒重热甚，故为不可治。

方中升麻性味甘平微寒无毒；能解百毒而散风热，故以为君；臣之以甘草，增其清热解毒之功；鳖甲入络，以搜热毒，当归入血，以活血通络；雄黄虽温，但量少取其解毒；蜀椒辛温，取其通阳散结，引诸药直达病所，促使所结之毒，导之外出。全方共达辛散通络，解毒活血之功。

至于阴毒，其机理在于毒疠之气入于阴络，阴络较深。血瘀气滞，运行不畅，不通则痛矣，故面目青，身痛如被杖。咽喉痛而不吐脓血者，并非不化热不化脓，由于阴络较深，即或成脓而不易溃，故不吐脓血。

阴毒之治，用升麻鳖甲汤去雄黄、蜀椒者，在于阴毒病位深，脓血不能排出，故去剽悍之雄黄与辛温之蜀椒，以达辛散解毒活血透络之目的。

〔**指难**〕以上两条，其重点有三：①以上两方运用之病证：以上两方不仅能用于阴阳毒之初起，舌脉无热象者，还可用于风毒发丹（风丹），曾服清热凉血方药无效，舌脉无热象者，往往用之有效。近代有人报道，用升麻鳖甲汤加减，治疗紫癜等病，有一定疗效。但属温热病所论热极之阳毒或阴寒直中，寒极之阴毒，以上二方又非所宜。故《巢氏病源》分为"伤寒阴阳毒候"和"时气阴阳毒候"，其义深也。②适应证：以上二方，只能用于阴阳二毒初起（1～5天以内），咽喉虽痛，痛处不红不肿，即或微肿不红，尚未成痈化脓之先。方后云："老少再服，取汗。"使毒疠之气随汗而解，以免蕴结成脓。"五日可治"，是早期未化脓之前，可用以上二方。"七日不可治"，是化脓之后，故本方则非所宜。③本篇所论阴阳之病位：历代医家尚未明确，仅在方药和阴阳二字上争论不休。本病我认为是属于急性喉科疾病。丹波元简引董西圆《医级》中百岁老人袁云龙认为，是后世锁喉风、缠喉风、铁蛾缠之类病证。此类病证，我认为是急性咽喉部痈肿，非一般咽痛疾病，四时均有之，不传染。此病咽喉肿痛，水米难下，甚至呼吸不利，确属危候，非大毒之品，不可为也。

疟病脉证并治第四

本篇是专论疟病的辨证论治。在《素问·疟论》和《刺疟论》的基础上，较详细地论述脉象和治则，并分温疟、牝疟、病久不愈而成疟母等证候和治法。其中对瘅疟的病理和证候进行论述，但缺方药，可能是散佚之故。

疟病的成因、病位和证候特征，在《素问·疟论》中指出："夏伤于暑，秋必痎疟。"认为是六淫之邪或痰饮为患，邪伏营分，深入脊内，注于冲脉，横连膜原，内搏脏腑。其发作时，邪从内出，由膜原而及半表半里，于是疟邪与卫气相争。正不胜邪则寒，正能胜邪则热。所以，疟疾之寒热往来，是定时发作。《素问·疟论》说："疟之始发也，发于毫毛，伸欠乃作，寒粟鼓颔，腰脊俱痛，寒去则内外皆热，头痛如破，渴欲饮冷。"此乃正气尚未大虚，正邪相争，即后世所称"正疟"的特征。

一、师曰：疟脉自弦，弦数者多热，弦迟者多寒，弦小紧者下之差，弦迟者可温之，弦紧者可发汗、针灸也。浮大者可吐之，弦数者风发①也，以饮食消息②止之。

①风发：风，泛指邪气。风发，是指感受疟邪而发热。

②消息：此指用营养调理之意。

〔论注〕此条总论疟病的脉象和治则。本病有寒热往来，发有定时，而弦为少阳主脉，又涉及少阳，故脉自弦，是疟疾的主脉。人的体质有偏阴虚偏阳虚的差异，感邪有轻重之分，就有化寒化热之不同，脉象亦随之变化，故有"弦数者多热，弦迟者多寒"等兼见脉象。如现口渴喜冷饮，舌红苔黄少津，脉弦兼数则为热甚；如舌淡苔细白，口不渴，小便清长，脉弦而兼迟则为多寒。此为临床辨别疟病寒热的依据。

"弦小紧者下之差"，言其脉弦小紧而有功力。小为在里，紧为邪实，病变在里。如有里实证，可用下夺之法以去其邪，实邪去其病可愈。但此处所指下法，不一定是承气汤之类苦寒攻下法，如后条之鳖甲煎丸，亦属下夺之剂。

"弦迟者可温之"，如脉迟无力，多属寒证、虚证。寒则当温，虚则扶正，可用温养正气、祛除疟邪之法主治。

"弦紧者，可发汗、针灸也"，紧脉多属寒。如弦紧而浮，则兼有表寒证，可用汗法，以导邪外出；或针灸大椎、陶道、内关等穴位，以除疟邪。此法多在发作前使用。

一般浮脉主表，大为邪气盛，若有欲吐而病邪在上者，可用吐法，"在上者，因而越之"之义。如脉数而热盛伤阴，胃阴不足，则宜用甘寒之梨汁或西瓜汁之类，进行调理，以养阴而生津液。

〔指难〕本条应注意有以下四点：①脉象之自弦：察其兼见脉象，辨别病邪之兼夹、病理之差异，脉症合参，随证施治。②治法：本条虽论述有汗、吐、下三法在所不忌，仅与少阳有别。但疟病易耗伤人的津液、精血正气，所以汗、吐、下三法还需慎用。③调理：因本病易伤正气，在药物治疗时，还应注意营养。如鸡、鱼、肉之类在所不忌。四是疟病与少阳有别。在于疟病病位在脊、在血脉，内搏脏腑，由膜原及少阳，病因为疟邪，与卫气相争，则寒热往来，发作有时。少阳病是伤寒之邪在半表半里，病位在少阳，故寒热往来，发作无定时。由于两者之病因、病位不同，故其治法亦迥异。

巴蜀名医遗珍系列丛书

二、师曰：阴气孤绝^①，阳气独发，则热而少气^②烦冤^③，手足热而欲呕，名曰瘅疟。若但热不寒者，邪气内藏于心，外舍分肉之间，令人消铄脱肉。

①孤绝：指虚极而言。

②少气：谓气短。

③烦冤：即烦闷不适之感。

〔论注〕此条为瘅疟的病机和主证。与《素问·疟论》大致相同。《素问·疟论》说："其但热而不寒者，阴气先绝，阳气独发，则少气烦冤，手足热而欲呕，名曰瘅疟。"瘅者热也。若素本阳盛之体，患瘅疟之后，则阴气愈耗而阳气更旺矣。王太仆说："气有余便是火。"壮火以食气，少火以生气，故患者表现但热而不寒；壮火食气则气阴两伤，故现少气而心中烦热不适。四肢为诸阳之本，热淫于四末，则手足热。热邪犯胃，耗伤胃阴，胃气上逆则恶心欲呕。阳明主肌肉，热邪充斥胃腑，则津液大伤，由于内外俱热，耗伤阴液，则肌肉失其濡养，故久之令人肌肉消瘦。

〔指难〕本条重点在于论治。瘅疟的病理在于内外皆热，热盛津伤之证。其治法应以清热生津、彻热截疟之法为主，可用白虎汤加青蒿（重用60g）、梨汁、花粉之类，以生津滋液，彻热截疟。如现气短，属气阴不足者，加沙参，以益气阴；重者，加人参以益气生津。青蒿性味苦寒无毒，李时珍谓主治"疟疾寒热，温疟痰甚，但热不寒"。据近代动物实验报道，青蒿有杀灭疟原虫的良好效果。用青蒿时，汤剂用量要重，方可见效。

三、温疟者，其脉如平，身无寒但热，骨节烦疼，时呕，白虎加桂枝汤主之。

知母 18g　石膏 50g　粳米 6g　甘草 6g（炙）　桂枝（去皮）10g

上剉，每 15g，水 500mL，煎至 100mL，去滓，温服，汗出愈。

〔论注〕此条为温疟的证治。《素问·疟论》说："帝曰：先热而后寒者何也？岐伯曰：此先伤于风，而后伤于寒，故先热而后寒也，亦以时作，名曰温疟。"《内经》所言温疟，其疟先热而后寒，发作有时。这是由于先伤于风（阳邪）故发热，后伤于寒（阴邪）故后寒。与本条的温疟有所不同。本条是无寒但热，阳热较盛，阴气先虚，发热后阴气难复，故无寒但热。其脉象如平，然非正常人的平脉，言其脉不弦耳（前有"疟脉自弦"句）。邪热痹其骨节，故骨节烦痛；冒热上逆，故时欲呕。此为内热炽盛而兼夹外邪之证，故用清里解表之法主治。白虎汤为寒凉清热之剂，用之以清热生津，加桂枝解肌发表。如临床出现苔燥、渴引冷饮，宜用桂枝易青蒿，以彻热截疟。蜀漆散方后注云："温疟加蜀漆半分。"蜀漆为常山之苗叶，性味苦、辛、微寒，有小毒；用于温疟其效佳。

四、疟多寒者，名曰牝疟，蜀漆散主之。

蜀漆（洗去腥）　云母（烧二日夜）　龙骨等分

上三味，杵为散，未发前以浆水服 3g。温疟加蜀漆 6g，临发时服 6g。

〔论注〕此条为牝疟的证治。"多寒"指疟状上表现出恶寒多而发热少，并非真正阴寒过盛之证。牝，在禽兽类属于阴性。因此，本病亦取类而定名。其病理，素体阳虚，内有痰饮，阳气被痰涎郁遏，阳气不能外达，故出现寒多热少之证。此为疟邪夹痰之证，故用截疟祛痰法主治。

〔指难〕本条重点在于方药。本方重在祛痰通阳，急截疟邪。方中蜀漆能涌吐痰涎而截疟，涌吐之力强于常山，故佐以云母、龙骨重镇安神，浆水和胃降逆引热下行。本方截疟力强，务须服用于未发前 2～4 小时，方能显效。故方后说："未发前以浆水服半钱。"

蜀漆和常山：据《本草纲目》所载，常山气味苦寒、有毒，蜀漆气味辛平、有毒。李时珍说："常山、蜀漆有劫痰截疟之功，须在发散表邪及提出阳分之后，用之得宜，神效立见；用失其法，真气必伤。"但二者截疟虽好，均有涌吐之弊，古今方书和药学家，尚未解决此问题。据余岳祖口授，用生姜水炒后，不仅能解常山、蜀漆之毒，且可约制其呕吐的副作用。我如法运用近 50 年，确实如此，现贡诸医界，以供参考。至于常山用量，每剂 10g 左右。

五、病疟以月一日发，当以十五日愈，设不差，当月尽解；如其不差，当云何？师曰：此结为癥瘕①，名曰疟母，急治之，宜鳖甲煎丸。

鳖甲 3.6g（炙） 乌扇 0.9g（烧） 黄芩 0.9g 柴胡 1.8g 鼠妇 0.9g（熬） 干姜 0.9g 大黄 0.9g 芍药 1.5g 桂枝 0.9g 葶苈 0.3g（熬） 石韦 0.9g（去毛） 厚朴 0.9g 牡丹 1.5g（去心） 瞿麦 0.9g 紫葳 0.9g 半夏 0.3g 人参 0.3g 䗪虫 1.5g（熬） 阿胶 1.8g（炙） 蜂窝 1.2g（炙） 赤硝 3.6g 蜣螂 1.8g（熬） 桃仁 0.6g

上二十三味，为末，取煅灶下灰一斗，清酒一斛五斗，浸灰，候酒浸一半，着鳖甲于中，煮令泛烂如胶漆，绞取汁，内诸药，煎为丸，如梧子大。空心服 7 丸，日三服。

①癥瘕：指有痞块。疟疾后多致脾脏肿大。

〔论注〕此条为论述疟病的预后和疟母的证治。疟病的愈期，是以天人合一之理论提出。因为气数者，所以纪生之用也。以五日为一候，十五日为一气（节气），人身之营卫气血，随气候的变更而更新，正能胜邪其病可愈。例如病疟以一月之初一日发，经过十五日，则天气变化，而人身的气血运行亦随之更变，故当十五日愈。假若不愈，到月底则经过天气再度更变，人身正气应该转旺，邪气亦衰，故曰当月尽解。若一月不愈，邪气与痰血相搏，结为癥瘕，又称为疟母。此血痰瘀积于胁下之证，故急需用软坚散结、逐瘀化癥之法治之。

〔**指难**〕本条的重点有二：①疟病脾大的机理：《灵枢·本脏》篇说："脾小则脏安，脾大则苦凑胁而痛。"疟病导致脾大的机理，在于疟邪原伏于营血之中，会于卫气而始发。久则营血滞而不畅，气机失运而为痰，于是假血依痰，血痰相搏，结为癥瘕；脾统血，疟邪伏于血，发于卫，卫源于脾胃，疟病日久，瘀血滞于脾脏，故脾脏肿大。②方义和临证运用：方中重用鳖甲软坚散结；结得热则行，故用灶灰之温、清酒之热以制鳖甲。同鼠妇、蜂窝、蜣螂、䗪虫、桃仁等活血蠕动之物，以逐瘀化癥；葶苈、半夏涤痰以消瘕。伍以小柴胡桂枝汤去生姜、甘草、大枣之散结而易干姜，以和少阳之转输而调太阳之营卫；大承气汤去枳实荡涤阳明之气机而祛瘀热。乌扇（射干）、石韦、瞿麦清肺热而利小肠，使热邪从小便去；丹皮、紫葳、阿胶等滋阴而祛血中伏火，并清膈中热邪。本方为寒热并用、攻补兼施的配伍方法，不愧逐瘀化癥的名方也。本方不仅用于疟母，并可用于其他病变所导致的癥积，正气不甚虚者。

虫类药物，属于蠕动血肉有情之品，既有化瘀之功，又有助益之效。因此，虫类化瘀药，似猛非峻。还有部分虫类化瘀药，有攻癌毒破积之效，在临床上颇有实用价值。鳖甲善入络脉而软坚消积，常用醋制，借酸敛之性，使其守而不走，更易入络软坚、消癥攻积而不峻。与郁金、丹参同伍，主治肝脾肿大有效。但有腹水或下肢肿者，鳖甲又不宜醋制，一般生用或干炒打碎，每剂用 15 ～ 30g，以免酸敛碍邪。

巴蜀名医遗珍系列丛书

附方：《外台秘要》牡蛎汤治牝疟。

牡蛎 12g（熬） 麻黄 12g（去节） 甘草 6g 蜀漆 10g

上四味，以水 800mL，先煮蜀漆、麻黄，去上沫，得 600mL，内诸药，煮取 200mL，温服 100mL。若吐，则易更服。

〔论注〕本方为首条之"弦紧者可发汗"而设，林亿、孙奇等校正本书时所附，以补本篇之遗漏。本方与蜀漆散均主治寒多之牝疟，蜀漆散主治内有痰饮而无表邪，其脉多弦滑；牡蛎汤主治内有顽痰而表邪重，其脉多弦紧而浮。方中麻黄不独散表寒，且能发越阳气；蜀漆截疟以祛在里之痰，二药对外寒内痰之牝疟确有效。为防药力过猛，劫夺津液，阳气外越，故用牡蛎以潜阳摄纳；甘草缓麻黄、蜀漆之猛，取邪去而不伤正之意。方后注云："若吐则易更服。"此为蜀漆的副作用。

〔指难〕本方出自《外台秘要》，牝疟方二首说："仲景《伤寒论》牝疟多寒者，名牝疟，牡蛎汤主之方。"可见此方仍属仲景方。

附方：柴胡去半夏加栝楼根汤治疟病发渴者，亦治劳疟。

柴胡 24g 人参 10g 黄芩 10g 甘草 10g 栝楼根 12g 生姜 6g 大枣 12 枚

上七味，以水 1200mL，煮取 600mL，去渣再煎，取 300mL，温服 100mL，日二服。

〔论注〕本方出自《伤寒论》太阳病篇 98 条，小柴胡汤之加减法。《外台秘要》疟门无此方。由于疟疾先寒后热，与伤寒少阳之往来寒热相类似，故借用以和解半表半里之邪。由于热盛伤津故口渴，所以，去半夏之辛燥，加栝楼根以生津润燥。如疟久不差，正气已虚，邪气未尽；故小有劳动即发作，即为劳疟，可用本方以扶正祛邪；劳疟正虚液伤者，用此方加入醋制鳖甲 20g，制常山（姜水炒）15g，以养阴软坚，截疟祛痰，而收效更佳。

附方：柴胡桂姜汤治疟寒多，微有热，或但寒不热。（服一剂如神）

柴胡 25g　桂枝 10g（去皮）　干姜 6g　栝楼根 12g　黄芩 10g　牡蛎 19g（熬）　甘草 6g（炙）

上七味，以水 1200mL，煮取 600mL，去渣再煎，取 300mL，温服 100mL，日三服。初服微烦，复服汗出便愈。

〔**论注**〕本方出自《伤寒论》中，名柴胡桂枝干姜汤，与本方药物剂量相同。林亿、孙奇等附于此，以补首条"弦迟者多寒……弦迟者可温"之遗漏。其证候有寒多微热，或但寒不热。可见本证是外邪痹于肌表，阳气不得通达于外，疟邪伏于营血之中，不得外出与阳相争，故寒多热少或无热，所以，用通阳散寒之法主治。

〔**指难**〕此处重点，在于方义和运用。方中柴胡、桂枝以升发伏郁之邪而散表寒；干姜、甘草温中而祛里寒；黄芩，栝楼根清热生津，并制姜桂之温；牡蛎潜阳以制柴、桂升发太过，共达散寒通阳、汗出邪去之目的。本方在运用时，系疟疾初起，恶寒甚而兼有表邪者宜之，加入常山 15g（姜水炒），以截疟祛痰，其效更佳。

巴蜀名医遗珍系列丛书

中风历节病脉证并治第五

本篇论述中风，历节两种不同疾病。二者均有肢体病变，一是不遂，二是疼痛。古人认为二者致病因素与风邪有关，故合篇而论。在附方中，有十一首方剂，治疗瘫、痛、风眩、风痹、脚气等多种疾病，乃宋人所增补，对临证有所助益。

中风是以突然昏倒，不省人事，继而口眼歪斜，半身不遂为主要证候，与《伤寒论》之太阳病中风（以发热、汗出、恶风、脉浮缓为主症）有本质上的不同；又与后世所称尸厥之中虚、中气、中食、中寒等类中风，亦有差异。历代医家通过临床观察，对此已有明确认识。《河间六书》已提出本病非外中于风，说："俗云风者，言末而忘其本也。"李东垣认为："中风者，非外来风邪，乃本气自病也。"明代张景岳更标"非风立论"，指出："非风一证，即时人所谓中风证也。此证多见卒倒，卒倒多由昏愦，本皆内伤积损颓败而然，原非外感风寒所致。而古今相传，咸以中风名之，其误甚矣。"本篇所论即后世所称真中风。其致病机理为肝阳暴亢，血之与气并走于上。此《内经》早有明训矣。

历节是以疼痛遍身关节，关节肿大变形，疼痛与变形多呈对称性。本病的疼痛，甚为剧烈，其痛犹如虎咬，故《外台秘要》称为白虎历节。《医学纲目》对历节做了较详细记述，"两手十指，一指疼了一指疼，疼后又肿，骨头里痛，膝痛，右膝痛了左膝痛，发时多则五日，少则三日，昼轻夜重，痛时觉热，行时痛轻，肿却重。"本病多由于肝肾先虚，风、寒、湿、痰，瘀痹阻筋脉所致，治疗较困难，最易反复发作。

本病与痹证容易混淆。痹证是以皮肤、肌肉、关节等疼痛，甚至关节红肿热痛为特征。其起因如《素问·痹论》所说："风、寒、湿三气杂至，合而为痹。"历节痛甚剧，且昼轻夜重，日久骨节长大变形，而痹证则无这些特点，故在临床应加以鉴别。

一、夫风之为病，当半身不遂；或但臂不遂者，此为痹。脉微而数，中风使然。

〔**论注**〕此条为中风与痹证的鉴别。不遂，不用也，不从志曰不遂。痹者，闭也，不仁也。风为六淫之首，百病之长，此之风病，系真中风而言。由于病侧气滞而血不行，不行则瘀也，于是经络被瘀血阻滞，而肌肉偏废，不知痛痒，偏身不能行动，而为半身不遂。倘若一臂不遂者，则为痹证，乃风寒湿三者为患，并非中风也。从脉象看，脉微而数为中风。微则为虚，数则为热。从病理说，此处之虚指阴虚，阴虚则肝失所养，致肝阳暴亢，肝气上逆，血之与气并冲于脑（元神之府），而为中风之证。

〔**指难**〕本条的重点为中风与痹证的鉴别。鉴别点，在于中风的人，通上彻下，或左半身不遂，或右半身不遂。不遂之侧，足不能步，手不能握，甚则半身偏废，且无疼痛之感；脉多弦而有力，或弦滑有力。痹证乃风、寒、湿三气合而为痹，阻其局部关节之经络，仅是一臂一手或其足，痹其手者足无恙也，痹其足者手无恙也；同时关节必有疼痛，手足能握能步，并随天气变化而有轻重缓急之改变，脉象多濡缓或沉细。此脉证之辨中风与痹证也。

二、寸口脉浮而紧，紧则为寒，浮则为虚，寒虚相搏，邪在皮肤。浮者血虚，络脉空虚；贼邪不泄，或左或右，邪气反缓，正气即急，正

巴蜀名医遗珍系列丛书

气引邪，喎僻不遂。

邪在于络，肌肤不仁；邪在于经，即重不胜。邪入于腑，即不识人；邪入于脏，舌即难言，口吐涎。

〔论注〕此条为风寒滞于皮肤的病变和喎僻及中风的鉴别。寸口脉浮而紧，是风寒外感之脉。风性轻扬，故脉浮；寒主收引，共性阴凝，故脉紧。风寒之邪为患，卫气必虚，故曰浮则虚。寒邪从虚乘之则寒与虚相搏，留恋于皮肤肌表，则成为皮肤病变，如风痱或风痹一类病证。如脉浮无力，不兼表证，则主血虚；络脉赖血以濡养，血虚不足灌注濡养络脉，因而络脉空虚。络脉空虚有两个病理变化：一是虚则无力以运行血脉；二是因虚而瘀，瘀血不去则络脉运行受阻，以致形成脉络瘀滞，故称"贼邪不泻"。瘀血阻滞于左或右，而产生不同证候。如病变一侧血瘀，则经络弛缓；而健侧血脉和畅，正气独盛，反而呈现紧急，正气牵引邪气，故出现口眼歪斜、喎僻不遂之病变。但仅喎僻不遂，无半身不遂者，则非中风。

病位之浅深，可反映出不同证候特征。络脉分布于皮肤肌肉之间，循行在浅表者，为卫气循行之所。由于瘀血在络，卫气不能运行，故肌肤麻木不仁。经脉直行于里，伏于隧道而贯连于四肢，为营气所灌注。由于瘀血在经，营气运行受阻，筋脉肌肉失其濡养，故肢体重而不能举，此即"邪在于经，即重不胜"之义也。至于中腑中脏，正如唐容川所说："腑指胃腑言，邪入于胃，胃络上通手心，邪气生痰聚血，上迷心窍，即不识人；邪入于脏，脏指心脏言，心开窍于舌，脉络舌本，血脉凝涩，舌强不能言矣……舌下气不收摄，故口吐涎。"人之神志藏于脏而通于腑，腑受瘀血则神窒于内；脏受瘀血则机窍不灵而廉泉开，故不识人，不能言而吐涎矣。

〔**指难**〕本条紧接上条而来。上条为中风与痹证的鉴别，本条论寒虚相搏于皮肤与真中风的区分，其重点在于病位的探讨。本条所论中络、中经、中腑、中脏之轻重不同证候，主要根据脑的损伤程度而定。论中所论的腑，除徐唐二氏认不是胃腑而外，余认为是奇恒之腑——脑。"脑为元神之府"。文中所论之邪，并非外感六淫之邪，应是瘀血之"瘀"。瘀血之所以形成，主要是由于肝阳暴亢，血之与气并走于上所致。肝阳之所以暴亢，多因平素肝阳偏旺，患者常有头昏或头痛、手指常麻木等先兆征，偶因精神刺激，如大怒气逆或遇气候突热突冷等外界因素，致肝阳暴亢，而为真中风之险证。

中风一证，临证较为常见，其变化多端，但肝阳暴亢，血之与气并走于脑这一病理机制时刻不可忽略。现举几案，以供参阅。

〔**例案**〕

1. 李某，男，56岁，巴中县城镇居民。原有高血压病史10年。半月前突受精神刺激，卒倒不语，住入该院。经地区医院和该院医生会诊，确诊为脑溢血。1972年8月，我会诊时，患者鼾睡不语，不识人，但能勉强进稀粥，口眼歪斜，右侧半身偏瘫，面红唇赤，呼吸气粗，呼出之气灼热。五日未大便，小便失禁，舌红苔黑干燥，脉弦洪数而有力。血压为180/120mmHg。此为水不涵木，肝阳暴亢，瘀热阻滞神明之府之真中风证。拟用滋阴清热，镇肝化瘀，通络醒脑之法。用玉女煎加味：生石膏30g，知母15g，怀牛膝20g，鲜生地30g，麦门冬20g，赭石30g（研细），丹皮15g，丹参20g。外用芭蕉油兑药汁冲服，每次30mL，嘱浓煎试服一剂，日夜分6次服之。以观效果，黑苔退后更方。

复诊：病人服上方2剂后，大便畅通，诸症大减，神清能语，但言语謇涩，半身瘫痪仍存在。舌红苔少微津润，脉弦数。血压为

160/100mmHg。此阴复阳制，肝阳暴亢之险证稍缓解。但肝阳上扰，瘀热阻滞之病理仍存。改用镇肝潜阳、化瘀通络之法主治。用余自制四石汤加减治之。自制四石汤方：石决明30g，磁石30g（研细），赭石30g（研细），石膏30g（研细），草决明15g，怀牛膝30g，生山楂25g，百合15g，知母12g。

即四石汤去百合、知母，加地龙12g，丹参20g。嘱服2剂。

三诊：病人服上方2剂后，昨日出院在家治疗。我将上方加减寄给病人。口干眠差，加百合30g，知母12g，炒枣仁15g（研细晚上睡前服），大便秘结，加柏子仁20g，火麻仁30g。经治疗3月左右，血压正常，语言流利，可扶杖步履。半年后，病人右侧偏瘫，口眼歪斜全部消失而痊愈。

2.杨某，男，65岁，成都市儿童医院，1973年3月初诊。一周前突然卒倒偏瘫求治。原有高血压、冠心病病史。经某医院诊断为脑溢血并脑栓塞。主症：鼾睡不语，口眼歪斜，左侧偏瘫，形体肥胖，不识人，能食，呼吸均匀，面红唇红，舌质红苔黄腻，脉弦数而滑。当时血压180/120mmHg。此为肝阳暴亢，瘀血阻滞兼夹湿热之真中风证。拟用镇肝潜阳、化瘀利湿清热之法。用四石汤加减：石决明30g，草决明15g，怀牛膝30g，磁石30g（研细），赭石30g（研细），丹参30g，佩兰12g，豆卷30g，石膏20g，生山楂25g。

加减法：热盛时，加鱼腥草30g，知母15g，以清热；喉间有痰时，加瓜壳10g，海浮石15g，射干15g，以祛痰利膈；苔不黄腻时，去佩兰、豆卷。服药36天，患者开始言语；3月左右，能扶着到二楼诊室治病。血压140/100mmHg。面色略红，左侧上下肢略浮肿，行动左侧无力，言语略謇涩，舌质微红，苔少津润，脉弦有力。此肝阳暴亢已平，乃肾气不足、肝气上逆、瘀血阻滞之证。改用补肾镇肝、化瘀通络之法治之。用镇肝降逆汤加减：桑寄生 20g，杜仲 20g，枸杞 12g，怀牛膝 30g，磁石 30g（研细），赭石 30g（研细），生山楂 25g。

镇肝降逆汤去菟丝子，加丝瓜络 10g，红花 6g。嘱病人服后如无不良反应，可多服之；间或来门诊更方。如胸闷不适，加瓜壳 10g，薤白 10g，以开胸解郁；脉数加丹参 20～30g，或加失笑散（生蒲黄 10g 布包熬，生五灵脂 15g）。到 9 月，病人言语流利，左侧上下肢浮肿消失，能行走，生活可自理。12 月，左侧不遂消失，血压亦基本正常，体重由 163 斤降至 151 斤。基本告愈。

3.陈某，男，50 岁，成都市外语书店职工。1978 年 5 月 4 日，突然卒倒，左侧偏瘫。经四川医学院附院诊断为脑血管痉挛。血压为 180/120mmHg。治疗 20 余天其效不佳，于 5 月 24 日前来求治。现症：头昏眼花，食可眠好，言语謇涩，形体略胖，左侧偏废，不能行走。血压 152/100mmHg。舌淡苔白腻，脉弦细。此为肾精亏虚，肝气上逆，瘀血上冲于脑兼夹湿邪之中风证。拟用补肾填精、镇肝化瘀、利湿解痉之镇肝降逆汤加味：桑寄生 12g，杜仲 12g，菟丝子 12g，枸杞子 12g，怀牛膝 30g，磁石 30g，赭石 30g，生山楂 20g，苏木 9g，红花 6g，丹参 15g，茵陈 30g，汉防己 12g，佩兰 12g，豆卷 30g，蜈蚣 1 条。嘱服 4 剂，停用西药。

5 月 29 日二诊：病人服上方 4 剂后，血压为 130/98mmHg，左下肢已能行动，但活动欠佳；左上肢可活动。自觉视力差，舌淡红，苔白微腻，脉细略数（86 次 / 分）。效不更方。将上方丹参改用 30g，以加强化瘀之力。

6 月 14 日三诊：病人服上方 6 剂后，左侧不遂基本正常，头昏消失，仅感疲倦，舌红苔少津润，脉滑。湿邪已去，上方去佩兰、豆卷、茵陈，加郁金12g，以疏肝解郁。

7月17日四诊：病人服上方6剂后，即上班工作。现仅感左下肢乏力，但行动自如，其他如常人。血压120/76mmHg。舌质正常，苔少津润，脉右滑左弦。拟补肾填精、疏肝化瘀、解痉通络之法以善其后。方用：桑寄生15g，杜仲15g，菟丝子15g，枸杞12g，郁金12g，丹参30g，蜈蚣1条。嘱服2～20剂。后未复发。

以上3例说明，中风之病与肝肾之阴阳平衡失调、气血逆乱密切相关。心主血脉，肝主藏血而体阴用阳，肾主水、藏精而涵木。心肝之阴虚，或水不涵木，或精不营木，肝阳则上扰或偏亢。偶遇精神刺激，则肝阳暴亢，血之与气并走于上，瘀滞于元神之府，则卒倒偏瘫。例1为体质阴虚，水不涵木，出现一派水亏阳亢之危候。故先用滋阴清热之玉女煎加赭石以镇肝，芭蕉油清热通络而醒脑，丹皮、丹参以凉血化瘀，起到意外之速效；继用镇肝潜阳而收功。例2肾虚精亏，肝阳暴亢，气逆则血瘀于元神之府太盛，故先镇肝潜阳化瘀为主，继以补肾填精、镇肝降逆、化瘀通络而收功。例3为肾虚精亏，肝气上逆，瘀滞夹湿上攻于脑较轻，故用补肾镇精、镇肝降逆、化瘀利湿之法而较快康复。方中怀牛膝、生山楂，既能引血下行，又可监制矿石药物而不伤胃气，乃配伍之意图也。

取芭蕉油法：

用小竹管1～2个，一端留竹节，另一端削为斜尖形，将斜尖沿下向上斜插入芭蕉茎内，滴入竹管内的清水，即所需的芭蕉油。其主要功效：清热通络，开窍醒脑；用法：兑药冲服不熬。

三、寸口脉迟而缓，迟则为寒，缓则为虚；营缓则为亡血，卫缓则为中风。邪气中经，则身痒而瘾疹。心气不足，邪气入中，则胸满而短气。

〔**论注**〕此为血虚风疹的脉证。脉迟而缓，为虚寒脉象，而有营卫之分。营缓，脉沉而缓，在于营行脉中而主血，既沉且缓，证明营气不足而血虚于内，故曰营缓则为亡血；卫缓，指脉浮而缓，在于卫行脉外而主气。既浮且缓，证明卫气不固而风邪客于肌表，故曰卫缓则为中风。经脉虚弱，不足以御外邪，则风邪侵入经脉，留恋于皮肤，则现瘾疹而身痒。如心之阴气不足，血热为患，不仅风疹痒，而且心胸烦闷不安，影响宗气之布息，而胸满、短气也。

〔**指难**〕风疹有血虚生风和血热生风两种。前者多见于冬季，或偶触冷风、冷水而发隐疹，其疹点不红，治宜补血祛风；后者多发于热天，或遇热而发痒，其疹点鲜红，治宜凉血清热解毒，慎用祛风药物，乃治风先治血之义也。血足或血清而风自灭耳。

附方：风引汤除热瘫痫。

大黄 12g 干姜 12g 龙骨 12g 桂枝 10g 甘草 6g 牡蛎 6g 寒水石 18g 滑石 18g 赤石脂 18g 紫石英 18g 石膏 18g 白石蜡 18g

上十二味，杵，粗筛，以韦囊盛之[①]。取三指撮，井花水[②]300mL，煮三沸，温服 100mL。治大人风引，少小惊痫瘈疭，日数十发，医所不疗，除热方。巢氏云：脚气宜风引汤。

①韦囊：系指皮革制成的盛药器。

②井花水：早晨第一次取的井水。

〔**论注**〕此为热极生风所致的偏瘫和痫证。风者外司厥阴，内应肝木，风自内发者，由火热而生也。如肝阳暴亢所致之偏瘫，或热极而肝风内动之病证，均可用本方以清热息风。

〔**指难**〕本方为《外台秘要》风癫门所载，名紫石汤。方后注说："此即仲景《伤寒论》方，《古今录验》范注同。"《备急千金要方》风癫门，名紫石煮散，亦即本方，主治和服法相同，可见本方属仲景方。

方中石膏、寒水石，滑石、赤石脂、紫石英、白石脂等石类重镇之品，以清热息风；龙骨、牡蛎介类之咸寒以潜阳；大黄泄热从浊道出，诸药寒凝；伍姜、桂之辛温通络而护胃气。在临证运用时，若属肝阳暴亢、瘀血阻滞之偏瘫，可去大黄、干姜、龙骨、牡蛎之类，加怀牛膝、生山楂、丹参之类，以引血下行而化瘀通络。余制四石汤，即从此方脱化而来。

以上论述真中风的主要病理和主治原则。再将后世之"类中风"提出，便于在临证时与真中风区别。

面瘫：其症以突然口眼歪斜、神志正常、行动自如、饮食睡眠正常为特征。舌质、舌苔基本正常，脉象缓和。多属风痰瘀滞脉络（局部）所致。治宜祛风化痰，活血通络之法。用牵正散加减：白附子 15g，僵蚕 12g，全蝎（水洗）6g，蜈蚣 2 条，桃仁 12g，红花 6g。

中风：其病多因怒气伤肝，肝气不舒，气郁痰滞所致。其症卒倒不语，牙关紧闭，喉间痰鸣，脉弦滑；无半身不遂和口眼歪斜等症。其中分寒痰和痰火两类。其辨证要点，如面红唇赤，呼出之气灼热，为痰火上扰之证。先急用冰硼散一分、青黛二分，用竹管吹入喉间，以祛风壅之热痰；继以清热祛痰开窍之法，可用黄连温胆汤，加胆星、天麻、建菖蒲等。如面色正常或略苍白，唇淡，呼出之气不烫，则为寒痰闭塞所致。先急用开关散、牙皂细辛等量为细末，用少许吹入鼻中，嚏之可以苏醒；继以补脾祛痰开窍之法，可用六君子汤，加制南星、建菖蒲等治疗。

四、寸口脉沉而弱，沉即主骨，弱即主筋；沉即为肾，弱即为肝。汗出入水，如水伤心，历节黄汗出，故曰历节。

〔**论注**〕此条为肝肾先虚所致的历节与黄汗的鉴别。肾藏精，肝藏血，肾之精气不足，故脉沉；血乃精所化，精虚不足以化生血液，则肝无所藏，故脉弱。精血俱虚，故脉沉而弱。肾主骨，沉脉以候肾，故曰沉即主骨；肝主筋，赖血以濡养，血虚则脉弱，故曰弱即主筋。骨者肾之余也，肾精虚则骨乏以养，故曰沉即为肾；筋者肝之余也，肝道虚则筋乏以濡，故曰弱即为肝。总之，肾藏之阴精虚则骨节疏纵，肝藏之营血乏则筋脉空虚，是导致历节病之由来。

至于汗出入水，汗出则毛窍洞开。如卫阳不足，水湿之气，郁蒸而为湿热；湿热流于肌腠，则为黄汗。如肝肾不足，风湿之邪，流注关节，伤及血脉，血瘀脉涩，则为历节。

五、趺阳①脉浮而滑，滑则谷气实，浮则汗自出。

①趺阳：在足背上五寸，骨间动脉处。即足阳明胃经之冲阳穴。

〔**论注**〕此条为湿热内蕴风复乘的历节脉证。趺阳胃脉属阳土，胃脉现滑，乃胃腑谷精充实；兼夹湿热内蕴之证；浮为血虚，腠理不固，湿热外蒸，风复乘之。于是风邪与湿热相搏于关节，则为历节病。

〔**指难**〕本条为历节的兼症。原文虽未提及，是承上省下之文法。历节本为虚中夹瘀之证，其虚在肝肾，其瘀在筋骨关节，但有兼夹。此条为历节夹风湿热之证。治法应以祛风胜湿、清热活络治其标，标去而后治其本也。

六、少阴脉^①浮而弱，弱则血不足，浮则为风，风血相搏，即疼痛如掣。

①少阴脉：少阴分手少阴和足少阴，手少阴神门脉，在掌后锐骨端陷中动脉处；足少阴肾脉，在足内踝后跟骨上动脉陷中，即太溪穴。

〔论注〕此条为血虚风激的历节脉证。少阴为心肾之脉，心主血，肾藏精，血乃精所化，精血俱虚，既不足以营筋充骨，又不足以濡养脉络，相应地脉气无力而脉弱，抗邪能力减弱。于是风邪乘虚而入，风为外邪故脉浮。由于精血先虚，加之风邪搏激，进而瘀滞于关节，则关节疼痛如掣，不得屈伸。

〔指难〕本条虽未言治法，应本"治风先治血，血行风自灭"之旨，可用养血填精、活血化瘀之法主治。用《景岳全书》小营煎方加减：当归、白芍、菟丝子、枸杞、桑寄生、苏木、红花之类，灵活化裁，以缓治之。

七、盛人脉涩小，短气，自汗出，历节痛，不可屈伸，此皆饮酒汗出当风所致。

〔论注〕此条为气血俱虚，风湿相搏的历节证。肥人本多气多血，脉应充盛。今脉反涩，血不足也；反小，气亦虚也。气虚脾湿，外似有余而内实不足。气虚于内而湿滞于中，则短气；卫虚于外而皮毛不固，则自汗出。汗出则毛窍开张，风邪乘虚而入筋骨之间，风邪与内湿相搏，故关节疼痛，不可屈伸。其致病之因，为饮酒汗出当风，在于酒性标热本湿，易伤脾阳，加之外强内虚之人，卫不固密，汗出当风，内外合邪所形成。

〔指难〕本条的疑点在于病证。历代医家约有四种看法：①徐忠可认为是"湿盛"；②魏念庭认为是"气虚"；③二版教材认为是"阳虚"；④赵以德认为是"气血两虚"。而余则与上有所不同，通观仲景脉学和历节之病理特点，此为气血俱虚，瘀血阻滞，兼夹风湿之证。其治法应以补养气血，活血化瘀为主，佐以祛风胜湿。可借用"血痹虚劳篇"之黄芪桂枝五物汤（黄芪、桂枝、白芍、生姜、大枣）去大枣之碍湿，加薏苡仁、当归、桃仁、红花、独活之类，以缓缓图功。

八、诸肢节疼痛，身体尫羸，脚肿如脱，头弦短气，温温欲吐，桂枝芍药知母汤主之。

桂枝 12g　芍药 10g　甘草 6g　生姜 15g　麻黄 6g　白术 15g　知母 12g　防风 12g　附子 2 枚（炮）

上九味，以水 700mL，煮取 200mL，温服 70mL，日三服。

〔**论注**〕此条为风寒湿痹于筋骨的历节证治。风寒湿之邪合痹于筋骨关节，故诸肢节疼痛。历节多属久病，瘀血凝滞于关节，故关节肿大变形。瘀血凝滞阻碍精血之灌注需养，日久则关节变形而肢体消瘦，又是本病的发展趋势。寒湿下注则脚肿；清阳不升而浊阴上泛则头眩；湿滞于中而脾阳被困，则短气而温温欲吐。其病理为脾肾阳虚，瘀血凝滞筋骨，寒湿痹其营卫三焦所致。此为风寒湿痹于营卫之历节证，故用调和营卫、温阳散寒、祛风除湿之法治之。

〔**指难**〕本条之重点在于方义和运用。本方是由桂枝汤去大枣，加白术、附子、麻黄、防风、知母组成。其中桂枝汤去大枣（碍湿），以调和营卫；白术健脾燥湿；麻黄之气峻猛，以散寒于外而宣阳通痹；附子之性剽悍，助里阳而温经祛寒，防风祛风；知母引诸药而直达病所。其中麻黄与白术配伍，不在于发汗，在于宣痹以祛寒湿；麻黄与附子配伍，在于温经而通阳，尤其是白术倍于麻黄，配伍尤妙。本方适用于素体阳虚之人。病历节而气候变化，则关节疼痛加剧，尤其是全身关节俱痛，舌淡苔白、脉沉细者，在临床运用时，还可酌加桃仁、红花、归尾之类，以活血祛瘀。但本方不宜久服，使风寒湿之新邪去后，再以补养肝肾为主，佐以活血化瘀以治其本。

九、味酸则伤筋，筋伤则缓，名曰泄。咸则伤肾，骨伤则痿，名曰枯。枯泄相搏，名曰断泄。营气不通，卫不独行，营卫俱微，三焦无所御，四属断绝，身体羸瘦，独足肿大，黄汗出，胫冷。假令发热，便为历节也。

〔论注〕此条为肝肾亏损类似历节重证和黄汗与历节的鉴别。酸乃肝之本味而主收敛，肝喜条达而主筋，过酸则伤肝而血不营筋。筋本属骨而利关节，人若轻劲有力，乃筋之功能健旺；若筋失所养，则筋脉弛缓，故名曰泄。《素问·生气通天论》说："味过于酸，肝气以津。"以津，谓津液不溢，而筋脉矣之营注。咸乃肾之本味，肾主藏精生髓而充骨，咸虽入肾而益肾，但过则损伤肾气。肾气虚备，不能化精生髓，则精虚髓竭，骨骼缺乏精髓之供养，进而骨枯痿废，故名曰枯。《素问·生气通天论》说："味过于咸，大骨气劳，短肌。"谓大骨乏精气以养而劳作则困剧，血乏以荣而肌萎缩。病理在于肝虚不养筋，肾虚则精髓虚不充骨，筋骨的生机日衰，形成骨痿筋缓，在于筋骨之营养来源断绝。

源于肝肾亏损，精血不足，相应地营卫失之协调，以致营气循行不畅，卫气不能单独运行，故营卫俱微弱，营不足以营全身，卫气虚不能卫形体，则三焦无所统摄。营卫又禀受于脾胃，化源于水谷精微；三焦受气于水谷，四属又禀气于三焦。三焦主流通气血，通调水道。由于营卫俱微，三焦之气馁，不能统摄气血以灌濡"皮肉脂髓"，而四属之营养来源断绝，故身体羸瘦。

精血既虚，阳气不及，浊阴下流，故独足肿大。若只属肝肾亏损之证，出现胫冷，不发热，身出黄汗，关节不疼痛，不变形，则为黄汗病。如胫不冷，发热，关节疼痛，关节痛处有黄汗，则为历节病。历节之黄汗，夹湿热者，在痛处关节；黄汗病之黄汗遍及全身，尤以腋下及腹股内为著。历节之痛在关节（小关节到大关节），黄汗初起痛在肌肉。历节之肿在关节；黄汗则全身浮肿。此从汗、痛、肿以别历节与黄汗矣。

〔指难〕本条的重点有二：①致病的原因：为酸咸太过，虽源于《素问·阴阳虚象大论》，但非主因。而血不养筋，精不濡骨，为致病的本质所在。肾为先天之本，不仅藏精生髓而充骨，且有化气化血之功；肝不仅藏血而养筋，并有生发之能。故肝肾虚甚，不能营筋充骨，可导致类似历节之证。②几种类似历节的鉴别：如有双下肢瘦削，仅膝关节肿大，其他关节不肿，为精血不足、阳气不达、寒痰凝滞之鹤膝风证，与历节又不同。有人认为鹤膝风是由历节发展而来，非也。历节所痛的大小关节，皆可肿大变形；鹤膝风仅膝关节肿大变形，其余关节无变化。再从病理和治法看亦不相同。又有双下肢枯痿，不能行走，不疼痛，为精血不足之痿躄证。临证时，又不可不与其他病证鉴别矣。

十、病历节，不可屈伸疼痛，乌头汤主之。

附方：乌头汤治脚气疼痛，不可屈伸。

麻黄 10g　芍药 10g　黄芪 10g　甘草 10g（炙）　川乌 5 枚（㕮咀，

以蜜 30g，煎取 15g）

上五味，㕮咀四味，以水 300mL，煮取 100mL，去滓，内蜜煎中更煎之，服 70mL。不知，尽服之。

〔论注〕此为寒湿历节和脚气的证治。历节多病久失治，关节肿大变形、屈伸不利、疼痛是历节的主症。加之寒湿痹于筋脉骨节之间，疼痛则更为剧烈。本方之治，正如唐容川所说："仲景之文，每详于变而略于正……此乌头汤，即纯治寒湿历节之变证。"如寒湿下注，阳气不能温达，经脉被寒湿痹塞之脚气，下肢疼痛不可屈伸，两者病证虽不同，病理均为寒湿痹塞则一也，故均可用散寒止痛之法主治。

〔指难〕本条的重点在于方义和适应证。方中乌头（一般用川乌）辛温大热，祛寒湿而温里阳以定痛；麻黄辛温大散，散寒湿于外而通阳开痹，与黄芪配伍，专散肌表之寒湿而不致发汗。乌头辛热太甚，配伍芍药、甘草，甘缓而定痛。本方为辛温大散、大热、大毒之剂，必须是冷痛、舌淡苔细白、或舌质胖嫩、或嫩红、苔少而津润、脉沉细或沉缓等脉症，方可运用。临证时，可酌加活血化瘀之品更为适宜。对主治脚气更应慎重。乌头的煎法，详见"腹满寒疝篇"的乌头桂枝汤条。

附方：侯氏黑散治大风，四肢烦重，心中恶寒不足者。《外台秘要》治风癫。

菊花 12g　白术 3g　防风 3g　桔梗 2.4g　黄芩 1.5g　人参 0.9g　干姜 0.9g　茯苓 0.9g　当归 0.9g　川芎 0.9g　细辛 0.9g　桂枝 0.9g　牡蛎 0.9g　矾石 0.9g

上十四味，杵为散，酒服 4g，日一服。初服二十日，温酒调服。忌一切鱼肉、大蒜，常宜冷食，六十日止，即药积腹中不下也。热食自下矣，冷食自能助药力。

〔**论注**〕此方为主治外感风冷之邪，中气虚寒之证。所谓大风，是指剧烈的邪风，风寒之邪直中脏腑而为病。四肢为诸阳之本，中阳不运，又被风寒之邪所痹，故四肢烦重；中阳不足，故恶寒。不足，中气虚馁之谓。此为中焦阳虚夹风寒之证，故用补气温中、祛风散寒之法治之。

〔**指难**〕此处应当弄清楚有三点：①方义：方中菊花、防风、桂枝、细辛、桔梗以祛在表之风寒；人参、茯苓、白术、干姜以补正气而温健中阳；当归、川芎养血。恐其升散太过，故用牡蛎潜阳而防外越；温酒之散以助诸药而通阳宣痹；黄芩制诸药之辛温化热；矾石之涩以补血燥湿，共呈补气温中、养血燥湿、祛风散寒之功。②方后所注："初服二十日，温酒调服。"意在祛风散寒，使表里风寒之邪尽去，以通阳宣痹。以后六十日，"禁诸热食，常宜冷食，使药积腹中不下"，意在温养气血，使气血充沛，中阳健运，使风寒之邪不再入侵。热食可助药力，冷食以制药力之辛温过热。③本方来历：侯氏黑散，相传已久。历代医家考证，侯氏是何人？无根据？故程、尤《金鉴》认为是宋人所附。但《巢氏病源》寒食散发候说："仲景经有侯氏黑散。"《外台秘要》风癫门载此方，引《古今录验》，无桔梗，有钟乳石。方后注说："张仲景此方更有桔梗8分，无钟乳石、矾石。"可见此方是隋唐之人所附，仍属仲景方。

附方一：防己地黄汤治病如狂状，妄行，独语不休，无寒热，其脉浮。

防己 0.3g　甘草 0.3g　桂枝 0.9g　防风 0.9g

上四味以酒一杯渍之，绞取汁，生地黄 100g，咬咀，蒸之如斗米饭久，以铜器盛药汁，更绞地黄汁和，分再服。

〔论注〕所谓如狂状，妄行，独语不休，显然不是阳明腑实证的谵语，故其脉不大，身无寒热；又非心火积盛之狂证，狂言妄语，乱骂不避亲疏，弃衣而走，登高而歌。从药测证，多属阴血不足，虚热风动，内扰心神所致之癫证。脉浮多是浮而无力。其病证多由热病后期，津液损伤，余邪未尽所致，故用滋阴养血息风祛邪之法主治。

〔指难〕方义和适应证。徐灵胎说："此方他药轻而生地独重，乃治血中之风，生渍取清汁归之于阳，以散邪热；蒸取浓汁归之于阴，以养血。此皆治风邪归附于心，而为癫痫惊狂之病，与中风风痹自当另看。"方中重用蒸熟的生地汁，由甘寒之清热凉血转为甘润以滋阴养血。佐少许防己、桂枝、防风、甘草酒浸之汁，取其轻浮以祛风活络，是寓祛风药于滋阴养血之中，以达养血祛风之功。但从主症看，多属癫证，而癫证多属情志抑郁，郁久气滞夹痰者，又非本方所宜。若属热病后期，余邪未尽而里热不盛，属于虚热内动，扰动心神而为癫证，或狂证后期而热不盛者，可投与之。

附方二：头风摩散

大附子1枚　盐等分

上二味为散，沐了①，以6g或适量摩疾上，令药力行。

①沐了：即用适量之水，把药润湿之义。

〔论注〕头风摩散是以症状而命方名。头风是一种因风邪所致的头风痛，病位在头皮，故用外治法以摩擦头部，取效快。《备急千金要方》疗头风方，与本方药物、剂量相同。

方中附子辛温大热而散，食盐咸寒而祛风热，一寒一热，能散风而定痛，阳虚头痛或风寒头痛均适宜，还可用于中风后之后遗症。如患者神志已清醒，只有半身不遂，或口眼歪斜，用此方摩擦穴位，以通络祛风，有所助益。

〔**指难**〕以上四方，属何人之方？注家意见不一。《巢氏病源》认为，侯氏黑散是仲景方；王焘所著《外台秘要》认为，风引汤属仲景《伤寒论》方。程云来指出："侯氏黑散、风引汤、防己地黄汤、头风摩膏所主，皆非中风之证，是宋人校正附入唐人之方。仲景方书之祖，复取侯氏方为法耶。"据我考证，侯氏黑散、风引汤属于仲景方。

附方三：矾石汤治脚气冲心。

矾石 6g

上一味，以浆水 1500mL，煎三五沸，浸脚良。

〔**论注**〕此方为脚气冲心之外治法。但湿气上冲于心，为脚气之恶候。其症多突然发病，脚微痛而木，足胫先肿而起红印，肿势至大腿，冲心则呕吐、心悸气急、胸中烦闷等。用矾石浆水浸脚者，取其味酸性涩以燥湿解毒，而上冲可缓解。但冲心恶候，在用外治法的同时，须结合内服治疗。《备急千金要方》说："虽患脚气……皆须石药疗之……续生他病者，则以余药对之，或小便不利，则以猪苓、茯苓及清利小便药疗之；大便极坚者，则用五柔麻仁等丸疗之……余皆仿此。"

〔**指难**〕关于冲心的证治，如呕逆冲心偏寒者，可用《外台秘要》文仲瓜饮：生瓜汁、白术、生姜、甘草，以健脾和胃而止呕。还可酌加法夏，以降逆止呕。冲心而热烦呕逆者，可用延年茯苓饮（茯苓、苏叶、杏仁、橘皮、升麻、柴胡、生姜、犀角、槟榔）予以加减。但方中之升麻、柴胡、生姜辛散而升，宜减之，酌加茯苓、黄连、栀子之类，

巴蜀名医遗珍系列丛书

以清热除烦，或用黄连温胆汤，以清热止呕。

附方四：《古今录验》续命汤治中风痱，身体不能自收持，口不能言，冒昧不知痛处，或拘急不得转侧。姚云：与大续命汤同，兼治妇人产后出血者，及老人小儿。

麻黄 10g　桂枝 10g　当归 10g　人参 10g　石膏 10g　干姜 10g　甘草 10g　杏仁 12g　川芎 4.5g

上九味，以水 1000mL，煮取 400mL，温服 100mL，当小汗。薄复脊，凭几坐，汗出则愈，不汗更服。无所禁，勿当风。并治但伏不得卧，咳逆上气，面目浮肿。

〔论注〕风痱（音肥），痱者，废也（风痱具体解释见后）。本条从方测证，因风寒之邪滞于营卫经络，致使经络营卫闭塞不通，故身体不能自收持，或拘急不能自转侧，此风寒凝滞肌肉所致。风痱初起重证，病邪阻滞甚，则出现口不能言，兼昏冒之症。不知痛处，亦风痱主症，皆寒邪滞于肌腠所致。此为气血俱虚，感受风寒之风痱证，故用益气养血、祛散风寒之续命汤治之。

本方是用麻黄汤加味组成。方中麻黄汤开发腠理而和营卫，以祛散肌腠之风寒；人参、干姜、甘草以益气温中，归芎以养血；石膏以为反佐，以祛肌腠之邪而不助热，共呈扶正祛邪之法。

方后注说："当小汗，汗出则愈。"通过出汗，促使风寒之邪随汗而解，肌腠、皮腠无寒邪凝滞，其病可愈。本方有散寒平喘之效，故方后说："并治但伏不得卧，咳逆上气，面目浮肿。"如属正气素虚、风寒袭肺、肺气不利之咳喘不能平卧之证用之有效。

〔指难〕风痱之病，楼英《纲目》认为："以其手足废而不收，或名痱，或偏废，或全废，皆曰痱也。知是痱，即中风之谓。"我认为不然，风痱乃全身废而不用，全身瘫痪，不知痛痒。多因房后沐浴，浴后风邪乘虚而入于全身肌腠所致。如《素问·热论》说："痱之为病也，身无痛者，四肢不收，智乱不甚，其言微，知可治。"此证神志清楚，言语流利，饮食、大小便正常，多年不愈者，亦有之。中风乃卒中偏瘫，言语謇涩，初起不识人，口眼歪斜，以半身不遂为主症，病位在元神之府（脑）。因此，二者不可混淆。

本方载于《外台秘要》风痱门。方用：麻黄 10g，川芎 3g，杏仁 12g，余各 6g。主治及煎服法相同。方后注说：范汪方。汪云："是仲景方。"范汪乃东晋人，与仲景相隔不远，可见本方是仲景散佚方。《金匮》失载，故林亿等附于篇末。

附方五:《备急千金要方》三黄汤治中风手足拘急，百节疼痛烦热，心乱，恶寒，经曰不欲饮食。

麻黄 1.5g　黄芩 0.9g　独活 1.2g　黄芪 0.6g　细辛 0.6g

上五味，以水 600mL，煮取 200mL，分温三服，一服小汗，二服大汗。心热加大黄 0.6g，腹满加枳实 1 枚，气逆加人参 0.9g，悸加牡蛎 0.9g，渴加栝楼根 0.9g，先有寒加附子 1 枚。

〔论注〕本方的病因在于卫外气虚，腠理不固，感受风寒之邪。其病理在于营卫不和，经络被风寒之邪侵袭，故手足拘急而百节疼痛；寒邪在表故恶寒；营卫被塞，里气不能透达，郁而为热，故烦热心乱；表邪未解，胃气被郁，故不欲饮食。此为卫虚风寒之证，故用固卫散寒之法主治。

〔指难〕此处应明确的有三点：①方义：方中麻黄散寒于表而和营

巴蜀名医遗珍系列丛书

卫；独活、细辛祛风胜湿、散寒止痛而祛经络之寒邪，黄芪益卫气实皮毛，与麻黄同伍，专散肤表之寒而不致大汗；黄芩清郁热而除烦乱，并监制麻辛之过辛温，共呈扶正祛邪之效。②方后加减：是立法中的治法，极有意义。大黄荡实热，故心（胃）有热则加之；枳实能宽中下气，故腹满伍之；人参能益气扶正，若虚气上逆则可运用。属于心经有虚热而心悸者，可加牡蛎以潜阳而敛虚热；津液伤而渴者，故加栝楼根，以生津润燥；如素体元阳不足而有虚寒症者，加附子以壮元阳，而温经祛寒。③本方适应病证：本方原载《千金翼》中风门（方后云：此仲景方）。从主治证候观之，其中"百节疼痛"绝非真中风证所常有，属于风寒侵袭肌表，营卫不和所致。除本条所述症状外，舌质淡，苔薄白而润，脉象浮紧（左大于右），才是本方的适应证。

附方六:《近效方》术附汤治风虚头重眩苦极，不知食味，暖肌补中益精气。

白术 6g　附子 1.5枚（炮去皮）　甘草 3g（炙）

上三味，剉，每次 10g，姜 5 片，枣 1 枚，水盏半，煎七成，去滓，温服。

〔**论注**〕风虚，徐忠可认为是"肾气空虚，风邪乘之。"元阳虚于下，不足以上温脾阳，脾虚湿泛，浊邪上蒙清阳，清阳不清，故头重眩昏而苦极；胃阳不振，脾阳被困，故食不知味。此处所论证候为脾肾阳虚、寒湿上泛之眩晕证，故用温阳燥湿之术附汤。

本方即"痉湿暍病篇"中之白术附子汤，只是姜、枣轻于前方，乃后人用仲景方扩大治疗范围，故称为"近效方"。本方原载于《外台秘要》风眩门，名《近效》白术附子汤，有桂心无姜、枣，前段主治与此相同。方中附子壮元阳而温脾肾之阳。脾主肌肉，脾阳复，故曰暖肌。术、草、姜、枣和中培土而燥湿，故曰补中。所谓益气，在于脾肾之陌气健旺，后天运化有权，化水谷精微而肾有所藏。肾之阳气充沛，气化精，精化气，即"阳化气，阴成形"之义，故曰益精气。

〔指难〕本条主症是头重苦眩，首先要辨阳虚或阳盛。如属阳盛，则舌脉均有热象，治宜清热镇肝；若属阳虚，每夹痰饮随肝风上泛，症现眩晕欲吐或动则呕吐清水，舌淡苔细白而滑，脉沉细或沉滑，此阳虚风痰上扰之证。本方加半夏、茯苓、天麻、陈皮，以祛痰息风，疗效更佳。

附方七：崔氏八味丸治脚气上入少腹不仁。

干地黄 24g　　山茱萸 12g　　怀山药 12g　　泽泻 10g　　茯苓 10g　　丹皮 10g　　桂枝 3g　　附子（炮）3g

上八味，末之，炼蜜和丸梧子大。酒下 15 丸，日再服。

〔论注〕肾之脉起于足而入于腹。若肾阳虚惫而肾气水湿不化，寒湿之气随经上入，聚于少腹，故为之不仁。此肾阳虚的脚气证，故用温阳化气之法主治。

方中六味丸滋补肾阴，桂附振复肾阳，此阴中求阳之法，阳得阴助而生化无穷矣。肾之阳气充足，寒湿之气自化耳。

〔指难〕本方原载《外台秘要》脚气不随门，有崔氏方五条，第四条主治与此相同。并说："即服张仲景八味丸。"旧唐书《经籍志》说："《崔氏篡要方》崔知悌撰。"新唐《艺文志》说："崔行功撰。"可见崔氏实引仲景之方。关于脚气之名，隋唐始有，本篇所附治脚气三方，系隋唐人所增，宋人所附。

附方八：《备急千金要方》越婢加术汤治肉极，热则身体津脱，腠理开，汗大泄，厉风气，下焦脚弱。

麻黄 18g　石膏 25g　白术 12g　甘草 6g　生姜 10g　大枣 15 枚

上六味，以水 600mL，先煮麻黄，内诸药，煮取 300mL，分温三服。恶风加附子 1 枚（炮）。

〔**论注**〕肉极乃六极（皮、肉、筋、骨、脂、髓）之一。其症肌肉极为消瘦。其致病之因，在于风湿之邪，郁久不解则伤脾，脾主肌肉，脾伤则肌肉消瘦而成肉极。另一方面，风湿郁久化热，热邪外蒸则腠理不密而汗大泄。汗为阴液，阴液被伤，则阳津必损；汗过多，则津必脱，故曰身体津脱。此风湿之气较为峻猛，故称为厉风气。影响到下焦，而导致脚痿弱。此为风湿化热之脚弱证，故用宣散风热，佐以燥湿之法，以祛风厉之气。

〔**指难**〕此处的重点在于本方运用。本方并非用于汗大泄。此处之腠理开，汗大泄，身体津脱，是导致肉极之因，厉风气是致病之本。"下焦脚弱"，是本方主治的证候。虽形体消瘦，而由厉风气所导致之脚弱证，故先用本方以祛致病之因，继用和脾胃养肝肾之法以善其后。

文中"下焦"二字，是着眼处。如汗大泄损伤津液后，而导致肉极，则非本方所宜。其治法应从下焦着手，以养肝肾、填精血为主，佐以和脾胃之法。如虚热过盛，自身之虚热烧灼，津液损而致肉极，又多属痨热为患，亦非本方所宜，治法应从下焦着手，以滋养肝肾为主，佐以润肺彻热之法主治。

方中麻黄与石膏同伍，由辛温变为辛凉以解风热；麻黄得术，既可防止过汗，又可祛肌腠之湿。姜、草、枣甘温益脾而和营卫；石膏与术、草、姜、枣同伍，清热而不伤中阳。此为寒热并用，扶正祛邪之配伍法。恶风加附子，其义有二：一是阳虚恶风，加之以壮元阳；二是加之以防汗出亡阳。

血痹虚劳病脉证并治第六

本篇是论血痹和虚劳两种病证，两者皆因虚而得，故合篇论之。但本篇是以虚劳为主，血痹次之。

血痹的病因，在于卫气虚而感受风邪所致。正如《素问·五脏生成》说："卧出而风吹之，血凝于肤者为痹。"痹者，闭也。闭而不仁，是局部肌肉麻木不仁为其特点的一种疾病，它与风、寒、湿三气合而为痹之痹证，则有所不同。

虚劳，包括五劳、六极、七伤在内的多种慢性疾病。凡因劳致虚，积虚成损，皆属论述范围。但本篇所论，多属阳虚。证治多从脾肾着手，又从瘀论治，皆是本篇的特点。虚与劳是有区别的。虚乃虚损，有阳虚、阴虚、气血两虚、脾虚、肾虚等；劳为痨瘵，多由虚损发展而成，即《外台秘要》称为"传尸骨蒸"，具有传染性，多属阴虚劳热范围。本篇所论虚劳，多指房劳致虚，与后世之肺劳（又称传尸劳或痨瘵），则完全不同。

一、问曰：血痹之病，从何得之？师曰：夫尊荣人，骨弱肌肤盛，重因疲劳汗出，卧不时动摇，加被微风，遂得之。但以脉自微，涩在寸口，关上小紧。宜针阳气，令脉和，紧去则愈。

〔论注〕此条为血痹的轻证和治则。养尊处优之人，其居安处逸，肾精暗耗，元阳不振，则骨乏养而骨弱。素食膏粱厚味，脾精有余，则肌肉丰满。外盛而本虚，卫气不固，偶有劳作，则筋骨疲倦，腠理开则劳汗出。汗为心之液，阴气乏则欲睡而神不敛，故不能入寐，于是辗转反侧，风虽微而乘虚袭之。盖其人阳不能卫，阴不能固，遂得血痹。诊其脉微而寸口现涩，左寸属心，主脉内之营血；右寸属肺，主脉外之卫气也。卫气不足，风邪所伤，卫气伤则运行迟缓，故脉涩。关上以候脾胃而主肌肉。风冷之邪滞于局部肌肉，感邪尚浅，故治法宜用针灸引动阳气，卫阳宣通，则风冷之邪外除，营卫调和则脉气亦调和，血痹可望治愈。从此条可见，治疗血痹，应首先治气，卫气行则营血行，不可专治血也。

二、血痹阴阳俱微，寸口关上微，尺中小紧，外证身体不仁，如风痹状，黄芪桂枝五物汤主之。

黄芪 10g　桂枝 10g　芍药 10g　生姜 18g　大枣 12 枚

上五味，以水 600mL，煮取 200mL，温服 70mL，日三服^{一方有}_{人参。}

〔**论注**〕此条为营卫俱虚的血痹证治。《新著四言脉诀》说："关前一分，人命之主，左为人迎，右为气口。"关前一分即寸部脉后三分之一处，左手为人迎，右手为气口。人迎属心以候营气，气口属肺以候卫气，关上以候脾胃之气。营卫属心肺所主，而源于脾胃，脾胃俱虚，故营卫俱不足。脾胃为气血生化之源，今脾胃俱虚，营卫气血必不足，故血痹之人其脉阴阳俱微，寸口关上亦微。营卫虽源于脾胃，而脾胃之气又根于肾。尺中小紧，肾阳亦非充裕矣。脉紧主寒，此风冷之邪入侵之征矣。风邪滞于局部皮肤，影响卫阳之温煦，所以身体局部顽痹，痛痒不觉，如风痹之状。其主要病理，为营卫先虚，风邪与营气相搏，卫阳失于温布所致。此为卫阳痹塞之血痹证，故用温卫行痹之法主治。

〔**指难**〕本方即桂枝汤去甘草、倍生姜、加黄芪组成，意在助卫阳而宣痹。故去甘草之缓，加黄芪之力更强耳。黄芪冠于桂枝之上而名方者，意在治血先治气，气行则血行。方中黄芪温卫气，桂枝通阳，两者同伍，专温卫阳以助卫气之运行而和营阴；芍药以和营，姜枣和中而调营卫，倍生姜以宣阳散痹，促使卫调营和，卫阳运行而血痹可愈。本方适用于脾胃阳虚，舌淡或舌质胖，苔薄津润，脉缓无力或脉浮缓者。若体质阴虚，则非本方所宜。

〔**例案**〕刘某，男，47岁，附院81级内儿科进修班学员。右背肩胛处如掌大一块肌肉麻木不知痛痒，约10年未愈。于1982年4月初，求治于余。自诉素体阴虚，常年怕热不怕冷，身体略瘦，其余正常。舌质红无苔乏津，脉细数。此为阴虚风邪滞于局部之血痹证，拟以养阴理气、祛风宣痹之法。用二至丸加味：女贞30g，旱莲草30g，佛手10g，秦艽12g，威灵仙15g，桑枝30g。嘱服2～6剂。一周后复诊：病人服上方6剂后，右肩胛处麻木感消失。他说：上方服至3剂时，整个背部出微汗，于是渐有知觉，6剂而愈。后继服药6剂以巩固疗效，观察5个月未复发。

本病例说明，血痹之证，有卫阳虚滞者，亦有营阴虚滞者。风邪阻滞于营卫经络，营卫之气运行受阻，故局部麻痹不知痛痒。方用女贞、旱莲草以养阴，滋而不滞；佛手理气，气行则血行；秦艽、威灵仙、桑枝等以祛风宣痹和营卫。营卫和，风邪去，则血痹愈矣。

三、夫男子平人，脉大为劳，极虚亦为劳。

〔**论注**〕此条为虚劳脉之大纲。妇女有经、带、胎、产之异，气血有暂时变化，脉象亦随之改变，故以男字目之。所称平人，是指外表无病如常人，切诊则是病脉。正如《素问·脉要精微论》说"脉病人未病"者是也。脉大并非气血充沛之大脉，和缓有神，为正常脉象。此条之大脉，乃洪大空虚，重按无根，为不足之象也。此脉象之病理，为精血夺而不内守，阳不秘而气外张，故曰脉大为劳。极虚，是言其脉象沉细虚弱、无力无神。乃精血大亏，营气不足，阳尚未浮，故曰脉极虚亦为劳。

〔指难〕本条的重点为专论虚劳之脉。虚劳为不足之病，则脉必现不足之象也。其中大脉为劳，多由劳力饥饱所伤，极虚多由房室所损。虚劳之病较为复杂，概言之，不外阴虚、阳虚、阴阳俱虚三大类。脉大无力而数者，多属阴虚，阴虚则阳旺；脉大无力而迟者，多属阳虚；脉细无力者，多属阴阳俱虚；脉大有力而涩者，又多属血瘀；脉沉细无力者，又多属阳虚。临证时，脉症合参则更为全面。

四、男子面色薄①者，主渴及亡血，卒喘悸②脉浮者，里虚也。

①面色薄：指面色苍白而无红润色泽。

②卒喘悸：谓病人动则气喘心悸。

〔论注〕前条凭脉以辨虚劳，此七条为望色切脉，以判断虚劳。正常男子，其面色红润而有神；今男子平人，面色苍白乏神，失其红润之色泽，乃精血大虚，不足以营于面所致。《素问·五色》说："色者，气之华也。"《素问·六节藏象论》说："心者，生之本，神之变也，其华在面。"说明精气血之充沛与否，望面色可知。如面色不营，出现口渴，当辨是证、是病。如渴而小便不多，则为血虚阴液损伤之消渴证；如渴而小便多，则多为津液精血俱伤之消渴病，或主其他原因所致之血虚证。喘属于肺，悸属于心，肺气根于肾。如面色不华，动作即气喘，心悸，当切其脉而定。如尺脉浮，则为肺心肾之精气血俱虚，肾不纳气之证，故为里虚而非表证也。

〔指难〕本条的难点在于脉的部位。本条脉浮虽未说何部，根据

"脉浮者在后，其病在里"，乃指尺脉。"卒喘悸"，尺脉浮，多属精血竭于内，形气败于外之危重证，急宜益气养心，补肾填精为主，如人参、枸杞之类，以固心肾之虚脱。如现肢体厥逆者，用参附汤以回阳固脱。俟阳复厥回后，再从益气补肾着手，或从脾肾论治，以培补生化之源。

五、男子脉虚沉弦，无寒热，短气里急，小便不利，面色白，时目瞑兼衄，少腹满，此为劳使之然。

〔论注〕此条为肝肾亏损的虚劳脉证。沉脉以候肾，弦乃肝之本脉。脉虚沉弦，是沉弦无力，主下元亏损，肝肾俱虚之证。其病在里，故无寒热之表证。气之布息，在于肺肾，其气根肾合肺。由于肾气虚而气不归根则短气；肾气虚则肝气自郁，气化无权，肾气不化，则小腹拘急或胀满；血不足以营于面，故面色白，阴精不足以上注于目，故时目瞑；营阴不敛，虚热上干阳络，故兼衄血。从以上脉症，为阴阳俱虚之复杂证候。其致病之因，为房劳伤肾，肾受伤则肝乏以养，故曰皆为劳使之然。

六、劳之为病，其脉浮大，手足烦，春夏剧，秋冬瘥。阴寒①精自出，酸削②不能行。

①阴寒：指前阴冷。

②酸削：是说下肢酸软瘦削。

〔论注〕此条为阴虚和阳虚两种虚劳脉证。肾之阴精亏损，阴虚则阳不潜，阳气不藏则浮动于外，故脉浮大。四肢为诸阳之本，虚热内生，故手足烦热。手足烦热又与气候变化有关。春天阳气升发而夏天气候炎热，乃木火旺盛之际，易耗体内之阴，故病增剧；秋天阳气渐消，阴气渐盛，冬季气候寒冷，金水相生，阳气内敛，不致耗伤阴液，故秋冬差。

元阳不足，肾气衰惫，既不能温煦宗筋，故阴头寒；又不能固摄精关，则精自出（后世称为滑精）。若失精过多，病久不愈，以致精枯髓竭，骨失所养，则酸软瘦削而不能行，即骨枯而髓减，发为骨痿之证。

七、男子脉浮弱而涩，为无子，精气清冷。

〔论注〕本条为阳虚的男子不育证。人以先天元阳为本，温温少火，不焰不熄，以温养肾精而助元阳。元阴元阳充沛，则能生育子女，繁衍后代。脉浮弱而涩，浮为阳虚不敛，涩为精血不足，精气清冷，乃肾阳不能温化故也。此为不育之本质。

八、夫失精家，少腹弦急，阴头寒，目眩，发落，脉极虚芤迟，为清谷，亡血，失精，脉得诸芤动微紧，男子失精，女子梦交，桂枝龙骨牡蛎汤主之。

桂枝 10g　芍药 10g　生姜 10g　甘草 6g　大枣 12 枚　龙骨 6g　牡蛎 6g

上七味，以水 700mL，煮取 300mL，分温三服。

〔论注〕此为阳虚失精的证治。失精久不愈，多属脾肾气虚不能统摄，玉关不固所致。肾主藏精，肝主疏泄。常失精，则肝气疏泄太过，为子盗母气。精虚则肝失所养，肝气自郁，故少腹弦急而痛。阴头为宗筋之所聚，精血之所养，精血失养而宗筋惫，元阳日亏，故阴头寒。肝开窍于目，赖五脏之精而注之；发乃血之余，肾之华，失精久不愈，精血俱虚，故目眩（精衰）发落（血少）。所以，脉现极虚之象。芤脉主血虚，又主失血；迟主虚主寒，其脉理为命门火衰，不足以上温脾土。脾气虚寒，既不能腐热水谷而下利清谷，以致血虚，又失统摄精关之能而失精。脉得诸芤动微紧，并非此四脉同时出现，是用此四脉而阐发男子失精、女子梦交之病理机制。芤脉为虚，动为神不敛，微为阳微，紧脉为寒，成为心神、肾志不交，心神失守，阳气虚寒，精关失固之病理。此为中阳虚寒、精关失摄之证，故用温运中阳、敛神摄精之法主治。

〔指难〕本方由桂枝汤加龙、牡组成。方中桂、姜、草、枣辛甘同伍以化阳，芍药、草、枣酸甘以化阴，用于内在于调理脾胃而温运中阳，酸甘以敛假热，并抑制疏泄之太过。再以龙、牡固纳摄精，促使中气复而精关固。适应证除下利清谷外，还应兼有口淡纳差、舌淡苔津润等，方为本方所宜。

陈延著《小品方》说："虚弱浮热汗出者，除桂，加白薇、附子各三分，名二加龙骨牡蛎汤。"阳气虚弱，虚阳外浮而汗出者，方中桂枝辛散不适宜，故易附子以复元阳，白薇以清浮热，元阳复，浮热解，出汗可止。

失精包括滑精和梦遗，男子遗精，女子梦交。新病多属相火妄动，久病又多属心脾两虚，均非本方所宜。下举心脾两虚所致梦交一案，以示临证变化万端矣。

〔例案〕夏某，女，35岁，巴中县城关公社农民，于1972年8月初诊。梦交近9月，渐频繁，两月来几乎每夜一次。育三胎，月经正常。现心慌气短，精神萎靡，面色苍白，唇淡口淡，胃纳略差，大便略溏，舌质淡苔津润，脉缓无力。此心脾两虚，玉关不固之证。拟用归脾汤加减：

潞党参15g，茯苓12g，芡实15g，莲米15g，圆肉15g，当归首

12g，白术 12g，锁阳 15g，云木香 1.5g，生黄芪 20g，炒枣仁 10g（研末睡前冲服），甘草 1.5g。嘱服 2 剂，以观疗效。病人服 2 剂后，两夜未出现梦交，余症同前。效不更方，嘱继服 10 剂。半月后，服完 8 剂，梦交未出现，精神好转，心累气短减轻，余症同上。仍用上方加减，做丸剂服，以缓图其功。原丸剂方：

潞党参 30g，生黄芪 30g，白术 20g，茯苓 20g，芡实 20g，莲米 20g，圆肉 30g，当归首 20g，炒枣仁 20g，云木香 3g。共为细末，蜜丸重 10g，日服 3 次，每次 1 丸。1973 年元月，突然相遇询问之，她说早已参加农业生产劳动。

本例说明，梦交日久，精血大伤，以致心脾之气血俱虚，血不养心，而心神不内守，脾气虚失于统摄，而玉关不固，于是愈虚愈失固摄，以致形成精气血俱虚之重证，故用补气实脾、养血安神之归脾汤加减而获效，尤其在补益的基础上，加锁阳以固锁精关，更为重要。

九、男子平人，脉虚弱细微者，喜盗汗也。

〔论注〕此条为虚劳盗汗的脉证。虚脉主血不足，弱脉主气弱，细脉主阴虚，微脉主阳微，乃阴阳气血俱虚之脉，可出现阴虚或阳虚之盗汗。阳气虚而皮毛不固，阴血虚则津液不能内守，是导致两种不同盗汗之主要病理。

〔指难〕本条之重点在于辨证。盗汗一症，乃虚劳症状之一。一般盗汗多属阴虚，气虚者亦有之。如子午两颧潮红，手足心潮热，夜间潮热盗汗，干咳少痰，舌瘦红少苔乏津，脉象细数者，多为阴虚劳热盗汗，治宜养阴，抗劳彻热敛汗；若两颧不潮红，不干咳，多为阴虚盗汗，治宜养阴敛汗；如面色浮白，精神不振，舌淡苔少津润，脉象微弱，夜间盗汗，又为气虚盗汗，治宜补气敛汗。

十、人年五六十，其病脉大者，痹侠背行，若肠鸣、马刀侠瘿者，皆为劳得之。

〔论注〕此条为风痹与虚劳的鉴别。人年五十，气血始衰，六十天癸将竭，则肾衰精涸矣。其脉应虚弱不宜大，脉大无力，乃阳气虚张之象。阳虚则邪得以容，邪痹太阳经脉，结滞不散，则病痹侠背行。如《素问·生气通天论》说："阳气者，精则养神，柔则养筋，开阖不得，寒气从之，乃生大偻（佝偻）。"属风痹一类疾病，非虚劳范围。又云："中气不足，肠为之苦鸣。"亦有热滞肠间，气机不畅而肠鸣者，亦非虚劳所必有之症。

马刀侠瘿，圆者为瘰疬，长者为马刀，皆少阳经郁结所致，久成痨劳是也。此乃瘰疬未溃之称。已溃不愈者为鼠瘘。其病理多为虚火上炎，劳热痰火搏结而成。其致病之因，多因劳伤肾阴，不足以滋肝涵木，肝气不达，气郁化火，痰火滞于少阳经脉所致，故曰皆为劳得之。

十一、脉沉小迟，名脱气①，其人疾行则喘喝②，手足逆寒，腹满，甚则溏泄，食不消化也。

①脱气：吸气困难。

②喘喝：气喘而张口喘息有声。

〔论注〕此条为肺脾肾俱虚的虚劳脉证。沉小与迟，皆属阴脉。沉小以候少阴肾，沉迟以候太阴脾，沉小与迟并见，从病理而论，为脾肾之气虚。肾主纳气，为元气之根，呼吸之源。元气虚而纳气无权，故吸气难。吸入肝与肾，呼出心与肺，肺气又根于肾。肺不足以司出，肾不足以司纳，宗气不行其呼吸，故疾行则喘喝，乃肺肾俱虚之象。脾主四肢，阳虚不达，故手足逆寒。阳虚生内寒，寒气滞则腹满。脾之阳又赖肾阳之温升，如脾阳虚甚，胃阳亦衰，于是脾不能健运，胃不能腐熟水谷，则大便溏薄；如肾阳大虚，不足以上温脾土，脾肾两虚，则食不消化而成飧泄之证。

〔指难〕本条论治首重脾肾。轻者手足尚温，为脾肾气虚，可用《温病条辨》双补汤方：潞党参、山药、茯苓、莲米、芡实、补骨脂、枣皮、五味子、巴戟、菟丝子、覆盆子，去苁蓉之润肠。酌情加减，以培补脾肾之气。

重者手足逆冷，则用附子理中汤，以温补脾肾之阳。

十二、脉弦而大，弦则为减，大则为芤；减则为寒，芤则为虚，寒虚相搏，此名曰革。妇人则半产漏下①，男子则亡血失精。

①漏下：指妇女非时下血，淋漓不断。

〔论注〕此条为气血两虚的虚劳脉证。弦脉为春天的常脉，若其余季节见之，则为病脉。若弦脉按之无力无神，则主寒。由于阳气衰减，则生内寒，故曰："弦则为减……减则为寒。"大脉和缓有神有根，为气血旺盛之象。如大脉按之中空为芤脉，芤主血虚，阴血亏虚，故曰芤则为虚。由于阳气虚寒，气血俱虚，故曰寒虚相搏。"此名曰革"有二义：一是脉象。浮取硬如鼓革、按之中空为革脉，多为精血大亏，虚气外张之象；二是气血变革其常度。产生气血失常之病变，因此脉象亦随之变革。如妇人见到革脉，则为气虚不能摄胎摄血；血虚不能养胎，则主漏下和半产。男子见之，则主气虚不能固摄精关而失精；不能摄血化血，则出现失血或血虚。

〔**指难**〕芤、革二脉，临床较为少见。尤其是革脉，若久病见之，多属精血已夺于内，元气已夺于外之危候，预后多险恶。

十三、虚劳里急，悸，衄，腹中痛，梦失精，四肢酸疼，手足烦热，咽干口燥，小建中汤主之。

桂枝 9g（去皮） 芍药 18g 甘草 6g（炙） 生姜 10g 大枣 12 枚 胶饴 15g

上六味，以水 700mL，煮取 300mL，去滓，内胶饴，更上微火消解，温服 100mL，日三服。^{呕家不可用建中汤，以甜故也。}

《备急千金要方》疗男女因积冷气滞，或大病后不复常，苦四肢沉重，骨肉酸疼，呼吸少气，行动喘乏，胸满气急，腰背强痛，心中虚悸，咽干唇燥，面体少色，或饮食无味，胁肋腹胀，头重不举，多卧少起，甚者积年，轻者百日，渐至瘦弱，五脏气竭，则难可复常，六脉俱不足。虚寒乏气，少腹拘急，羸瘠百病，名曰黄芪建中汤，又有人参 6g。

〔**论注**〕此条为阴阳失调的虚劳证治。虚劳病出现里急，腹中疼痛，在于阳虚寒滞，肝失温养所致。血虚不足以养心则为心悸，营阴不敛而为衄血。心神失守，肾失闭藏，则梦遗失精。失精日久，则精血日益匮乏，不足以濡养筋脉，出现四肢酸软而烦。手足烦热，咽干口燥，并非热邪为患。在于阳虚不能化气，气不化则津不布，乃假热之象也。本条的主要病理，为阳气偏虚，精血不足，阴阳失调之复杂证候。此为假热真寒之虚劳证。故以甘温建中之法主治。

〔**指难**〕本条的重点在于方义和适应证。①方义：本方以饴糖为主，与草、枣之甘健脾益胃，得姜、桂辛温之性；以呵嘘蒸发而阳津阴液得以化导，即"辛甘化阳，阳生阴长"之义。方中重用白芍（18g）之酸以敛阴，与辛甘同伍，不仅辛而不散，而且重在"酸甘化阴"。全方共奏调和阴阳，甘温建中，抑肝和胃之功。所谓"甘温除大热"者，是说阳虚而阴不与阳和所致之假热，用甘温之药补益阳气，则阴阳调和，假热自除也。如本条手足烦热，咽干口燥，是阳虚不与阴和之假热也。里急，腹中痛，乃阳偏虚也。脾胃为气血生化之源，故治法必取之于中洲矣。中者四运之轴，阴阳之机也。中气立，则阴阳相循；阴阳相循，则阴阳相生；阴阳相生，则中气自立。所以，欲求阴阳之和者必于中气，欲中气之立者，必以建中也。②适应证：为脾精不足，偏于阳虚。除本条所述外，如临床有口淡喜食甜味，舌质淡，苔少津润，脉象虚缓者，可用本方主治。

十四、虚劳，里急，诸不足，黄芪建中汤主之。

于小建中汤内加黄芪30g，余依上法。气短胸满者，加生姜；腹满者，去枣，加茯苓15g；及疗肺虚损不足；补气加半夏10g。

〔**论注**〕此条为形气俱虚的虚劳证治。所谓里急，乃虚气无制所致也。诸不足，在内之营卫精血俱虚，在外之形气色脉俱不足，此五脏体阴用阳俱虚之虚劳证。故用补气建中之法主治。

〔**指难**〕人之所以健壮而不虚者，精气血维系耳。它内填骨髓，外充肌肉，以营五脏六腑，而濡四肢百骸。精血源于水谷，正气赖于中洲，故小建中汤加黄芪而补益之功，比上方更强。如《素问·阴阳应象大论》说："精不足者，补之以味。"方中饴糖、大枣是也。"形不足者，温之以气。"方中黄芪与辛甘化阳是也。本方适应于中焦阳气偏虚，症现心慌气短，气馁神疲，或形体消瘦，或胃腹隐痛，舌淡苔少津润，脉缓无力等。

方后加减：有"气短胸满者加生姜"，在于中阳虚寒，寒饮上逆之气短胸满，故再加之，以散寒饮而宣阳气。腹满去枣加茯苓，及疗肺虚损不足，中阳虚之腹满，多夹寒湿阻滞，故去大枣之甘以碍湿满中，加茯苓以淡渗利湿；同时茯苓补脾益肺，故可治肺之虚损不足。所谓"补气如半夏"，半夏有降逆止呕、和胃祛痰之效，若属寒饮所致呕逆、少食等症，加半夏以祛寒饮而和胃，饮邪去胃气和，正气可得到间接助益，并非半夏能直接补气。若用本方主治气血不足之证，加入补血填精之品，则疗效更佳。

〔**例案**〕黄某，男，38岁，仁寿县盘乡天星小学教师。胃脘疼痛两年不愈。于1963年12月求治于余。自述因前几年饥饱不匀，逐渐出现胃脘隐痛，饿时更甚。现胃纳差，嗜甜食，每餐1～2两，大便正常。形体消瘦，面色萎黄，精神萎靡不振，气短心慌，唇淡，舌质淡苔少津润，脉象弦缓无力。经某医院诊断为：胃浅表性溃疡。此为精气血俱虚之胃脘痛。拟用补气健脾之黄芪建中汤加味：生黄芪21g，桂枝10g，白芍15g，生姜10g，大枣15g，甘草3g，饴糖30g（溶化兑服），当归首12g，枸杞12g。嘱服2～10剂。

约半年后，因带家属求诊，随防。他说服药4剂后，食量渐增，疼痛大减，精神逐渐充沛，至10剂时疼痛消失。于是服20剂，停药。后经某医院做钡餐胃肠照片，溃疡愈合。

十五、虚劳腰痛，少腹拘急，小便不利者，八味肾气丸主之。

干地黄24g　山药12g　山茱萸12g　泽泻10g　丹皮10g　茯苓10g　桂枝3g　附子（炮）3g

上八味末之，炼蜜和丸梧桐子大，酒下15丸，加至20丸，日再服。

〔论注〕此条为肾阳虚的虚劳证治。腰为肾之外府，肾虚则腰痛；肾与膀胱为表里，三焦根于肾，肾气不化，三焦司决渎之功能失职，则开阖不利，故少腹拘急而小便不利。其主要病理，在于下焦真阳已亏，肾间之动气已损，阳和生化之机不利，气化失常所致。此为元阳虚之腰痛、小便不利证，故用温阳化气之法主治。

〔指难〕本条的重点在于方义和适应证。本方是六味丸加桂、附组成，乃"阴中求阳"之法。即"善补阳者，必于阴中求阳，则阳得阴助，而生化无穷"之理。本方适应证，除原文论述外，舌质淡苔少津润，或舌质虽红而舌体胖、黏膜细嫩，又称为嫩红舌，或舌边有齿痕，脉象沉细而迟等，命门火衰之时，有典型脉症者宜之。

十六、虚劳诸不足，风气^①百疾，薯蓣丸主之。

薯蓣9g 当归3g 桂枝3g 建曲3g 干地黄3g 豆黄卷3g 甘草8.4g 人参2.1g 阿胶2.1g 川芎1.8g 芍药1.8g 白术1.8g 麦门冬1.8g 杏仁1.8g 柴胡1.5g 桔梗1.5g 茯苓1.5g 干姜0.9g 白敛0.6g 防风1.8g 大枣100枚为膏

上二十一味，末之，炼蜜和丸，如弹子大空腹酒服1丸，100丸为剂。

①风气：泛指风邪所致风眩、风痹等疾病。

〔论注〕此条为虚劳夹风气的证治。诸不足，指在内之阴阳精血俱虚，在外之形气色脉俱不足而论也。至于风气百疾，是言其正气虚衰，不足以御外邪，可导致多种疾病。风为百病之长，虚劳百脉皆虚，营卫不足，易受风邪所伤，气血不足，阴阳失调，虚气易于横逆，以致夹风夹气之多种慢性疾病。如血虚之风眩，风邪痹于背脊之风痹，以及气机郁滞之腹痛等病证。主要病理为阴阳俱虚，气血不足，脾虚精亏，以致虚中夹邪之证，故用健脾填精、补虚祛邪之法主治。

〔指难〕本条的重点在于方义。方中薯蓣不寒不热，不滑不燥，其味甘淡以实脾；大枣甘润以填脾精，两者重用，在于补脾填精。再以四君子汤和干姜、建曲、白敛以益气温中，运脾和胃，伍有四物汤和阿胶、麦门冬以补血而滋阴精。在调理脾胃、补养气血的基础上，佐以柴胡、桂枝、防风、豆卷以祛风散邪，桔梗、杏仁以利肺气。用蜜为丸者，正已虚者不宜骤补而缓图之，意在虚损渐复，病邪渐去之也。本方组成，是以扶正为主，祛邪为辅，补而不滞，滋而不凝的配伍方法。凡阴阳气血俱虚的虚劳证，皆可宗此以为法。而后世的四君子汤、四物汤、八珍汤皆从此方脱化而来。

十七、虚劳，虚烦不得眠，酸枣仁汤主之。

酸枣仁汤方：酸枣仁 30g　甘草 3g　知母 6g　茯苓 6g　川芎 6g

上五味，以水 800mL，煮酸枣仁，得 600mL，内诸药，煮取 300mL，分温三服。

〔论注〕此条为阴虚失眠的证治。此条之虚劳，多由体质阴虚，房劳耗伤真阴，或用脑过度，暗耗心肝之阴，以致阴虚生内热，虚热扰动心胃则烦；心神不敛，肝魂不藏，虚热烦扰而不能眠。此为心肝阴虚之失眠证，故用养阴清热、敛肝安神之法主治。

〔指难〕本条的重点在于方义和运用。方中酸枣仁敛肝安魂；茯苓、甘草益脾宁心安神；知母清热养阴而除虚烦，佐以川芎理血，共达除烦安眠之效。但川芎有升阳燥血之弊，在心肝阴虚、虚热扰动心神之失

眠证，宜去川芎，加丹参、百合以滋阴凉血，加强滋养心肺之阴，疗效
更佳。

〔例案〕王某，女，49岁，成都市财政局干部。1982年10月因患
湿热病后，出现心烦不安，夜间入睡困难，心中烦热甚，口干咽燥，夜
间尤甚，身体消瘦，纳差，但白昼精神尚可。舌红苔根薄黄乏津，脉象
弦细而数。此为心肝阴虚之失眠，用滋养心肝之阴之酸枣仁汤加减：酸
枣仁15g（去渣壳，干炒研细，晚上睡前冲服），百合30g，知母12g，
茯苓12g，甘草1.5g，北沙参15g，麦门冬20g，丹参20g，生谷芽20g。
嘱服2～6剂。

一周后复诊：病人服上方2剂后，已能入眠，但易惊醒，醒后难入
睡；服6剂后，睡眠饮食正常，夜间烦热亦消失，仅大便略干燥，舌脉
同上。继将上方加柏子仁20g，再服4剂，以巩固疗效。

本病例体质阴虚，加之用脑，暗耗心肝之阴，又因患湿热证，前医
用苦温化湿之藿香正气散加减服2剂后，湿邪虽解，而阴虚内热更甚。
肝阴耗而魂不敛，肺阴伤而魄不藏，心阴损而神不宁。故用上方加减，
药中病机而收效。

十八、五劳虚极羸瘦，腹满不能食，食伤，忧伤，饮伤，房室伤，
劳伤，经络营卫气伤，内有干血，肌肤甲错，两目黯黑。缓中补虚，大
黄蟅虫丸主之。

大黄30g（蒸）　黄芩6g　甘草10g　桃仁15g　杏仁15g　水蛭100
枚　蛴螬15g　虻虫15g　蟅虫7.5g　芍药12g　干地黄30g　干漆3g
上十二味，末之，炼蜜和丸小豆大，酒饮服5丸，日三服。

〔论注〕此为瘀血成劳的证治。瘀血之所以成劳，在于瘀血阻滞过

久，新血失于生化，气机阻滞，以致皮、肉、筋、骨、脉失去正常气血濡养灌注，日久则形体虚极而消瘦。瘀血成劳，郁久化热，瘀热滞于中，胃气被瘀热阻滞，故腹满不能食。

瘀血的形成，在于七伤所致。饮食不节，则伤脾胃；过忧则伤肺；饮酒过度则伤肝；房室过度则伤肾；过饥则伤脾；劳力过度则伤营。以上诸伤，皆伤其经络营卫之气也。其伤在气，气伤则血病，血随气运，气滞则血瘀。血液在气之推动下，运行于全身，外至皮肉筋骨脉，内至五脏六腑，都依赖血的濡养。今气滞血瘀，瘀久而干（俗名干血劳），全身各组织器官失于血之濡养则羸瘦，肌肤甲错而不润，两目黯而不华，为瘀血之特征。

瘀血日久成劳，必须祛其瘀，则正气自旺。所谓"缓中补虚"，须缓解中宫之滞以攻瘀血，瘀热解而饮食日增，正气自复，即所谓缓中；瘀血去新血自生，瘀热解胃气复，即所谓补虚也。同时本方有滋阴攻瘀之效，滋阴不留瘀，攻瘀不伤正，且用丸剂，丸者缓也，故曰缓中补虚。本条为瘀热内结之干血劳证，故用逐瘀生新之法主治。

〔指难〕本条的重点在于方义和适应证。方中大黄、桃仁、干漆、蛮虫、蛴螬、水蛭、虻虫等蠕动吸血之品，以攻瘀血。尤其是干漆破血化瘀之力更峻，善攻经脉之瘀血。重用地黄、芍药以救元阴。瘀久热结，气机必滞，故用大黄（本经主血闭）以泄之，黄芩以清之，杏仁以润之。以上诸药峻猛，故用甘草、蜂蜜以缓之，共达泄热破血，逐瘀生新之功。本方对于败血宿经，气滞血瘀，形体虽瘦，中气尚可维持，阴虚而阳热旺盛者可用之。目前临床多用于良性肿瘤、妇女瘀血经闭、腹部手术后之粘连疼痛等病证。以上这些病证，需久服，方可见效。

有关用量，方后注说："蜜和丸小豆大，酒饮服 5 丸，日三服。"取其量小，攻瘀而不伤正。小豆大 5 丸，约今 1g 重。若属瘀血热盛者，每次量可用到 3 ～ 6g。若属妇女子宫肌瘤，在出血时，暂停运用。

附方一：天雄散方

天雄 10g（炮）　白术 24g　桂枝 18g　龙骨 10g

上四味，杵为散，酒服 1.5g，日三服，不知，稍增之。

〔**论注**〕此方缺主治病证，据《外台秘要》记载，范汪疗男子虚失精，三物天雄方。方后注说："张仲景方有龙骨。"可见此方属仲景方，非宋人所附。再据《方药考》说："此为补阳摄阴之方，治男子失精，腰膝冷痛。"又据《本草纲目》说："此仲景治男子失精之方也。然则旧有此证，而今或脱也。男子失精，女子梦交，桂枝龙骨牡蛎汤主之下，当云'天雄散亦主之'。"由此来看，其主要病理为脾肾阳气俱虚，脾虚不能摄精，肾虚不能藏精，精关不固所致。此为脾肾阳虚的失精证，故用补脾壮阳、固摄纳精之法主治。

〔**指难**〕此条的重点在于方义和适应证。方中天雄壮元阳，温命火，强肾而补腰膝；白术温脾阳补中气，桂枝温阳化气，龙骨固涩，共达温补脾肾之阳、收敛摄精之效。对体质阳虚，或失精过多，阴损及阳，阳气虚衰而致滑精者宜之，并主肾阳不足、腰膝冷痛之证。其兼症应有腰酸腿软，头昏目眩，手足欠温，形寒畏冷，大便稀溏，舌质淡胖，苔细白而滑，脉象沉细而迟，或沉缓无力等脾肾阳虚之脉症者，为本方所宜。

附方二：《千金翼》炙甘草汤治虚劳不足，汗出而闷，脉结，悸，行动如常，不出百日，危急者十一日死。

甘草 12g（炙）　桂枝 10g　生姜 10g　麦门冬 7.5g　麻仁 7.5g　人参 6g　阿胶 6g　大枣 30 枚　生地黄 15g

上九味，以酒 700mL；水 800mL，先煮八味，取 300mL，去滓，内胶消尽，温服 100mL，日三服。

〔论注〕此方为主治心脾阴阳俱虚之证。虚劳之病，精气本虚，气血不足，汗出更伤阳津、阳气、阴液和阴血。心阳失运，营阴失养，故心中闷而心悸。心主血脉，营血之灌注濡养，又全赖心阳和心气之化生和运行，由于心气不足，心阳已虚，故脉结。结者，缓时一止也。虽然行动如常，人未病而脉已病也。断曰不出百日死，危急者二十一日死，言其阴亡而阳绝矣。此为心阳将脱阴气将竭之心悸失脉证，故用补心阳、养阴液之法以复脉。

〔指难〕此条的重点在于方义和适应证。方中甘草生用益脾胃而解毒，炙用（用蜜炒）益心脾、助心气而复脉，与人参、桂枝、大枣、生姜补益心脾而通心阳，并通行一身之阳气；麦门冬、阿胶、地黄、麻仁以滋心肾之真阴，资助全身阴液，令阳气得复，阴气得化，而脉自复也。本方辛温与甘寒同伍，温而不燥，滋而不凝，运用于阴阳俱虚，尤其心脾俱虚，舌淡红苔少乏津，心中悸动不宁，脉结而血压过低者宜之。

附方三：《肘后》獭肝散治冷劳，又主鬼疰一门相染。

獭肝 1 具

炙干，末之，水服 4g，日三服。

〔论注〕此方主治病证，与本篇所论之虚劳不同。其不同点为本篇所论虚劳，并不传染，而本方所治病证有传染；如"主鬼疰一门相染"是也。冷劳，劳瘵属于虚冷之病证，其病变多在骨，即今所称骨结核是也。《肘后》无治冷劳之文，属宋人所增。瘵，病也，又曰痨瘵，即今所称肺痨病。疰，疰病，一人死，一人复得，气相灌注也。即所谓飞尸鬼疰而为害也。

〔**指难**〕獭肝性温有毒，能抗痨杀虫，对结核病有特殊功用，肺痨属于阴虚者，与养阴润肺之药同伍而有效。

〔**例案**〕柳某，女，33岁，江油县百货门市部，于1975年1月26日初诊。1974年5月开始食欲下降，精神不振，逐渐消瘦，体重下降。当年6月疑为肺结核，下旬透视发现是肺结核。经某医院照片确诊为：右肺空洞性肺结核，右肺3～4肋间有胡豆大小空洞。痰中常带血。1974年9月曾住院治疗，住院期间有时痰中带血，曾用止血、抗痨治疗，但病情未得到改善。现形体消瘦，体重96斤，咳嗽痰少，痰中带血，咳时胸痛，眠差多梦，潮热以子午尤甚，两颧潮红，手足心烦热，夜间潮热盗汗，舌质红无苔少津，脉象细数。此为肺胃阴虚，痨热扰乱心神之肺痨。拟以甘寒养阴、润肺填肺、彻热抗痨之法治之。方药：川明参15g，知母12g，百合30g，白及30g，百部15g，生地榆30g，鱼腥草30g，瓜壳9g，白薇15g，地骨皮30g，阿胶12g（烊化冲服）。嘱停西药，服2～15剂。

3月18日复诊：病人服3剂后，痰中带血已止，咳嗽逐渐减轻，服10剂后，潮热盗汗亦减轻，饮食增加，精神好转，仅睡眠欠佳。舌脉同上。仍宗前法，用丸药以缓图之。用抗痨丸药方：川明参60g，知母60g，百合120g，百部60g，白及120g，地榆120g，丹皮60g，夜交藤120g，柏子仁120g，炒枣仁60g，青蒿梗60g，白薇60g，地骨皮120g，鱼腥草120g，獭肝90g。共为细末，加白糖1000g，拌匀，日服三次，每次9g，连服半年后，照片复查。

1978 年 4 月信访：病人服上方 3 剂后，照片结果：右肺空洞未发现。现精神好，食量佳，睡眠好，体重增加到 110 斤左右，能坚持工作。

本病例属阴虚肺痨，病变在肺，但影响到心而波及胃。故在大队养阴润肺、填肺安神、彻热敛汗之基础上，佐以抗痨杀虫而获效。尤其是填肺止血，是治疗肺痨痰中带血或咯血，不可忽视的治疗原则。

〔**例案**〕苏某，女，33 岁，巴中县金碑乡农民，1982 年 12 月 20 日初诊。3 年前因引产后体重逐渐下降，由 120 斤降至 102 斤。到 1982 年 6 月 11 日，经成都中医学院附院胸透诊断为：双肺浸润性结核，右肺有空洞形成。用西药治疗欠佳，于 12 月 12 日吐血一次，约 200mL，于是改用中药治疗，求我诊治。现症：平时不咳嗽，无潮热盗汗，仅感人软无力，头昏疲倦，饭后头昏加剧，不能支持，两颧微红，舌质淡胖，苔少津润，脉缓无力。此为脾肺肾俱虚之肺痨，拟用实脾填肺、补肾抗痨之法主治。方用：北沙参 90g，薏苡仁 120g，怀山药 120g，莲米 60g，芡实 60g，白及 120g，宁枸杞 120g（另包），鱼腥草 120g。以上除宁枸杞不研而外，其余共为细末，加白糖 250g 拌匀，日服三次，每次 10g，嘱停西药。

1983 年 3 月 4 日复诊：病人服上方 2 剂后，咯血消失，精神转好，头昏亦减，饮食增加。仅肝区刺痛，但查肝功正常。舌淡红苔少津润，脉象和缓。此西药伤肝，将上方加隔山撬 30g，郁金 60g，丹参 60g，以运脾消积，疏肝化瘀，再服散剂。

4 月 16 日三诊：病人服上方散剂后，精神倍增，食眠均佳，头昏消失，饭后亦不昏，肝痛偶见，体重增加 17 斤，舌质正常，苔少津润，脉象和缓有神。经成都中医附院胸透：右肺空洞消失，仅中上肺纤维化索条影。效不更方，仍服第二诊方 2 剂为散，以资巩固。

　　以上两例说明，肺痨既有肺胃阴虚者，又有脾肺气虚者，前者多潮热盗汗而咳，后者则少咳而不潮热，填肺抗痨是其治法关键。中药抗痨不伤肝，又为其特点。

肺痿肺痈咳嗽上气病脉证治第七

本篇论述肺痿、肺痈、咳嗽上气三种疾病的证候和治法。此三种疾病，从病性来说，一般以肺虚成痿，肺实成痈，肺气上逆则成咳嗽或喘咳。虽同属肺之病变，但各病均有属寒（肺痈例外）、属热、属虚、属实的不同。从病因来说，有痰、有火、有水饮、有气逆、有脓的不同，故在症状表现上又有区别，但病变不离于肺。《素问·藏气法时论》说："肺病者，喘咳气逆。"《灵枢·经脉》说："肺手太阴之脉，是动则病肺胀满，膨膨然而喘咳。"可见咳嗽喘满与肺密切相关。肺痿、肺痈、咳嗽上气三者，均有咳嗽这一主症，故合篇论述。

肺痿是指肺气虚痿，即肺气虚衰，肺之功能痿弱不振而产生的病变。其致病之因，本篇认为是发汗太过，或下利太甚，或久咳不愈，肺气受伤所致，还应包括久咳和后世的虚嗽在内。

肺痈初起，本篇认为是"风伤于卫"，其病尚浅，进而热过于营，其病较深，热毒壅滞，聚而不散，久久得之，以致热毒蓄结肺络，瘀积而成。特点是咳嗽，发烧，自汗，胸痛，咳唾腥臭稠痰，进而咳唾脓血。未溃之前，为热毒瘀滞，属实证；已溃之后，多表现为虚热，属于虚证。

上气，即气上逆之意。本篇上气有两个含义：一是指病理。咳嗽可致气上逆，气上逆才能致咳嗽，故曰咳嗽上气。二是指病证。病证是肺胀。其主症是咳嗽上气。如篇中说："咳而上气，此为肺胀。"肺胀与现在所称之肺气肿基本相同。其病因病理大致有三：一是内有水饮，外感风寒，即外寒引动内饮；二是里有郁热，内有水饮，饮热相搏；三是肺肾两虚，肺气不布，肾不纳气，肾不纳气之重证；还有虚在肾而痰在肺，即虚中夹痰之证。

一、问曰：热在上焦者，因咳为肺痿。肺痿之病，从何得之？师曰：或从汗出，或从呕吐，或从消渴，小便利数，或从便难，又被快药下利，重亡津液，故得之。曰：寸口脉数，其人咳，口中反有浊唾涎沫者何？师曰：为肺痿之病。若口中辟辟燥，咳即胸中隐隐痛，脉反滑数，此为肺痈，咳唾脓血。脉数虚者为肺痿，数实者为肺痈。

〔论注〕此条为肺痿、肺痈的病因和鉴别。肺喜清润而恶燥恶热，故热在上焦，而肺先受之，肺被热灼，肺阴被损，而肺失清肃则为咳。咳久伤肺，肺气愈虚而成肺痿。正如徐氏所说："因热而咳，因咳而成肺痿也。"其致病原因，或从汗出而心液被伤，或从呕吐而胃液受损，或从消渴，小便利数，而肾阴被耗，或阴虚便难，不从润肠通便，反用峻下而强利求快，肠胃之津液亏损，于是阴液一耗再耗，胃之津液不输于肺，肺失所养。肺阴虚而虚热灼肺，则肺痿成矣。若阴虚则生内热，虚热灼肺，肺失清润，故寸口脉数。其人咳，若属阴虚燥咳则干咳无痰。而此为肺热被灼，肺气不布，日久肺气虚痿，不能把脾所输精微以荣全身，反聚而为痰，故咳唾稠黏浊痰涎沫。此为肺痿之主症。若风热之邪，过于营分，阻碍肺气不利，则营血壅滞，热邪不散，致瘀热蕴结于肺，津液必伤，故口中辟辟燥，咳即胸中隐隐痛，脉象反见滑数，乃痰血相搏之脉症。此为肺痈已成而未溃之征。

〔指难〕肺痿与肺痈临床上有许多疑似症，最易混淆。如咳嗽、发热、脉数等症。下举三点以资鉴别：①病因：《金匮》"五脏风寒积聚篇"说："热在上焦因咳为肺痿。"说明肺痿多源于自身之虚热，肺阴损伤，肺失清肃，肺气虚痿而成。肺痈多源于客热，如烈日和高温下作业，或感受风热之邪，客热袭肺，肺络损伤，热毒蓄结，以致瘀血痰热搏结于肺所致。②主证：二者均有咳嗽。肺痿无表证，干咳少痰，即或咳唾稠痰，绝不腥臭；即或有胸闷而绝无胸病，不咳唾脓血；即或虚热过盛，偶尔痰中带血丝者有之，但不吐脓，此乃虚热肺痿之主症。肺痈之发热，初中期乃是高热，后期多是低热。初起出汗，但热不为汗衰。初起多咳唾稠黏涎沫，继而浊痰秽臭，胸痛日增，最后则咳唾脓血。③脉象：数脉两者均有，兼脉则不相同。虚热肺痿，脉象始终是虚数。肺痈初起，脉象浮数；中期（脓成未溃）脉象滑数；后期吐脓血，气血大伤，故脉现虚数。

二、问曰：病咳逆，脉之，何以知此为肺痈？当有脓血，吐之则死，其脉何类？师曰：寸口脉微而数，微则为风，数则为热；微则汗出，数则恶寒。风中于卫，呼气不入；热过于营，吸而不出。风伤皮毛，热伤血脉。风舍于肺，其人则咳，口干喘满，咽燥不渴，多唾浊沫，时时振寒。热之所过，血为之凝滞，蓄结痈脓，吐如米粥。始萌可救，脓成则死。

〔论注〕此条为专论肺痈的病理病程、脉证和预后。寸口脉浮数，是肺痈初起，风热滞于肺之脉理，阐发肺痈初起的病理。浮脉主风，数脉主热，风热蓄结在肺，滞而不解，化而为积热，故曰数则为热。由于积热在肺，热邪炽盛，皮毛不固，则自汗出。数则恶寒，乃热伤肺卫，并非有寒邪。此时风中于肺，病邪尚浅，还有抗邪外出之能，风邪可以从呼气排出于外，还不致使邪气入于内，故称呼气不入；进而热过于营，病邪渐深，抗邪能力减弱，热毒就可吸气深入于内，而不能呼出于外，故称吸而不出，此乃肺痈初起的病理变化。至于肺痈将成之病理，在于风为阳邪，肺合皮毛，风邪虽伤皮毛，热邪则伤及肺的络脉，风热舍于肺，肺失清肃，故其人则咳。热邪既积于肺，肺气壅滞，不仅肺失敷布，而且肺气不利，故口干而喘，并兼胸满。由于热在肺络，胃无热邪，故咽燥而不渴。此时肺络既被热邪壅滞，肺不布津，滞而为痰，痰热相搏，故多唾浊沫；肺气郁而不伸，在外则卫失所司，故时时振战。至于热之所过，是热邪已过卫分，伤及肺之血脉，瘀血与热毒凝滞，蓄结不散，日久而成痈化脓，吐如米粥之臭痰，是痰热瘀结至极，乃脓成将溃之征；吐脓是已溃之候。初起肺之络脉未伤，尚可医治；脓成则肺叶腐，或浸淫不已，故曰始萌可救，脓成则死。此热毒蓄结，瘀热与痰搏结于肺，以致成痈化脓之病理变化和预后判断。

〔**指难**〕肺痈分三个不同之病变过程，在临证时，应予掌握。在不同阶段，有它不同的脉症。如肺痈初起，症现发热，微恶寒，自汗，咳嗽，脉象浮数，与外感风热咳嗽，不易区别。如用辛凉解表，汗后热不解者，乃"热过于营"，热滞肺络，病邪已不在卫分，决不可再次攻表。肺痈中期，病程较长。症现发热自汗，咳则胸痛，咳唾浊痰而腥臭，咽干口燥而不渴，乃瘀热痰血相搏，是肺痈初成化脓之征；如咳则胸剧痛难忍，唾出白色如棉絮稠黏的恶臭痰，乃热毒腐蚀，肺叶糜烂，是肺痈已成将溃之象。肺痈末期，症现潮热，自汗，咳吐脓血，或微热，脉象虚数。此时是肺痈致命阶段，确属难治的恶候，务须主治得法，方可挽救。

三、肺痿吐涎沫而不咳者，其人不渴，必遗尿，小便数，所以然者，以上虚不能制下故也。此为肺中冷，必眩，多涎唾，甘草干姜汤以温之[①]。若服汤已渴者，属消渴。

甘草 12g（炙）　干姜 6g（炮）

上哎咀，以水 300mL，煮取 150mL，去滓，分温再服。

①以温之：《脉经》作"温其脏"，并无"若服汤已渴者，属消渴"。《备急千金要方》作"若渴者，属消渴法"，七字为小注。

〔论注〕此条为虚寒肺痿的证治。肺痿应当咳嗽吐涎沫，而此条吐涎沫而不咳。在于肺气虚寒，不能敷布精微，故吐涎沫；肺气不上逆，故不咳。无热故其人不渴。小便数，必遗尿，其机理在于"上虚不能制下"。上指肺，下指肾和膀胱。肺为水之上源，肺虚既不能制摄下焦之水，又不能把精微四布而五经并行，故出现遗尿、小便次数增多。阳气不升，故头眩，气不摄津，故多涎唾。此虚寒肺痿，故用温阳复气之法，以温上制下，又系培土生金之法也。

〔指难〕本条的重点在于辨证。本篇分虚寒和虚热两证，吐涎沫为两者所共有。不同点：虚寒肺痿出现涎沫清稀，甚则有冷感，或咳唾冷痰，舌质淡苔薄白而润，脉象虚缓或缓滑。治宜温补脾肺之甘草干姜汤，并佐以燥湿祛痰之品。虚热肺痿必咳，咳唾稠黏涎沫，或干咳少痰，但不腥臭，舌红苔少乏津，脉象虚数。治宜益气养阴，润肺祛痰，可借用本篇之麦门冬汤加减主治。

四、肺痈，喘不得卧，葶苈大枣泻肺汤主之。

葶苈（熬令黄色，捣丸如弹子大）　大枣 12 枚

上先以水 300mL，煮枣取 200mL，去枣，内葶苈，煮 100mL，顿服。

〔论注〕此条为肺痈初起的证治。主症有发热，自汗，口中干燥，咳即胸中隐隐痛，多唾浊沫，脉象滑数，加上喘不得卧，是肺痈将成未

成之标。其病理为热邪与浊痰壅滞于肺，肺气不利，气机被阻。此为痰热搏结的实证，故用泻热涤痰之法治之。

〔指难〕本条的重点在于方义和运用。方中葶苈味苦性寒，其气滑利而峻，善泄肺气，攻水逐痰。伍以大枣之甘，固胃安中，使泄肺而不伤正。在临证时，可加鱼腥草、瓜壳之类，以解毒散结，开胸利膈，疗效更佳。

五、肺痈胸满胀，一身面目浮肿，鼻塞清涕出，不闻香臭辛酸，咳逆上气，喘鸣迫塞，葶苈大枣泻肺汤主之。方见上，三日一剂，可至三四剂，此先服小青龙汤一剂乃进。小青龙方见咳嗽门中。

〔论注〕此条根据《备急千金要方》和《外台秘要》记载。其病因为风寒袭肺，肺气滞则胸满；寒淫于外，故一身面目浮肿；寒气闭塞肺窍，故鼻塞清涕出，不闻香臭辛酸，此为肺痈初起，表邪滞于肺卫之证候。至于咳逆上气，喘鸣迫塞，是肺痈初起之征兆。由于痰热壅塞于肺，肺气上逆，而出现咳喘痰鸣，呼吸紧迫，胸中满塞，故仍用泻肺涤痰之法主治。

〔指难〕本条为先散后泻的证治，病因为风寒袭肺，化热而成肺痈。此证临证极少见。肺痈的成因，本篇认为是风热，据临证多因高温作业或嗜烟酒，热毒壅肺所致，初起虽与风热犯肺相似，慎用攻表。

附方:《备急千金要方》苇茎汤治咳有微热，烦满，胸中甲错，是为肺痈。

苇茎 30g　薏苡仁 7.5g　桃仁 10g　冬瓜仁 7.5g

上四味，以水 1000mL，先煮苇茎，得 500mL，去滓，内诸药，煮

巴蜀名医遗珍系列丛书

取 200mL，服 100mL，再服，当吐如脓。

〔论注〕此为肺痈初成的证治。本证在于瘀热已滞于肺，肺气不利，故咳嗽而身有微热，并非表邪所致。此时热蓄上焦，热痰瘀血搏结于肺，故心烦胸满而胸中甲错（甲错指胸外局部皮肤粗糙），乃肺痈已成化脓之征。此为瘀热搏结之肺痈，故用清热逐瘀、散结排脓之法主治。

〔指难〕此条的重点在于方义和运用。方中苇茎清热除烦，薏苡仁排脓利湿，桃仁逐瘀散结，瓜瓣（冬瓜仁）消痈祛脓，且有醒脾涤痰之功，促使瘀结散，痈肿可渐向愈。本方可用于肺痈初成，咳唾稠痰；肺痈已成，咳唾腥臭稠痰，胸痛如刺；或肺痈将溃，咳则胸痛难忍，唾白色稠黏秽臭痰，身无大热，脉象滑数者。临证时，肺痈初成或已成，症现高热，胸痛，属于瘀热盛者，加鱼腥草 30g，败酱草 30g，紫花地丁 30g，丹皮 15g，以清热解毒，凉血化瘀；脓成将溃，加桔梗 15g，以开肺排脓，疗效更佳。方后注说："再服，当吐如脓。"若吐脓血，为肺痈已溃，本方绝非所宜。

本方《外台秘要》方后注说："仲景《伤寒论》云：'苇叶切二升。'《备急千金要方》云：'苇茎二升。'"可见本方仍属仲景方。

六、咳而胸满，振寒脉数，咽干不渴，时出浊唾腥臭，久久吐脓如米粥者，为肺痈，桔梗汤主之。

桔梗汤方：桔梗 3g　甘草 6g

上二味，以水 300mL，煮取 100mL，分温再服，则吐脓血也。

〔论注〕此条为肺痈将溃体弱的证治。与二条基本相同，是论述肺痈初、中、末的病变过程。其中咳而胸满，振寒脉浮数，是热邪伤肺，肺痈初起阶段，所以没有胸痛的症状。咽干不渴，时出浊唾腥臭，是热过于营，热与痰血相搏，是肺痈已成之象，必有胸痛之主症。"久久吐脓如米粥者"，是热毒腐败化脓，为肺痈已成将溃之证候，必兼咳则胸痛如刺、唾出白色稠黏臭痰、脉象滑数等脉症。此乃肺痈将溃未溃之证候，故用排脓解毒之法主治。

〔指难〕本条的重点在于方义和运用。方中桔梗开提肺气而排脓，脓成将溃，正气已伤，故重用甘草（倍于桔梗），以解毒扶正。若咳吐脓血者，又绝非本方所宜。

附方：《外台秘要》桔梗白散治咳而胸满，振寒，脉数，咽干不渴，时出浊唾腥臭，久久吐脓如米粥者，为肺痈。

桔梗 0.9g　贝母 0.9g　巴豆 0.3g（去皮，熬研如脂）

上三味，为散，强人饮服 1.5g，羸者减之。病在膈上者吐脓，在膈下者泻出，若下多不止，饮冷水一杯则定。

〔论注〕本方主治与桔梗汤主治证候相同，仍属肺痈脓成，将溃未溃之际。若咳则胸痛难忍，唾出白色稠黏臭痰，其人形气尚充实者，可用本方以开肺破脓。此方以贝母、巴豆易去甘草，则更峻利矣。

〔指难〕此条重点有二：①方义和运用：方中桔梗开肺排脓，贝母清热化痰而利肺，巴豆峻破痈脓，促使痈溃脓出。方后注说："病在膈上者吐脓，在膈在下者泻出。"由于巴豆峻泄，大热有毒，故又说："若下多不止，饮冷水一杯则定。"确实符合实际。正如徐忠可说："确见人强或证危，正当以此急救之，不得嫌其峻，坐以待毙也。"本方出自《外台秘要》肺痈门，说；"仲景《伤寒论》，咳，胸中满而振寒，脉数，咽干不渴，时出浊唾腥臭，久久吐脓如米粥者，肺痈也，桔梗白散主之。"可见此方仍属仲景方。②苇茎汤、桔梗甘草汤、桔梗白散三方运用比较：苇茎汤具有清热通瘀之功，不峻亦不缓，可补桔梗汤、桔梗白散两方之偏。苇茎汤加味，既可主治肺痈初起或初成，又可主治肺痈脓成未溃，真良方也。桔梗甘草汤主要用于肺痈脓已成将溃而体弱者。桔梗白散主要用于肺痈成脓将溃，胸痛急剧，便秘等症之急者。总之，以上三方和葶苈大枣泻肺汤，只适宜于肺痈初成或将溃者。如肺痈初溃，咳唾脓血者，均非诸方所宜，应当别论。

我行医五十春秋，曾治过不少肺痈病，现将临证所得，兹举一二案，以示变通矣。

〔例案〕

1. 杜某，男，40岁，巴中县金碑公社屠工，1956年6月初诊。已病两月左右，在曾口区卫生所求治。自述初病时，咳嗽高烧，胸痛日益增剧，至今已两月余矣。昨日咳唾脓血，脓多血少，秽臭至极，咳嗽频繁，咳则左胸疼痛加剧；身形瘦削，潮热自汗，软弱乏力，胃纳稍减，喜甜食，面色苍白，两颧潮红，舌质红苔少乏津，脉象虚数。此肺脾阴虚之肺痈溃脓期，拟以滋肺益脾、排脓止血之沙参清肺汤：北沙参15g，茯苓12g，桔梗12g，甜杏10g，大枣15g，阿胶12g（烊化兑服），乌梅12g，桑白皮15g，地骨皮21g，甘草1.5g。

翌日复诊：病人服上方1剂，咳唾大量脓血秽臭之物，自觉左胸舒适点，疼痛亦减。其余症状同前。仍宗前法，上方桔梗改用6g，再进1剂。

三诊：病人服上方1剂后，咳嗽大减，左胸自觉空痛，咳唾物见血不见脓，胃纳增加，余同前。于上方中去桔梗，加白及30g，以填肺止血，嘱服2剂，注意加强营养。再用实脾饮：川明参15g，薏苡仁30g，怀山药21g，芡实15g，莲米15g，大枣30g。蒸鲜肉吃，以培土生金。

四诊：病人服上方2剂汤药、2剂补药后，精神倍增，能行走，咳血止。现仍咳嗽，潮热自汗大减。其余同上。效不更法更方，仍服三诊方。

三日后五诊：病人潮热自汗消失，精神好，胃纳正常，偶有咳嗽，左胸空痛消失，但微不适；舌质正常，苔少微润，脉虚缓。用实脾饮加白及以实脾填肺：北沙参21g，薏苡仁30g，怀山药21g，芡实15g，莲米15g，大枣30g，白及30g。嘱取3剂，分三次蒸鸡服。并令其严戒烟酒，半月后痊愈。

2. 周某，男，36岁，成都市桂溪公社农民，1960年5月初诊。患病两月余来求治。现已咳吐脓血2天，秽臭难闻；右胸疼痛，表情痛苦，面色萎黄，自汗，胃纳佳，精神萎靡，行走艰难，舌质淡红，苔少微润，脉虚数。此肺脾俱虚之肺痈末期，拟以益肺实脾、排脓止血之沙参清肺汤加减：北沙参15g，茯苓12g，薏苡仁21g，桔梗10g，甜杏10g（捣去油），阿胶12g（烊化兑服），大枣30g，浮小麦30g，乌梅15g，甘草1.5g。嘱服1剂。

一天后复诊：病人服上方后，咳唾大量秽臭脓血物，右胸疼痛稍减，今晨仍咳唾脓血，现血多脓少，余症同上。上方改桔梗为3g，加鱼腥草30g。嘱服1剂。

二日后三诊：病人现咳嗽大减，咳血不夹脓，右胸觉空痛，精神好转，已能行走，其余同上。于第一诊方中去桔梗，加白及30g，鱼腥草30g，嘱服2剂。再用实脾饮加白及蒸肉吃（药物剂量及服法同前案）。

四日后四诊：病人如法各服2剂后，血止咳减，精神倍增，自汗消失，右胸空痛消失，舌淡红苔少微润，脉缓无力。继用实脾饮加白及蒸鸡吃，服3剂以巩固疗效。一月后康复，能参加农活。

以上两例说明，肺痈吐脓阶段，属于虚证，虚在脾肺，虚中夹脓。

巴蜀名医遗珍系列丛书

在治疗上，采用补益脾肺佐以排脓，脓去后又必须佐以填肺止血。前案偏肺脾阴虚，后者偏肺脾气虚，故治法略有差异。

肺痈乃内痈矣，与皮肤肌肉之痈疮相同。一旦脓成之后，决之以刀针，排尽脓汁坏血，则肌肉生长而愈，此治痈疮捷径之法也。内痈已成，而刀针难于施行，故于方中用桔梗以开肺排脓，但在用量上须慎之又慎。脓多血少者，可用12g；脓血兼夹各半者，可用10g，脓少血多者，可用6g；纯血无脓者，禁用桔梗。

七、上气，面浮肿，肩息①，其脉浮大，不治，又加利尤甚。

①肩息：呼吸时两肩随之动摇，是呼吸极度困难的表现。

〔论注〕此条为肺胀属虚的脉证。上气是指肺气上逆，肺气不降。胸中大气衰微，虚寒之气上浮故面浮肿。呼出心与肺，吸入肝与肾，肺气虚惫，肾不纳气，故出现肩息症状。如患者脉浮大无根，为元气离根之象，故曰"不治"。如再兼下利，为脾气大虚，肺肾脾三脏俱病，病势危重，故曰不治。

八、上气，喘而躁者，属肺胀，欲作风水，发汗则愈。

〔论注〕此条为肺胀属实的治则。上气和喘之因，源于内有水饮，外感风寒，外寒引动内饮，表邪不透，肺气郁而为热，故咳喘而烦躁。肺胀之欲作风水，在于内饮外寒而夹郁热，肺气壅滞，通调水道之力减弱，以致水气泛溢于肌肤，而为风水浮肿。其致病之理，为肺卫气滞，故用发汗法以宣发肺气，使外寒内饮之邪，从毛窍外泄，病因去则肺气利，咳喘平而风水亦解，故曰发汗则愈。

〔指难〕以上两条为论述肺胀的主要脉证。但有虚实不同之别，必须辨清。其重点有二：①病因病位：虚者多因先天不足，或工作劳累，烟酒过度，日久暗耗肺肾元真。其来势缓，病程久，逐渐加重，并危及生命。实者多以内饮为主因，外寒为诱因，阻碍肺气不宣，病位在脾肺。平时病情可缓解，发则病势急，多因气候变化而暴发。②脉症特点：虚者喘息摇肩，张口呼吸，或咳唾少许痰涎不利，脉象浮大而空，或沉细而滑，始宜补肾纳气，益肺定喘，或佐以祛痰；实者喘息有痰鸣，咳唾清稀涎沫，呼吸困难，每兼外感表证，脉象多浮紧或浮滑，治宜温饮散寒。

九、咳而上气，喉中水鸡声①，射干麻黄汤主之。

射干 13 枚（《备急千金要方》作 10g）　麻黄 12g　生姜 12g　细辛 10g　紫菀 10g　款冬花 10g　五味子 7.5g　大枣 7 枚　半夏（大者洗）8 枚　（《备急千金要方》作 7.5g）

上九味，以水 1200mL，先煮麻黄两沸，去上沫，内诸药，煮取 300mL，分温三服。

①水鸡声：水鸡，一名田鸡，川北称秧鸡。形容喉间痰鸣喝喝不绝。《备急千金要方》《外台秘要》"水"之上有"如"字。

〔论注〕此条为寒饮滞肺的证治。肺为清虚之脏，宜降不宜逆。肺中有寒饮则气不降而反上逆，肺气逆则咳。喉为呼吸之门户，寒饮上入喉间，痰滞其气，气触其痰，故喉间痰鸣，喝喝有声。此寒饮相搏之肺胀证，故用散寒宣饮之法主治。

〔指难〕本条的重点，在于方义和运用。方中麻黄、生姜散寒祛饮，以宣肺平喘；半夏之辛以开结祛痰，而降上逆之气；紫菀、冬花以温肺而止咳；细辛祛伏匿之寒饮，与五味子同伍，一辛一敛，而祛留滞之痰涎。射干利咽喉而祛热痰，与麻黄同伍，一苦一温以祛搏结于喉间之痰饮。大枣补中，五味子敛肺，以防麻黄、干姜、细辛之散，祛邪而不伤肺气。以射干麻黄名方者，在于射干味苦而清热祛痰，是本《内经》"肺苦气上逆，急食苦以泄之"之义，取射干以泄逆气也；麻黄之辛以散之，在于散寒平喘，二者一清一温，一泄一宣，以开结滞之痰。

〔**例案**〕陈某，男，58岁，成都中医学院退休职工。于1982年12月初患感冒，经治达半月未愈，至16日求治于余。症现头痛恶寒，鼻塞，无汗，咳喘夜间不能平卧，咳唾痰涎清稀，喉间痰鸣，舌质淡苔白润，脉浮滑。此为外感风寒、寒饮滞肺之证。拟用三拗汤合二陈汤以散寒祛饮：麻绒6g，杏仁10g，法夏12g，茯苓12g，陈皮6g，甘草1.5g。嘱服1～4剂，出微汗后更方。病人服上方2剂后，出微汗，诸症均减；复又感寒，病情如前，又服2剂。

12月21日复诊：病人头昏不痛，纳差，口淡，咳减轻，但仍喘，喉间痰鸣如水鸡声，舌淡苔淡黄而润，脉沉滑。此外证虽解，寒饮滞肺未除，改用射干麻黄汤：

麻绒6g（先煎去泡沫），射干20g，生姜10g，细辛3g，五味6g，法夏12g，大枣15g，款冬花15g，紫菀10g。嘱服2～6剂。

1983年元月4日三诊：病人服上方后觉舒适，故服8剂。现在喘已消失，喉间已无痰鸣，偶有咳嗽，唾清痰；精神已复，唯怕冷，纳差，舌淡苔根白润，脉沉滑。上方去大枣，加薏苡仁30g，淫羊藿15g，枸杞12g，以益脾利湿，温肺肾以填精散饮，巩固疗效。

病人体质阳虚，脾虚生湿，湿聚为饮，饮滞胸膈，外寒引动内饮，内外合邪。故先以散寒祛饮；继以温肺以化寒饮；再以温肾填精，实脾利湿，散寒饮而祛痰，以全其功。方中麻绒与等量五味子同用，不致发汗，在于散寒平喘以祛在肺之寒饮。

十、咳逆上气，时时吐浊，但坐不得眠，皂荚丸主之。

皂荚 24g（刮去皮，用酥炙）

上一味，末之，蜜丸如梧子大，以枣膏和汤服 3 丸，日三夜一服。

〔**论注**〕此条为浊痰壅肺的证治。肺气上逆则咳，上逆之因在于痰，由于浊痰壅肺，故时时咳吐黏涎浊痰，且气道不利，以致但坐不得眠。此浊痰壅肺之肺胀证，故用开关利窍、导滞攻痰之法。

〔**指难**〕以上两条比较：上条为寒饮滞肺，本条为浊痰壅肺；本证比上证更剧，非唯壅且加闭矣，故用峻导法。正如徐灵胎所说："稠痰黏肺，不宜清涤，非此不可。"方中皂荚辛温而开诸窍，其性剽悍，专攻浊痰；伍以蜜枣之甘，以缓药势而固脏气，每次服梧子大 3 丸者，取峻药缓攻之意也。

十一、咳而脉浮者[①]，厚朴麻黄汤主之。

厚朴 15g　麻黄 12g　石膏 30g　杏仁 7.5g　半夏 7.5g　干姜 6g
细辛 6g　小麦 15g　五味子 7.5g

上九味，以水 1200mL，先煮小麦熟，去滓，内诸药，煮取 300mL，温服 100mL，日三服。

①本条有脉无症，疑有脱简。据《备急千金要方》所载："咳而大逆上气，胸满喉中不利，如水鸡声，其脉浮者，厚朴麻黄汤方。"方药相同。

〔**论注**〕此条为外寒内饮相搏的证治。其主症有咳而胸满，喉中不利，痰鸣如水鸡声。此乃气壅痰升，寒饮夹郁热搏结所致。"脉浮"，正如徐氏所说，"咳而脉浮，则表邪居多，但此非在经之表，乃邪在肺家气分之表也。"此为寒饮夹郁热之肺胀证，故用散寒祛饮、降逆清热之法主治。

〔指难〕本条的重点在于方义和运用。本方与小青龙加石膏汤相类似，以厚朴、杏仁、小麦易桂枝、芍药、甘草组成。去桂枝，在于表邪不重，虽有麻黄，但与五味子同伍，一散一敛，在于散寒宣饮，止咳平喘，而不在于发汗。去芍药、甘草，因不利于饮邪阻滞之胸满。加厚朴、杏仁以宽胸利肺，降逆祛饮，小麦养心除烦。在大队辛散温化（麻、辛、姜、半）之品中，佐以石膏而清饮中郁热，领热药入寒饮之中而不致格拒，共达降逆导滞、散寒涤饮、清郁热之功。

十二、脉沉者①，泽漆汤主之。

半夏7.5g　紫参15g（一作紫菀）　泽漆150g（以东流水5000mL，煮取1500mL）　生姜15g　白前15g　甘草10g　黄芩10g　人参10g　桂枝10g

上九味，㕮咀，内泽漆汁中，煮取500mL，温服50mL，至夜尽。

①本条有脉缺症，据《金匮心典》有"咳而"两字，再据《备急千金要方》所载，有"夫上气"三字。即"夫上气，咳而脉沉者，泽漆汤主之。"方证相符。

〔论注〕此条为水饮泛肺的证治。水饮内盛，上泛于肺，肺气上逆则咳，阻碍肺气，影响水道之通调，以致形成水饮郁滞，气郁化热，虚中夹实之候。症现久咳，时而气喘，甚则不能平卧，四肢面目浮肿，口腻，舌质正常，苔黄腻，脉象沉滑等。此气虚饮热交结之肺胀证，故用益气通阳、逐饮清热之法主治。

〔**指难**〕本条的重点在于方义和运用。方中泽漆味苦辛性微寒。《本经》说："味苦微寒，主皮肤热，大腹水气，四肢面目浮肿，丈夫阳气不足，利大小肠。"故泽漆有逐饮化痰、利水退热之功。而泽漆，据《药学大辞典》说："泽漆属大戟科，俗名奶奶草、五苔头。"而未言及毒性。魏念庭认为："较大戟性寒虽减，而破瘀清热利水降气，有同性也，但性缓于大戟，故宜于上部用。"可见泽漆之毒性比大戟弱，利水而不伤阴气，适用因虚水停之证。桂枝通阳化气，人参、甘草益气养心而补脾肺，白前利肺止咳，半夏、生姜温散寒饮而降逆祛痰；紫参（见紫参汤条）清热消肿，与黄芩以清肺之郁热，共达益气化饮、利水清热之效。此扶正祛邪之配伍法也。本方可用于肺气肿、肺心病、支气管哮喘兼见浮肿之证，属于气虚饮热交结之病理者。

十三、火逆上气，咽喉不利，止逆下气，麦门冬汤主之。

麦门冬 105g　半夏 15g　人参 10g　甘草 6g　粳米 30g　大枣 12 枚

上六味，以水 1200mL，煮取 600mL，温服 100mL，日三夜一服。

〔**论注**〕此条为阴虚夹痰的证治。肺喜清润而恶燥恶火，火曰炎上，虚火上炎，则肺气上逆，气逆于上，为咳为喘，为咽喉不利。其病理为肺胃之虚火夹痰上逆。其症除咳喘外，一般多为干咳痰少，口干咽燥欲饮，咽喉干，尤以夜间为甚，咯痰不爽利。舌红少苔，脉象虚数。此为肺脾阴虚夹痰的肺胀证，故用养阴润肺、益脾祛痰之法主治。

〔**指难**〕本条重点在于方义和运用。方中重用麦门冬养胃阴而润肺；伍以人参、甘草、大枣、粳米之甘润，以益心脾而固胃气，气阴得以滋助而虚火得平；佐以半夏降逆祛痰，半夏与大量滋阴之品同伍，祛痰而不化燥，降逆而不伤正，此乃本方的配伍意图。

本方有养胃润肺、降逆祛痰之欲，既可用于阴虚夹痰之肺痿，又可用于阴虚夹痰之肺胀，以及慢性咽炎。临证加减，如肺胀而胸膈满闷，痰滞胸膈者，去大枣，加瓜壳 10g，鱼腥草 30g，以开胸散结而祛痰。如属肺胀，症现心慌气紧，心脾两虚而兼血滞肺络者，可加鸡血藤 12g，茯苓 12g，柏子仁 20g，以益心扶脾而通络。如属慢性咽炎、瘀热滞于咽者，可去大枣，加丹皮 12g，紫草 10g，射干 20g，以凉血清热而利咽。如兼外感风寒者，可加麻绒 6～10g，以散寒平喘。

〔**例案**〕何某，男，49 岁，成都市钟表厂技师。患肺气肿多年未愈。近因外感 10 日未愈，于 1982 年 12 月 23 日求治。现咳嗽，气喘，喉中痰鸣，咳唾稠黏白痰，不易咳出；息肩，尤吸气困难，夜间不能平卧，胸膈间痞闷，鼻塞，恶寒无汗，不发热，口干咽燥，咽喉不利，纳差，嗜甜，形体消瘦，腰部酸痛，舌质红，苔薄白，脉浮滑。此脾肺阴虚，胃气不足，外感寒邪引动内饮之证。先拟甘寒润肺益脾、散寒平喘、开胸祛痰之麦门冬汤加减：北沙参 15g，麦门冬 20g，粳米 35g，大枣 15g，鱼腥草 30g，瓜壳 10g，甘草 1.5g，麻绒 6g（另包先煎去上沫）。嘱服 2～4 剂。麻绒只服 1 剂，出微汗、恶寒解、鼻通后，去麻绒，加法夏 10g。

12 月 29 日复诊：病人服上方 4 剂后，先 2 剂错捡炙麻绒，除咳喘减轻外，余证同前。第 3 剂才服麻绒（未炙者），服后当晚出微汗，恶寒、鼻塞均消失，胃纳正常。第 4 剂去麻绒，加法夏 10g。现喘已消失，咳痰利，胸膈痞闷消失，夜间能平卧，精神好转，已能上班。惟腰酸痛，咽干口燥，咽喉不利，咳唾稠痰，舌红苔少乏津，脉虚略数。外寒已解，继以甘寒润肺益脾，补肾填精，佐以祛痰。仍以上方加减：北沙参 15g，麦门冬 20g，粳米 30g，大枣 15g，法夏 12g，枸杞 15g，桑寄生 20g，鱼腥草 30g，甘草 1.5g。嘱服 2～6 剂。

1983 年 1 月 7 日三诊：病人服上方 8 剂后，喘止咳减，腰痛亦大减，咽干口燥，咽喉不利均消失，上楼心慌亦消失。但行动则咳，仍咳唾白色稠痰不利，舌红无苔津润，脉滑。此肺肾俱虚，尤肾虚为甚。拟以补肾填精，益脾润肺为主，佐以祛痰。于第二诊方加川断 20g，杜仲 20g，独活 10g。嘱服 6 剂，先后计服 15 剂，症状基本消失。最后于第二诊方中去法夏、桑寄生，加瓜壳 10g，以利膈祛痰而收功。

本例病人体质阴虚，肾气不足，肺脾亦弱，加之过去嗜烟，致使肺络受伤，肺气失布失利，故形成肺脾肾俱虚，痰滞于肺，阴虚夹痰之肺胀证，故先用养阴润肺益脾为主，佐以散寒平喘；外寒去后，佐以祛痰，继以养阴益肺、扶脾填精之基础上，佐以利肺祛痰而善后。

十四、咳而上气，此为肺胀，其人喘，目如脱状①，脉浮大者，越婢加半夏汤主之。

麻黄 18g　石膏 25g　生姜 10g　大枣 15 枚　甘草 6g　半夏 7.5g

上六味，以水 600mL，先煮麻黄，去上沫，内诸药，煮取 300mL，分温三服。

①目如脱状：目如突出之状，喘甚所致。

〔论注〕此条为外感内饮的证治。外邪引动内饮、饮热相搏，壅塞肺气，致使肺气上逆。肺气逆而上，则为胀、为喘、为咳。正因肺气上逆，气壅痰升，故喘咳急剧，而目如脱状。其脉浮大者，脉浮主表，脉大主热。此为饮热合邪之肺胀证，故用宣肺平喘、祛饮清热之法主治。

〔指难〕本条的重点在于脉证之区别。本条之脉浮大，与七条的脉大不同。其区别点在于，前者脉浮大无根而无和缓之象，多属久病虚极，咳喘，吸气困难，神气虚馁，精气已夺于内，肺脾肾俱虚之重证；本条的脉浮大，是浮大有神、有根，或兼滑象，咳喘而呼气困难，呼吸气粗，属饮热壅肺，病证虽属痼疾，病势虽急，外邪与内饮去后，证候自可缓解。两者之兼脉和兼症不同，临证时应当注意。

方中麻黄散表邪以开太阳，重用石膏清肺胃而启脾阴，两者同伍，变辛温为辛凉，可以解风热之邪，而宣肺平喘。生姜、半夏散水饮而降逆开结以祛痰，大枣、甘草安中养正而护胃气，共达太阳之升，太阴（肺）之降，表里透达之功。方名越婢者，取其发越脾气，通行津液之义也。

临证运用时，除本条所述症状之外，应兼表证，如恶寒无汗，发热或无大热，咳唾痰涎黏薄，苔薄黄，脉浮大而滑，方为本方所宜。

十五、肺胀，咳而上气，烦躁而喘，脉浮者，心下有水，小青龙加石膏汤主之。

《备急千金要方》证治同，外更加胁下，痛引缺盆。麻黄10g　芍药10g　桂枝10g　细辛10g　甘草10g　干姜10g　五味子7.5g　半夏7.5g　石膏6g

上九味，以水1000mL，先煮麻黄，去上沫，内诸药，煮取300mL。强人服100mL，羸者减之，日三服。小儿服40mL。

〔论注〕此条为外寒里饮的证治。其病因为风寒外束，里饮夹郁热。其病理为外寒与内饮相搏，肺气壅滞，膈热而肺气上逆。咳多责之于肺气上逆，喘多责之于寒，烦躁多责之于热。若脉浮而滑者，为外寒引动内饮，故曰心下有水。由于心下有寒饮，则非温药不能化之；表有风寒，则非辛温而不能散之。此外寒里饮之肺胀证，故用散寒蠲饮之法主治。

〔**指难**〕本条的重点在于两证比较。本条与上条之病证相同，但病理和证候却有轻重之别，故治法亦不同。上条为热甚于饮，上逆之势急剧，"其人喘，目如脱状"，是喘甚于咳，故以辛凉发散为主，祛邪以平喘；本条是饮甚于热，上逆之势较彼证轻。"咳而上气，烦躁而喘"，是咳甚于喘，素有寒饮，而不被烦躁所混淆，故以辛温蠲饮为主。方中虽有麻、桂之辛温，伍有芍药（白芍）、五味之酸敛，不致太散，并有干姜（上方是生姜），细辛温里饮而祛陈寒。本证是里饮重而表寒轻，虽有石膏，用量比上方轻（上方为 25g，本方为 6g），以清隔热而除烦躁，促使在里之寒饮化，在外之表气透达，则诸症可平矣。

本方可用于肺气肿、支气管哮喘，寒饮素盛，气候变化而诱发。除"烦躁而喘"为重点外，咳唾稀薄涎沫，其脉浮滑，表里热象极轻者宜之。若无烦躁，即是小青龙汤证。

本篇所论肺胀，证型较多，论治较详，但多以治标为主，治本次之。肺胀其根多在肺肾，其虚在肾，其痰在肺。其治法，又以补肾为主，祛痰为辅，以缓图之。

〔**例案**〕任某，男，61 岁，四川省水利勘测设计院，干部。1982 年 4 月求治。咳嗽、气喘 20 年。20 年前因外感失治，以后咳嗽逐渐加重，近几年来咳嗽减轻，以喘为主，尤以夜间喘甚，吸气困难，不能平卧。气候变化则加剧，唾清稀痰涎。胃纳尚可，夜尿多，腰膝酸冷，面色不华。经透视和摄片多次检查，诊断为支气管哮喘，轻度肺气肿。查舌淡胖，苔薄津润，脉沉滑。此为肾阳不足，痰滞于肺之肺胀。拟以温肾祛痰之法主治，用二仙二陈汤加减：仙茅 15g，仙灵脾 15g，杭巴戟 15g，枸杞 12g，法夏 12g，茯苓 12g，陈皮 6g，甘草 1.5g。以上方加减服 2 月左右。并诉阳痿达 7 年，便加韭子 15g，阳起石 30g。胸痞，唾痰不利，加瓜壳 10g，薤白 10g，偶尔痰稠黏，加鱼腥草 30g。2 月以后，阳痿好转，腰膝酸冷减轻，夜间喘基本消失，咳痰大减。

6 月初改用丸剂服：仙茅 60g，仙灵脾 60g，杭巴戟 60g，枸杞 60g，鹿茸 10g，法夏 30g，茯苓 30g，陈皮 10g，薏苡仁 60g，甘草 6g，蜜丸重 10g，日服 3 次，每次 1 丸。

病人服上方至 6 月下旬，咳喘消失，精神倍增，面色略红润，其余均正常。舌质淡苔少微润，脉沉略滑。仍将上方鹿茸加至 15g，再服 1 剂，以巩固疗效。至冬季，其病未见复发。

本病例之喘，以夜间为主，结合全身脉症，乃肾阳精气俱亏虚，既不能上温脾阳而化饮，又不能助肺气而司呼吸，乃肾不纳气之虚喘。故用温肾填精以助下元，下元之精气充沛以司纳，祛痰理气以治上源，肺气利，肾阳复而获效。此效"春夏养阳"之治法也。

附方一：《备急千金要方》炙甘草汤治肺痿涎沫多，心中温温液液[①]者。方见虚劳中篇。

①温温液液：谓泛泛恶心之意也。

〔论注〕中焦为生化之源，又为肺之母。肺气虚痿脾气亦弱，不能正常敷布津液，反滞而为涎沫，故涎沫多。由于涎沫留滞于中，故心中温温欲吐，泛泛如有水液之状而不适。从药测证，属脾肺不足，阴阳俱虚之肺痿证，故用补益脾肺、养阴通阳、和中散饮之法主治。

〔指难〕此条的重点在于临证运用。如涎沫多，方中地黄、阿胶滋腻碍湿生痰，可易百合、知母之类，以养肺阴，碍湿生痰之弊亦减。如干咳少痰，属肺胃阴虚者，方中桂枝、生姜可易瓜壳、鱼腥草之类，以散结祛痰，且有滋而不凝、补而不滞之功。如泛酸嗳气，属胆热犯胃，胆胃不和者，又非本方所宜。

附方二:《备急千金要方》甘草汤^①。

甘草

上一味，以水 300mL，煮 150mL，分温三服。

①据《备急千金要方》载：治肺痿涎唾多，出血，心中温温液液，甘草汤方，其剂量为6g。

〔论注〕本方主治病证与上炙甘草汤证相同，所不同者，多出血症状。肺痿多属虚火上炎，肺失清润肃降之职，咳盛则肺络损伤，涎唾带血。故独取生甘草一味，甘平以补土生金。在临证时，如出血较多，可加白及 30g，宁络以止血，疗效更佳。

附方三:《备急千金要方》生姜甘草汤治肺痿咳唾涎沫不止，咽燥而渴^①。

生姜 15g　人参 10g　大枣 15 枚　甘草 12g

上四味，以水 700mL，煮取 300mL，分温三服。

①"咽燥而渴"，肺痿多咽燥不渴，据《外台秘要》转载此方，小注"一云不渴"，应是"咽燥不渴"为当。大枣为 12 枚。

〔论注〕病理为脾失健运，肺气虚弱，以致气不化津，津液失之敷布，反而聚为痰涎。故咳唾涎沫不止，久则耗损津液。脾失健运，不足以布达津液上潮，故咽干燥；胃无热邪故不渴。此为脾肺虚寒之肺痿证，故用补脾益肺、散寒化饮之法主治。

〔指难〕方中人参、甘草、大枣之甘，补脾精而益肺气；生姜之辛温，散寒以宣饮，此辛甘化阳是也。脾气健运，肺气敷布，而咳涎沫可

巴蜀名医遗珍系列丛书

止。于是津液回泽，咽润膈畅而肺痿可愈。本方属甘温之剂，方中之生姜辛温而散，虽有宣阳散饮之功；若非寒饮者，又不适宜。其症应咳唾痰涎清稀或清冷，舌淡苔津润，脉象缓滑，确属脾肺虚寒者宜之。

附方四:《备急千金要方》桂枝去芍药加皂荚汤治肺痿吐涎沫[①]。

桂枝 9g　生姜 9g　甘草 6g　大枣 10 枚　皂荚 1 枚（去皮、子，炙焦）

上五味，以水 700mL，微微火煮，取 300mL，分温三服。

①本方出《备急千金要方》肺痿门，涎沫下有"不止"二字。

〔**论注**〕一般而论，肺痿虚多实少，有本虚标实、本热标寒、本寒标热等不同证候。此处以药测证，为寒痰浊沫壅塞胸膈之证，故咳吐涎沫不止，所以用辛温通阳、利窍攻痰之法主治。

方用桂枝汤，嫌芍药之酸敛故去之，着重在温运中阳而除肺寒。加皂荚专攻浊痰利窍。确属脾虚肺寒，浊痰壅肺，胸膈痞满，咳唾稠痰晦暗，咳喘不得平卧，舌淡苔白腻，脉缓滑等寒滞者宜之。

奔豚气病脉证治第八

奔豚的病名，《内经》和《难经》均有记载，如《灵枢·邪气脏腑病形》说："肾脉微急，沉厥奔脉。"《难经·五十六难》说："肾之积，名曰奔豚。"《内》《难》二经所论名同实异。

本篇所论奔豚气，平时并无积块，发作时气从少腹突然上冲咽喉，发作欲死，复还止为其特点。它与肾积奔豚，素有积块不同。故《诸病源候论》既载肾积奔豚于"积聚篇"，又载奔豚气于"气病篇"，是很有意义的。本篇所论奔豚是气病，不是积病，应予区别。

奔豚的命名，奔者奔跑；豚为江豚，又名江猪，又名海豚，此动物的特性是，遇大风或暴雨则外出而奔跑，或如小猪之无故奔跑。由于本病是以气从少腹突然上冲之病证，有如江豚和小猪奔跑之状，因此而定名。

一、师曰：病有奔豚，有吐脓，有惊怖，有火邪，此四部病，皆从惊发得之。

师曰：奔豚病，从少腹起，上冲咽喉，发作欲死，复还止，皆从惊恐得之。

〔论注〕此条为论述奔豚气病之成因和主症。前段认为四种病的病因，皆从惊发得之。其中奔豚、惊怖二症，可从惊而发，因突然受惊，惊则心无所倚，神无所归，虑无所定，于是心神不宁而发惊怖。惊则恐，恐则伤肾而肾气乱，肾气不治则上冲而为奔豚气病。其中有吐脓，如瘀热久积肺胃（上脘）而成痈吐脓，似与惊无关。火邪，是古代用温针或火灸治病，易伤津液，不足以养心而神不宁，可以导致发惊，并非惊可以导致火邪。本段疑有脱简，故《医宗金鉴》说："篇中只有奔豚一证，而吐脓、惊怖、火邪皆简脱，必有缺文。"

后段为奔豚气发作时的主症和病因。由于奔豚是气病，突然发作之证，发作时气从少腹上冲咽喉，非常剧烈，肺气不能制，呼吸被阻，故发作欲死。病起于下，肝胃所主，时而气降，复还于下，则冲气平，而上冲止，则如常人，故曰复还止。其致病之因，惊伤于心，恐伤于肾，心肾不调，致使肾气妄动，随冲脉上冲所形成。

〔指难〕本病的成因，多由精神刺激，其病变在肝肾，病理变化则由体质而定。如体质阳虚，则致肾气不化，肾脉挛急，影响冲脉，随之上冲而为病，当从温阳化气着手论治。如体质阴虚，或肝经素有郁热，肾气不治，波及冲脉，随肝气并行而上冲，故有肝气横胸之说，应从疏肝清热着手论治。

二、奔豚，气上冲胸，腹痛，往来寒热。奔豚汤主之。

当归6g　川芎6g　甘草6g　芍药6g　黄芩6g　半夏12g　生姜12g　生葛15g　甘李根皮30g

上九味，以水2000mL，煮取500mL，温服100mL，日三服，夜一服。

〔论注〕此条为热气奔豚的证治。本证在于肝气横逆，胆火上升，故气上冲胸而兼腹痛。至于往来寒热，为少阳证所有。而本病的病理，在于少阳胆与肝互为表里，肝热气逆，气逆火升，其气通于少阳，故有往来寒热之症。此为肝热气逆之热气奔豚，故用疏肝清热、降逆下气之法主治。

〔指难〕本条的重点在于方义和运用。本方即四物汤去生地，加黄芩、生葛、甘李根皮、半夏、生姜、甘草组成。方中当归、川芎、芍药、甘草养血调肝而缓肝之急，半夏、生姜降逆气而散邪气，黄芩、生葛、甘李根皮清肝胆郁热而生津下气，不治肾而重在调肝，不在散外邪而重在清肝热。热气奔豚如反复发作，肝热伤阴，形体消瘦，舌红少苔少津者，方中生姜、川芎、半夏等辛温之品，必须予以慎用。应加重甘李根皮用量，以清肝泄热，降逆下气，对热气奔豚，确有疗效。如《外台秘要》治奔豚计13方，其中运用李根皮者8方，足见此药对奔豚有特殊效果。

三、发汗后，烧针令其汗，针处被寒，核起而赤者，必发奔豚，气从少腹上至心，灸其核上各一壮，与桂枝加桂汤主之。

桂枝15g　芍药9g　甘草6g（炙）　生姜9g　大枣12枚

上五味，以水700mL，微火煮取300mL，去滓，温服100mL。

〔论注〕上条为热气奔豚，此条为寒气奔豚的证治。本证多属体质阳虚，卫阳亦弱，发汗后，烧针令其汗，卫阳更伤，针处复受寒邪侵袭，寒气聚而成核。火郁脉中，血不流行，所以有结核肿赤之患也。由于阴寒素盛，外寒引动内寒，寒气妄动，所以必发奔豚。有气从少腹上冲至心之主症，此乃肾水阴邪，上凌心阳之象也。其主要病理，为阳气衰弱，阴寒内盛，外邪引动内寒，寒气上冲之病变。此为寒气奔豚，其治法：先灸其核上各一壮，以助阳散寒（阳气得运，寒气得散），再用温阳化气之法主治。

〔指难〕本条见《伤寒论》太阳病篇，所不同者，此处多"发汗后"三字，气从少腹上至心之"至"字，《伤寒论》是"冲"字，少"主之"，多"加桂二两也"。其意义基本相同。方中桂枝汤温调脾胃，以祛太阳之邪，加桂以平奔豚之气。

两证比较：上条舌质微红苔少微润，初起脉象多弦数，病久脉象多虚数；本条舌质淡苔白而润，初起脉象多浮缓，病久脉象多沉迟，表里皆无热象。两者在病理方面，有根本的不同，所以，舌脉亦有显著之差异。

　　四、发汗后，脐下悸者，欲作奔豚，茯苓桂枝甘草大枣汤主之。

　　茯苓25g　甘草6g（炙）　大枣15枚　桂枝12g

　　上四味，以甘澜水1000mL，先煮茯苓，减200mL，内诸药，煮取300mL，去滓，温服100mL，日三服。<small>甘澜水法：取水2000mL置大盆内，以杓扬之，水上有珠子五六千颗相逐，取用之。</small>

　　〔**论注**〕此条为水饮妄动将发奔豚之证治。发汗后，心阳受伤，心阳不足以下制肾水，肾水之气妄动，故脐下悸动。脐下为肾气之发源地，由于肾水之气乘虚而动，所以脐下先悸。此为水饮凌心，将发奔豚之先兆，故用化气利水之法主治。

　　〔**指难**〕本条亦见《伤寒论》太阳病篇，多"其人"二字，其意义相同。凡属心阳不足之体，不宜发汗太过，过之则心阳更伤，心阳伤而心火不能下交于肾，肾气必受损，于是心阳伤则阴寒水饮之气不化，此乃水饮妄动之由来。方中桂枝既温阳化气于下，且通心阳于上；茯苓健脾而利水，甘草、大枣培土以制水，于是既可助少阴之阳气，又可化太阳之水气，少阴之阳气化，太阳之水气消，脐下之悸亦不作矣。此乃防治奔豚未发之先也。方中先煮茯苓者，因茯苓性味甘淡，久煎既取其质，又取其味，伐水饮之功更强耳。

　　至于甘澜水的功用，注家有三种看法：徐忠可认为"取其急下之势也"；程云来认为"扬之无力，全无水性，取其不助肾邪也"；尤在泾认为"扬之令轻，使其不益肾邪也"。以上三种解释，其意义基本相同。我认为水扬之成为珠子，有重坠下行之势，取其不助肾邪也。

胸痹心痛短气病脉证治第九

本篇论述胸痹和心痛两种病证，其中以胸痹为主。胸痹与心痛，可互为影响。胸痹为心痛的轻证，往往是心痛的先兆症状。短气是胸痹病变中的兼症，并非单独为一病证，故论述很略。本篇所论心痛，部分是指心痛，部分是胃病，两者均可影响到胸，胸痹又往往牵涉到心和胃，所以列为一篇进行讨论。

两病主症：胸痹，痹者，痹塞不通，是以胸中痞闷，或胸膺部疼痛为主，或兼有喘息咳唾；心痛，多以心痛连及背部，或波及于心，相互牵引为其特征。

一、师曰：夫脉当取太过不及[①]，阳微阴弦[②]，即胸痹而痛，所以然者，责其极虚也。今阳虚知在上焦，所以胸痹、心痛者，以其阴弦故也。

①太过不及：脉盛为太过，脉弱为不及。

②阳微阴弦：阳微指寸脉微，阴弦指尺脉弦。

〔论注〕此条是以阳微阴弦的脉理，阐发胸痹心痛的病理机制。欲知病之所在，当察脉之太过与不及，脉之太过知其邪盛，脉之不及知其虚之所在。故太过与不及，皆为病脉。关前为阳，以候上焦胸中，寸部脉微，证明上焦阳虚为不及。最虚之处，即是容邪之处也；关后为阴，以候下焦，尺中脉弦，证明下焦阴气盛为太过，下焦阴寒之气，乘上焦阳虚而上干胸中阳位，胸中阳气闭塞，以致气滞血瘀，故曰胸痹而痛。但下焦阴寒虽盛，而胸阳不虚，或胸中气机调达，则胸痹亦不能形成，故曰"所以然者，责其极虚也"。总之，上焦阳虚，气机阻滞，为导致胸痹之本；下焦阴寒过盛，是导致胸痹之因，故曰"今阳虚知在上焦，所以胸痹、心痛者，以其阴弦故也"。因胸阳虚，不能捍御下焦阴寒之气，阴邪上乘而凝滞，气滞而瘀，或上焦阳气不布，寒凝血瘀，或肝气抑郁，气郁血瘀，是导致胸痹之主要病理。

〔指难〕人体的阴阳，贵在平衡而不偏，所以太过则病，不及亦病。因此，治病大法，重在调平阴阳之偏盛，以达阴平阳秘。

胸痹的主要病理，关键在于气机，其次是胸阳虚，也可说心情舒畅，气机调达，即或是胸阳虚，还不致成为胸痹。但据临证，体质阴虚，胸阳并不虚，由于情志长期抑郁，而为胸痹、心痛者，也并非少见。

二、平人无寒热，短气不足以息者，实也。

〔论注〕此条为实邪的短气证。平素无病之人，又无新邪外感之恶寒发热，突然出现短气而呼吸不畅利。此种现象，多属里气暴实，如食积，或痰饮所壅滞，阻碍其升降的气机，故曰实也。

〔指难〕本条的重点在于短气和气短的鉴别。两者是截然不同的名称，应予以区别。短气是指胸膈中痞塞不适，呼吸不利，多属邪实；气短是谓心胸中空然不足以布息，属于气虚，本书称为少气。其次，上条为阳虚胸中之气机阻滞，是虚中夹实；本条为暂时病邪阻滞，多属纯实少虚之证。两者的概念和病因病理有所不同，在临证时务需注意。

三、胸痹之为病，喘息咳唾，胸背痛，短气，寸口脉沉而迟，关上小紧数，栝楼薤白白酒汤主之。

栝楼实 1 枚（捣） 薤白 7.5g 白酒 700mL

上三味，同煮，取 200mL，分温再服。

〔论注〕此条为胸痹的主要脉证和主方。胸痹之为病，多因气郁痰滞，阻碍胸中，肺气不利，故喘息咳唾痰涎。诸阳受气于胸，转行于背，气机不利，则胸痛彻背；于是往来之气机受阻，所以短气。诊其脉，寸口以候胸中，胸中为气海，胸中之气滞痰凝或气滞血瘀，故寸口脉沉迟滞而不利。关上以候中焦，由于下焦阴邪循中焦而上入阳位，膈间有饮邪结聚，故关上现小紧之脉。"数"，程氏认为有误，其实非五至以上之数脉，而是躁动不静之象，为邪盛。此为胸阳痹塞、气郁痰滞之胸痹证，故用通阳开痹、解郁豁痰之法主治。

〔指难〕本条的重点在于论胸痹的脉证。凡后条冠以胸痹者，皆以此概之。但兼症有不同，故以此方为主而加味治之也。方中栝楼实，系今之全瓜蒌。全瓜蒌泄肺太甚，一般用瓜壳为宜，功能降气开胸祛痰；薤白辛温通阳，解郁开痹；白酒性剽热而散，运行快而通调血脉，引瓜壳、薤白入血分，使气调血和，通阳开痹之力更强。

至于白酒运用，目前尚有争论。有用高粱酒、绍兴酒、米醋等，此在于各地习惯，各有师承之不同也。我在临床时，根据患者吃酒与否而定。如能饮酒者，用白酒少量兑药服；不饮酒者，则用浓度低之白酒熬药，熬后酒性已挥发，取其药力以调气通脉。

四、胸痹不得卧，心痛彻背者，栝楼薤白半夏汤主之。

栝楼实 1 枚（搗） 薤白 10g 半夏 7.5g 白酒 1000mL

上四味，同煮，取 400mL，温服 100mL，日三服。

〔论注〕此条为气郁痰滞的胸痹证治。首冠胸痹，则有上条之喘息咳唾、胸背痛、短气等症俱备。由于痰涎积结在胸中，肺气上壅，则出

巴蜀名医遗珍系列丛书

现喘息，以致不得平卧。心痛彻背，比上证之胸背痛为甚。因为心之俞在背，背者胸之府，由于气滞痰结在心俞，气机不利，故心痛牵引到背，此症比前症稍甚，故于前方中加半夏，以开结涤痰。

〔指难〕以上两方虽仅一味之差，但功用有别。上方是苦辛同伍，解郁祛痰，主治胸痹的胸背痛为主，本方乃苦温同伍，通阳开痹祛痰之力更强，主治胸痹之喘不能卧，心痛彻背之证。

五、胸痹，心中痞气，气结在胸，胸满，胁下逆抢心，枳实薤白桂枝汤主之；人参汤亦主之。

枳实薤白桂枝汤方：

枳实 4 枚　厚朴 12g　薤白 7.5g　桂枝 3g　瓜蒌实 1 枚（捣）

上五味，以水 500mL，先煮枳实、厚朴，取 200mL，去滓，内诸药，煮数沸，分温三服。

人参汤方：

人参 10g　干姜 10g　白术 10g　甘草 10g

上四味，以水 800mL，煮取 300mL，温服 100mL，日三服。

〔论注〕此条为胸痹分虚实不同的证治。胸痹多属阳虚阴盛所致，又加之水饮与气结在心中，故心中痞满。如寒气结在胸中，只现胸满，心中微痞，此为阳虚寒滞之虚寒证；苦心中痞甚，寒气结胸而胸部胀满或疼痛，加之阴寒之邪随肝气上逆，症现胁下上逆抢心者，此为气滞寒结之实证。实证宜用导滞开痹、通阳化气之枳实薤白桂枝汤主治；若属虚者，则宜用益气温中之人参汤主治。

〔指难〕本条为同病异治之例，临证时，还须予以鉴别，分证论治进行遣方。其重点在于两者鉴别。

枳实薤白桂枝汤证：为胸膈闭塞胀满，心中痞胀，或既痛且胀，或短气，胁下之气上逆抢心，形气充实，舌淡红苔中苔根白腻，或淡黄而润，或渴喜热饮，脉弦滑，或沉涩等。方中枳实、厚朴理气导滞以除胀满；桂枝辛温化气而通心阳；瓜蒌开胸利膈而祛痰；薤白辛温通阳，疏肝解郁而开痹。本方既宣胸阳而通上焦之寒，又导中焦之滞而化湿，温阳化气而化下焦之阴，上下升降之气机通畅，而诸症即愈。

人参汤证：为心中虽痞而时散、虽胀而时减，胸中虽不适而不胀不痛，咳唾清稀涎沫，喘息动则增剧，坐卧则止，并无胁下逆抢心；心慌气短，形气不足，舌淡苔细白，脉缓无力。此为中焦阳虚，阴气弥漫所致，故宜用人参汤以补中阳之虚，温化无形之寒气，使中焦升降之机得利，上焦之阳气得升，寒饮得散，胸痹心痞可除。后世之附子理中汤，桂附理中汤，皆从此方发展而来。

以上两方如兼左胸刺痛或舌有瘀点者，为寒滞血瘀，应于方中加入活血化瘀之品。

〔例案〕

1. 丁某，男，43岁，西藏昌都地委干部。于1976年12月发现双手无脉，趺阳亦无脉，自觉心前区常隐痛，时而刺痛，左背定点疼痛。在当地医院拍片：主动脉弓弯曲。眼底检查：眼底血管硬化。心电图、血脂报告均正常；1979年10月25日查红细胞为9.68×10^{12}/L，血红蛋白26.27g，当地诊断为多血证。经几年治疗无效，于1979年11月16日前来求治。现症：心前区常隐痛，时而刺痛；纳差，口渴喜热饮，每天饮15磅开水，面色红润，形气充实，四肢冰凉，舌质红苔黄腻，寸口、趺阳均无脉。血压90/60mmHg。此为气郁血瘀、痰湿阻滞之心痛、无脉证，拟以解郁活血、祛痰化湿之枳实薤白桂枝汤加减：瓜壳12g，薤白

10g，桂枝 6g，归尾 12g，川芎 10g，桃仁 12g，红花 6g，鸡血藤 30g，佩兰 12g。嘱服 2～6 剂。

11 月 25 日复诊：病人服上方 6 剂后，心前区疼痛大减，左背疼痛亦减，胃脘痞胀，饮水量减少（每日饮 7 磅），自觉双腿比以前舒适，舌质红，苔中黄腻津润，双手仅关脉出现。上方加枳实 10g，厚朴 6g，去佩兰。

12 月 20 日三诊：病人服上方服 15 剂后，经西藏驻成都办事处医院化验：红细胞 6.22×10^{12}/L，血红蛋白 16g。心前区及左背服药时疼痛消失，口渴消失。近几天心前区和左背时有隐痛，胃纳增，舌淡红苔黄腻，四肢仍厥，仅关脉缓滑（60 次 / 分）。仍宗前方加减：瓜壳 10g，薤白 10g，枳实 10g，厚朴 6g，桂枝 10g，桃仁 12g，红花 6g，鸡血藤 30g，薏苡仁 30g。嘱服 2～15 剂，以善其后。

〔**例案**〕2．王某，男，52 岁，四川省五金总站干部，于 1981 年 12 月 2 日求诊。1978 年春节期间，突感左胸憋闷不适，心中难受，经陆军总医院诊断为病毒性心肌炎，住院治疗 3 月，好转出院。出院后心中难受好转，左胸仍憋闷不适，间断服药，到 1978 年 9 月勉强上班。1980 年 5 月 20 日在成都市某医院做心电图：室性心动过速，左束支传导阻滞。1981 年多次出差，病情增剧求治。现症：左胸压闷或憋闷不适，心中时而痞塞不适或胀满。血压正常。舌淡胖苔白微腻，脉弦涩。此为气滞血瘀、心阳不足之胸痹证，拟以理气活血、通阳开痹之枳实薤白桂枝汤加味主治：瓜壳 10g，薤白 10g，枳实 10g，桂枝 10g，厚朴 6g，桃仁 12g，红花 6g，苏木 10g，柏子仁 20g，鱼腥草 30g。嘱服 2～6 剂。

1982 年 1 月 11 日复诊：病人服上方 6 剂后，自觉症状消失，情况良好。因出差停药，近几天左胸压闷不适，但比前减轻，舌淡苔少而润，脉涩。仍宗前法：瓜壳 60g，薤白 60g，桂枝 60g，枳实 30g，厚朴 30g，桃仁 30g，红花 30g，鱼腥草 60g，柏子仁 40g，鸡血藤 30g。上药共研细末，蜜和为丸，每丸重 10g，每日服 3 次，一次 1 丸。

6 月 8 日诊：病人服上丸剂一月，情况良好，近几天又感心中痞闷而胀，极不舒适，舌淡胖苔少而润，脉沉细有力（76 次 / 分）。上方加丹参 30g，蜜丸连服 2 剂，至今未复发。

以上两例均属气滞寒凝、寒结血瘀之胸痹心痛证。在治法上，必须佐以活血化瘀之品，则疗效更佳。第一例虽口渴但喜热饮，乃气不化、津不布所致。方中桂枝不仅上通心阳，而且化气，气化为液，不治渴而渴自消。同时本方大队理气导滞之品，取其气行则血行，再与活血药同伍，则化瘀之力更强，故疗效更快。

六、胸痹，胸中气塞，短气，茯苓杏仁甘草汤主之；橘枳姜汤亦主之。

茯苓杏仁甘草汤方：

茯苓 10g　杏仁 50 个　甘草 3g

上三味，以水 1000mL，煮取 500mL，温服 100mL，日三服。不差，更服。

橘枳姜汤方：

橘皮 50g　枳实 10g　生姜 25g

上三味，以水 500mL，煮取 200mL，分温再服。《肘》《备急千金要方》云："治胸痹，胸中愊愊如满，噎塞，习如痒，喉中涩燥，唾沫。"

〔论注〕此条为胸痹辨饮甚于气或气甚于饮之证治。胸中为气之海，清虚之府，呼吸之要道。若气机畅达，则不病痹。如胸阳一虚，或气机

154

不利，则阴邪干之而化为水饮，饮邪阴凝，气道之气机不利，故胸中气塞，短气而呼吸不利。如水饮甚于气者，则宜利饮润肺之茯苓杏仁甘草汤主之；如气甚于饮者，则宜理气宣饮之橘枳姜汤主之。

〔指难〕本条的重点在于辨证。一证两方，在临证时，应当辨病邪之轻重，方能决定治疗措施。即病有缓急，方有大小之意。

茯苓杏仁甘草汤证：为短气而胸中痞闷不胀、咳唾痰涎而喘、舌质淡或正常、苔薄润、脉缓滑等症者宜之。方中茯苓、甘草利水饮而补脾肺；杏仁润肺止咳而平喘，使水饮去而肺气利，其病可愈。

橘枳姜汤证：不仅胸中痞塞胀满而短气，心中（胃）亦胀满，咳唾清稀涎沫，舌质淡苔白润，脉沉滑等症者宜之。方中橘皮理胸中之气而祛痰，枳实宽中导滞而除满，生姜散寒宣饮而和胃，使上中二焦之气机畅，寒饮散，则诸症可平。

以上两方在辨清主次的基础上，加瓜壳、薤白，以开胸利膈，解郁祛痰，更合病机。

七、胸痹，缓急者，薏苡附子散主之。

薏苡仁 45g　大附子 10 枚（炮）

上二味，杵为散，服 4g，日三服。

〔论注〕此条为阳虚湿盛之胸痹证治。既曰胸痹，则有胸痛彻背、背痛彻心之主症，或兼喘息咳唾之症。此处"急"字，属于胸痹之重证、急证。其主要病理，为阴寒上乘胸中，寒气聚甚则病急，阳气开则痛可缓减。此为阳虚寒湿之胸痹急证，故用温阳除湿以缓之。"缓"者，缓解其急之治法也。

〔指难〕本条的重点在于方义和适应证。方中薏苡仁有补脾益肺除湿之效，附子有温经回阳散寒通痹之功，使阳气复则阴寒散，胸痹之痛可缓解。用散剂者，取其药力厚，收效快，以缓解其所苦。

本方属于温热之剂，必须见面色苍白，手足厥逆，舌淡苔细白，脉沉细或沉迟无力，确属阳虚寒凝者方可运用。本方可作汤剂服，附子炮后，必须同生姜等量先煎 1～2 小时，以不麻舌为度，以防附子中毒。然后再下薏苡仁同煎。生姜不仅善制附子毒性，且能助附子温阳祛寒之力。

八、心中痞，诸逆①，心悬痛②，桂枝生姜枳实汤主之。

桂枝生姜枳实汤方：桂枝 10g　生姜 10g　枳实 5 枚

上三味，以水 600mL，煮取 300mL，分温再服。

①诸逆：有肝寒气逆，有水饮上逆，有冲气上逆，故曰诸逆。

②心悬痛：指心中一团作痛。

〔论注〕此条为心痛的证治。心中痞，即胸痹也。在于寒气与饮邪聚于胸中所致，由于寒气或水饮上逆，则上逆抢心。寒气不化，水饮不散，或瘀血滞涩于胸中，阳气不能运行，病邪凝结不散，故心悬痛。此为寒气夹饮邪凝聚之心痛证，故用通阳化气、导滞散饮之法主治。

〔指难〕本条的重点在于病位。古代心胃未分，一般心下多指胃而言，心中多指心脏而论。胃络通于心，故二者常互为影响，相互混称。但不论胸痹之心中痞闷不适或胃中痞满，只要病理相同，均可运用本方。方中桂枝温通心阳以化气，可消阴凝之邪；生姜宣阳散饮，振奋膻中之阳；枳实导滞而消痞气，阳气化，寒气散，气血流通，通则不痛也。

巴蜀名医遗珍系列丛书

九、心痛彻背，背痛彻心，乌头赤石脂丸主之。

蜀椒 3g $\frac{一法}{0.6g}$　乌头 3g（炮）　附子 1.5g（炮）$\frac{一法}{0.3g}$　干姜 3g $\frac{一法}{0.3g}$　赤石脂 3g $\frac{一法}{0.6g}$

上五味，末之，蜜丸如桐子大，先食服一丸，日三服。不知，稍加服。

〔论注〕此条为阳虚寒凝的心痛证治。阴寒之邪，上逆阳位，干及胸背经俞，阻碍气血运行，内干于心，其气应于背俞，故心痛彻背；阴寒干及背俞，其气向内走，故背痛彻心。其主要病理，正如《素问·举痛论》说："寒气客于背俞之脉，则血脉泣（濇），脉泣则血虚（瘀），血虚（瘀）则痛，其俞注于心，故相引而痛。"此阴寒凝结之心痛证，故用温阳散寒之法治之。

〔指难〕本条的重点在于方证。本证为胸阳虚极，阴寒直犯心俞，阳光将熄之候，故用大辛大热之药加赤石脂，以固护心阳。方中乌头、附子、干姜、花椒为大辛大热之品，急祛阴寒而定痛；恐辛热太过，故伍以赤石脂之固涩，收敛阳气，使心俞之阳气复其故道。蜜丸者，既缓药力之猛，且制乌头、附子之毒也。乌头、附子最好先用生姜制好。方后注说："蜜丸如梧子大，先食服一丸，日三服。不知，稍加服。"意在药力峻，先小量而缓攻之意。

附方：九痛丸治九种心痛。

附子 10g（炮）　生狼牙 3g（炙香）　巴豆 3g（去皮，心，熬，研如脂）　人参 3g　干姜 3g　吴茱萸 3g

上六味，末之，炼蜜丸如梧桐子大，酒下。强人初服 3 丸，日三服；弱者 2 丸。兼治卒中恶，腹胀痛，口不能言，又治连年积冷，流注心胸痛，并冷气上冲，落马坠车血疾等，皆主之。忌口如常法。

〔论注〕九种心痛之解，据《备急千金要方》记载：一虫心痛（因虫致痛），二注心痛（入山林古庙，见异常之物，由惊恐引起作痛），三风心痛（风冷之邪致痛），四悸心痛（疼痛时作时止，喜按，得食稍止），五食心痛（食积作痛，嗳腐吞酸），六饮心痛（停饮作痛，时唾清涎），七冷心痛（疼痛时四肢厥冷，脉细），八热心痛（疼痛时，身热，脉数），九去来心痛（疼痛时去时来，即时痛时止）。心痛虽有九，不外积聚、痰饮、瘀血、寒凝而成。

此处的九种心痛，包括胃腹痛在内。胃痛与真心痛不同。如心痛暴发，疼痛急剧，额汗如珠，中指逆冷者，属真心痛。救不及时或不得法，每致朝发暮死，暮发朝死。胃痛则无中指逆冷之症。

〔指难〕本条的重点在于方义和运用。方中附子、吴茱萸壮阳而祛陈寒；人参、干姜温中而益正气；狼牙草解毒杀虫；巴豆逐痰，破积攻坚，诸药性味辛热，在壮阳温中之基础上，辅以破积祛寒，对寒饮停留，寒凝积聚，寒凝血瘀所致之心胃痛，均可运用。由于本方攻破之力峻，故亦可主治卒中秽恶之气，暴发腹胀痛，口不能言，或连年积冷，流注心胸痛（流动性心胸痛），并治冷气上冲，落马坠车所致血凝或血瘀等病症。

至于临证应用，由于本方辛温大热，攻破之力猛，属于暴发寒实或陈寒痼冷之寒实证，阴寒内结，大便不通，表里舌脉均无热象者，方可用之。但不可多服，便通即止。

巴蜀名医遗珍系列丛书

腹满寒疝宿食病脉证治第十

本篇为腹满、寒疝、宿食三种病证的论治。由于三者的病变部位均在腹部，症状均有疼痛，但有轻重之别，如腹满是以胀满为主，疼痛次之；寒疝是以疼痛为主，而不胀满；宿食既有胀满，也有疼痛，并可导致满痛并作之症。三者又有相同之脉，故列为一篇，以便鉴别。

腹满古代作为病名，后世作为症状，其实各有意义。病变较为复杂，从病之性质而论，有所区别。《伤寒论》将腹满归纳在阳明、太阴两经之内。《金匮》虽未明确划之，但根据不同性质，把热证、实证，归入阳明；虚证、寒证，归入太阴范围。此种分类，正合《素问·异法方宜论》所说"阳道实，阴道虚"之义。

寒疝是腹痛为主，属性多为寒，因寒而致痛之病证。疝者，痛也。寒气凝滞，气积如山，痛在小腹，故名为寒疝。《素问·刺节论》说："病在少腹，腹痛不得大小便，病名疝，得之寒。"《诸病源候论》说："疝者，痛也。此由阴气积于内，寒气搏结不散，脏腑虚弱，风冷邪气相击，则腹痛里急，故云寒疝腹痛也。"以上均说明，寒疝是由阴寒凝聚于腹内所致。与书本之"阴狐疝"和后世所称睾丸肿痛之疝，有本质之不同。

宿食指所食的食物，隔宿不消，停聚肠胃，凝滞不化所致病证，是以病因而命名的。此病有轻有重，有缓有急。轻者后世称为伤食，病情较缓；重者称为停食，病情急剧。

一、趺阳脉微弦，法当腹满，不满者，必便难，两胠[①]疼痛，此虚寒从下上也，当与温药服之。

①两胠：胠，音区。《说文》："腋下也。"《素问·五脏生成》王冰注："胁上也。"即腋下、胁上两旁当臂交接之处。

〔论注〕此条为虚寒腹满和肝寒气逆的辨证和治则。趺阳，胃脉也。脾胃为表里，其脉应和缓；此处脉微弦，微为阳气不足，弦乃肝的本脉。此为厥阴肝木夹阴寒之气，克乘脾土之象。因此，脾胃升降运化之功能不足，其阴气横聚于腹，故当腹满。假如不满，证明阴寒既聚，不温必不散。阴邪不散，其阴窍不通，故知其便必难。两胠属肝经所主，厥阴之寒气未散，则肝气自郁，本经自病，失其疏泄条达之性，故两胠疼痛。其主要机理在于下焦阳虚，气机无力以转输，阴寒之气随厥阴经脉上逆，肝郁失其疏泄之权，故便难和两胠疼痛，较腹满更盛，故曰"此虚寒从下上也"。所以，当用温药服之，以助阳散寒，使阴寒之气，从浊窍而出。

〔指难〕本条的重点是以微弦之脉理阐发腹满之病理。需与虚寒腹满和木郁克土之证相鉴别。纯粹的虚寒腹满，多系足太阴脾，在于脾阳不振，阴寒凝滞。其主症是腹满而痛（如《伤寒论》载："腹满时痛者，属太阴也。"）或腹满而吐，大便自利（如《伤寒论》说："太阴之为病，腹满而吐，食不下，自利益甚。"）。其脉象多沉迟。脾虚肝木克土，在于肝经自病，肝郁失其条达之性、疏泄之能，故两胠疼痛而大便难，趺阳脉微弦，寸口脉沉弦，以此为辨别。

治以温药，不仅是虚寒腹满的治法总纲，也是阳虚便难的治则。具体运用，采用温运中阳，或温脾疏肝，或温肾调肝，或温下寒实，临证时根据病情而定。

二、病者腹满，按之不痛为虚，痛者为实，可下之；舌黄未下者，

巴蜀名医遗珍系列丛书

下之黄自去。

〔**论注**〕此条是从望触诊以辨腹满之虚实，以及实热腹满之治则。病腹满，按之痛与不痛，为辨虚实的原则。其机理在于无形之虚气作胀，则按如无物，何痛之有？有形之实邪为患，如宿食在肠胃，按之岂有不痛者乎！虚寒腹满，在于内无实邪充斥，虽满而按之不痛，即或疼痛，喜按喜热熨；若属实热蕴结于肠胃，不按亦痛，按之痛更甚。此按之痛否，以决虚实之要法也。

至于治法，若属实热充斥，或宿食与实热蕴结肠胃之实证，其舌多黄，舌黄是用下法之依据。若属实热之腹满而痛，下之腑气通，实邪从浊道出，苔黄亦去，其满痛亦除。

〔**指难**〕本条重点在于腹满辨证，一是看舌苔，二是按之痛与不痛。一般苔白不黄，或津润多属虚寒。如《伤寒论》说："脏结无阳证，不往来寒热，其人反静，舌上苔滑者，不可攻也。"即或苔黄而津润，或黄腻，均非可下之证。故文中"可下之"之"可"字，尚有斟酌之意。必须腹痛、便秘、脉实、苔黄燥等腑实证，方可议下。若按之痛，务需痛有定处，按之痛剧，方为实证。如大建中汤证，虽痛不可触近，但是上下走痛，痛无定处，则多属虚证，或气郁作痛，非实证也。

三、腹满时减，复如故，此为寒，当与温药。

〔**论注**〕此条为虚寒腹满的辨证和治则。"腹满时减，复如故"的机理，在于中气虚寒，下焦之元阳未亏，阴寒之气时聚则满；时而阳气温煦，则腹满时减。寒气时聚时散，故腹时满时减。此为虚寒之象，所以治法当以温药，以温养中阳，或温运中阳，促使中阳健运，阴寒散而腹满自除。此治法，即"离照当空，阴霾尽消"之义。

〔**指难**〕本条的重点在于证治。本证的治法，如舌淡苔白滑，确属虚寒，还应视患者的形气而定。如形气不足，属中阳虚弱者，可用《伤寒论》的桂枝加人参汤，以温中阳而化气祛寒；如形气尚充实，可酌用厚朴生姜甘草半夏人参汤，以运脾散寒。

四、病者萎黄，躁而不渴，胸中寒实，而利不止者死。

〔**论注**〕此条为真虚假实之危候。病者面色萎黄，多系中阳衰而脾精不营，故面色不华，脾虚而色败也。躁而不渴为阴躁，乃阴盛阳微之征。由于阳虚阴凝，上焦阳气不布，胸阳不振，寒实内结于胸，故躁而不渴。又如下利不止，为中土大败，而复寒结于上，脏脱于下，止之、通之皆难，故主死。

〔**指难**〕本条的重点为辨虚实之真假也。所谓大实有虚，大虚有实是也。辨虚实之真假，关键在于"躁"。一般热则烦，实则躁。但躁有阴证和阳证之别：若属阳躁，则面色正赤、口渴、便秘、脉实，苔黄燥为特点；若属阴躁，则面色萎黄、口不渴、脉弱、舌苔津润，或兼下利为特点。阴躁的治法，可用大剂附子理中汤加赤石脂，以回阳固脱，或可挽救；若属老年体弱、久病，见躁扰不宁，神志不清，属于阳气将绝，阴精将竭之阴躁，确属难以挽救的恶候。

五、寸口脉弦者，即胁下拘急而痛，其人啬啬恶寒也。

〔**论注**〕此条为表里俱病的脉证。寸口主阳、主表，弦为肝脉，主寒、主痛。肝脉布胁肋，肝郁气滞，肝气不条达，故胁下拘急而缩。至于啬啬恶寒，一是卫阳虚而不能卫外，病邪在表所致，表里俱病之证候；二是肝木侮肺，而肺主皮毛，故见于皮毛而恶寒。

巴蜀名医遗珍系列丛书

〔指难〕本条重点有二：①与第一条比较：病皆发于肝经。而第一条是肝木克土，为虚寒；本条为肝木侮肺，为郁热，或是热结。病变不同，其兼症有别。②论治：本条若属内外皆寒，舌脉无热象，可用柴胡桂枝汤去黄芩加玄胡，以祛寒疏肝止痛；若属胆胃热结，胁下剧痛，呕吐，甚则吐黄水，发热恶寒，便秘，苔黄，脉实，则宜大柴胡汤，以泄热开结。

六、夫中寒家，喜欠，其人清涕出，发热色和者，善嚏。

〔论注〕此条从欠与嚏以测阳气之盛衰。所谓中寒家，是指体质阳虚，中阳不足，阳气欲伸而不能，故喜呵欠。"其人清涕出"，有承上启下之义。如中焦阳虚，肺气虚冷，不因外寒，其人清涕自出（如年老之人阳虚者可证之）。如中阳不虚，虽受外邪侵袭，先伤皮毛，次及于肺，肺开窍于鼻，故其人清涕亦出。但阳气有外发之能，与外邪相争，发热而面色红和，肺气尚强，有祛邪外出之能，故善嚏。

〔指难〕本条的重点在于从嚏与欠，以辨虚实。喜欠为不足之象、气虚之表现，包括中气和肾气虚。如兼外感者，应当扶正以祛邪，不可单纯攻表。善嚏为有余之征，正气尚旺，有祛邪外出之能。因嚏自肺出，肺气尚旺，轻者可不药而愈。

七、中寒，其人下利，以里虚也，欲嚏不能，此人肚中寒。一云痛。

〔论注〕此条为中寒里虚下利。寒中太阴，脾胃阳虚不固，寒湿下泄，故其人下利。由于中阳虚弱，不能祛邪于表而内陷于里，故欲嚏不能。此已成为虚寒之里证，非单纯之表证，故曰此人肚中寒。其病理为里气素虚，无为捍蔽，外寒便直伤中脏也，乃中焦虚寒为主因，外寒为诱因耳。

〔指难〕本条的重点在于下利和欲嚏不能两症。与上条善嚏为对照，本条之下利，在于中阳虚弱，胃阳不振，脾阳不运，或脾气虚弱，升少降多，每致寒邪内陷，形成表里俱病之重证。其治则应用温中升阳，宣肺散寒之法。可酌用理中汤，加葱白、苏叶、防风之类，以温中止利而散表寒。

八、夫瘦人绕脐痛，必有风冷，谷气不行，而反下之，其气必冲；不冲者，心下则痞。

〔论注〕此条为里虚寒滞而误下后之变证。瘦人脏气薄弱，易感风冷之邪。如里阳虚，则风冷之邪易伤肠胃，影响脾之运化，胃肠腐热传导功能失职，谷气留滞于肠，故绕脐疼痛。

本证为里阳虚，寒气与谷气滞于肠而大便不通。其治法应宜温药运脾消食，以助谷气之运行。若误认为实证，反用苦寒攻下，水谷之浊气（糟粕）出，风冷之病邪未出，正气受伤，邪仍无制。

如病位在肠，中气尚未大伤，正气与风冷之邪气相对抗，故其气上冲于胸。如病位在胃，下之胃气受损，寒气乘胃气之虚，结于心下，故不冲而心下痞。

〔指难〕本条的重点在于辨证。绕脐痛，大便不通，有热结和寒结之辨。热结绕脐痛，兼烦躁、拒按、痛无休止、苔燥脉实等腑实证。如《伤寒论》说："病人不大便五六日，绕脐痛，烦躁，发作有时者，此有燥屎，故使不大便也。"热结之实证，可用承气之类以攻之。本条为阴结之寒证，绕脐病，时作时止，蜷卧，喜按，喜热熨；苔白润，脉沉滑或沉迟，治宜温阳化气，用理中汤加桂枝主之，或温阳通便，如《本事方》之温脾汤：厚朴、干姜、桂枝、附子、大黄、甘草，分缓急予以选用。若已误下成痞，又宜用辛开苦降之半夏泻心汤或生姜泻心汤，以益气温中，苦辛开痞。

九、病腹满，发热十日，脉浮而数，饮食如故，厚朴七物汤主之。

厚朴 25g　枳实 5 枚　大黄 10g　生姜 15g　大枣 10 枚　桂枝 6g
甘草 10g

上七味，以水 1000mL，煮 400mL，温服 80mL，日三服。呕者加半夏 5g，下利去大黄，寒多者加生姜至 25g。

〔论注〕此条为里实兼表之证治。腹满脉数，为里有实邪；发热脉浮，为表邪未尽。表里虽病而胃气尚强，故饮食如故。从病程来说，发热十日，所存表证必轻，里实为主；从病理来说，系太阳表证未尽，而兼见阳明里实气滞之腹满证。由于胃气尚强，故用攻里解表，表里双解之法主治。

〔指难〕本条的重点在于证治。本证是以腹满为主，病变重点在里，故以七分攻里、三分治表之法治之。方中厚朴、枳实理气导滞而除满，大黄泄热通便；桂枝、生姜、大枣、甘草用于外解肌而和营卫，内化气而温运中阳，使腑气通而壅滞之气畅，里气通而表邪自透。由于本方有理气导滞、化气通便之功，凡大便不通、气滞寒结者宜之。如肠梗阻，属于食积内停、寒滞不运者，可用本方主之。

方后加减：呕者加半夏，在于胃气不和而上逆，故加半夏以降逆和胃；下利去大黄，因下利腑气已通，积滞已下泄，故去之以防伤正；寒多加生姜，在于生姜有温中散寒之功，如中焦寒多故加之。

十、按之心下满痛者，此为实也，当下之，宜大柴胡汤。

柴胡 25g　黄芩 10g　半夏 7.5g（洗）　生姜 15g　大枣 12 枚　芍药 10g　枳实 4 枚（炙）　大黄 12g

上八味，以水 1200mL，煮取 600mL，去滓，再煎，温服 100mL，日三服。

〔论注〕此条为胆胃热结之证治。胀满有虚有实。满而按之不痛者，多属虚；满而按之痛者，多属实。本证按之既满且痛，为实邪无疑，故曰"此为实也，当下之"，以攻下其实热之邪，而满痛可解。但病位有高下之分。本证满痛在心下，其病位在胃和两胁部分，属少阳和阳明之范围，故不宜大承气而宜大柴胡。从病机来说，为少阳之经，郁迫阳明之腑，少阳之经由胃口而行两胁，胆胃上逆，经腑郁塞所致。此为胆胃热结之证，故用荡热调胃、和解少阳之法主治。

〔**指难**〕本条重点有三：①与第五条互参：兼有往来寒热，或发热恶寒，胁下剧痛，郁郁微烦，大便不通，或呕吐黄水，舌红苔黄，脉象弦数等脉症，方为本方所宜。方中芍药（白芍）、柴胡、黄芩清解少阳郁热，且能疏肝解郁；枳实、大黄泄阳明腑热而除满痛；生姜、大枣之甘温而益脾和胃；半夏之辛温，降逆开结，共呈清解少阳郁热、通腑泻热开结之功。②与厚朴七物汤的比较：表里双解是两者的相同点。厚朴七物汤证为太阳余邪未尽而传入阳明之腹满里实证，多兼有微恶风，微汗出和大便不通等症，而里实又是以气滞为主，病位在肠，故用桂枝汤去芍药，加厚朴、枳实、大黄，以调太阳和营卫而导滞通便。本方为少阳之经邪未解而郁迫于阳明之腑，多兼有往来寒热、微烦喜呕等症，而里实是以热结为主，病位在胆胃，故以小柴胡汤去人参、甘草，加芍药、枳实、大黄，以解少阳之经邪，泄阳明之腑热。以上所述为二者之不同点。少阳为枢，枢于外则在太阳，枢于内则在阳明。本证正属后者，故用此方以利胆泻热。③运用：目前本方应用范围有所扩大。如急性胆囊炎、胆结石伴发急性胆囊炎、急性胰腺炎，属于热结者，但均需予以化裁，随证施治。

十一、痛而闭者，厚朴三物汤主之。

厚朴24g　枳实5枚　大黄12g

上三味，以水1200mL，先煮二味，取500mL，内大黄，煮取300mL，温服100mL，以利为度。

〔论注〕此条为气滞里实之证治。腹痛原因虽多，概括起来，不外气滞、血瘀、或阳虚寒凝、或宿食停滞肠胃、或实热蕴结、或胆胃热结等。"痛而闭"证明是先因气滞而痛，气郁化热，以致腑气不行而大便闭结不通。此为气滞热结之腹痛、便秘证，故用行气泄热之法主治。

〔指难〕本条的重点有二：①本方功用和运用：本方主要在于导滞通便，腑气通则不痛。运用本方时，体实、证实或证急，如腹部既胀且痛，大便不通，舌红苔黄，脉实，乃可用之。如形气稍差，属气滞热结之证者，可用百顺丸（《景岳全书》方）：大黄12g，甘草3g，煨牙皂3g，加沙参15g，当归首10g，以固气护血，攻不伤正，较为安全。②比较：本方与小承气汤似同实异。药物相同，但药量和煎法却异，故方名不同而治疗意图亦有异矣。小承气汤剂量是：朴6g，枳9g，黄12g，本方是枳15g，黄12g，朴24g。在煎法上，小承气是三味同煎，本方是先煮枳实、厚朴，后内大黄。本方厚朴之量四倍于小承气汤，枳实多两枚，取其枳朴气厚以行气止痛，大黄助其通便，故以厚朴为君。可见本方是行气为主，荡涤实热为辅。小承气是以大黄为君，三味同煎，是以荡涤实热为主，而行气为辅。如尤氏说："承气意在荡实，故君以大黄；三物意在行气，故君以厚朴。"

十二、腹满不减，减不足言，当须下之，宜大承气汤。^{见前痉病中。}

〔论注〕此条为实热腹满之证治。腹满不减，是说腹部胀满急剧，毫无减轻之时。减不足言是一句插话，进一步描述实证之腹满，根本不减。其病理多因实热蕴结于肠胃，或宿食与实热内结，出现满痛交加之急证，故须攻下其实热之邪。

〔指难〕本条见于《伤寒论》，此多"须"字，其意义加重攻下之语气。其重点有三：①运用本方标准：严格而论，务需满、痛、燥、实、闭俱备，方可运用。因本方属苦寒攻下之峻剂。方中大黄荡热斩关，破实于肠胃，芒硝润结软坚，化燥于肛门，厚朴下气，节制硝黄之大寒；枳实泄满，辅助厚朴之下气。所以，要有真实证，阳热旺盛之体，或形气充实者，投之勿虑。②有关腹满：属攻下方剂四首，临证如何掌握？应根据病势缓急和不同病位，进行选用。如厚朴七物汤证，是以腹满兼表证或不兼表证，是以腹满为主，疼痛和表证次之，病位在胃肠；大柴胡汤证，满痛在心下和两胁，以疼痛为主，病位在胆胃；厚朴三物汤证，满痛在大腹部，病位在肠胃；大承气汤证，满痛在脐腹部，病位在肠。此为四方证鉴别的要点。③临证运用：满、痛、燥、实、闭五症俱备，实热蕴结盛，经用大承气汤下后，上五症不减、便不通者，可加肉桂 1.5g 以化气，因气化则能出矣。若属肉食所致单纯性肠梗阻，可加山楂 12g，以消肉食。对严重肠梗阻，肠腔积液较多者，可加甘遂 3g 以逐水。如肠梗阻经攻下不缓解者，需经外科治疗。以上均需病程短、体实、脉实者，乃可用之。根据脾主肌肉，阳明主肌肉之理论，本方还可用于治疗单纯性肥胖病，属阳热旺盛之体者宜之。

〔**例案**〕

1.邓某，男，25岁，巴中县复兴乡农民。于1949年6月初旬，大便不通三日求治。患者素体壮实，病前因吃酒席后，出现脐腹部既胀且痛，两天未进食。面赤，两目黄染，皮肤不黄。舌红苔黄燥，脉滑有力。此乃实热蕴结之大承气汤证。此实热蕴结至极，气机阻滞，非加化气之品不可。方用：大黄12g，厚朴6g，枳实10g，芒硝12g（兑药冲服），肉桂1.5g（淡盐水炒）。服一次便通，腹满痛大减；服1剂后痊愈。

2.王某，男，40岁，成都市和平公社教师。1960年12月，患者早晨中午未进食，到下午5时左右，饿甚，在饭店一次吃蒸牛肉三份，约1斤，米饭1斤，到晚上8时许，脐腹胀满疼痛无休止，不矢气，呻吟不休，按之腹满痛更剧。面色少华，舌淡红苔少乏津，脉滑有力。此乃宿食内结大肠之急证，急用大承气汤加山楂：大黄12g，枳实10g，厚朴6g，山楂12g，芒硝15g（兑药冲服）。嘱浓煎取汁服之，便通即停。

病人服一次后约40分钟，便通，腹满胀痛基本消失，于是停服，安静熟睡。次日去四川省人民医院检查，诊断为不完全性肠梗阻。由于患者体质差，不能胜任手术，采用保守治疗。继用四君子汤合保和丸加减，调理7日，痊愈出院。

3.刘某，女，32岁，工人。因患单纯性肥胖病，于1965年5月求治。半年前生小孩后，体重渐增。近三月来，每天体重增加半斤，由118斤增至168斤，经治疗无效。目前，胃纳旺盛，每餐米饭半斤尚感不足；精神好，仅感上楼心慌；大便秘结，两天一次；舌质红苔少乏津，脉实有力。此阳明阳热过旺，非大承气泄之不可。大黄12g，枳实10g，厚朴6g，芒硝12g（冲服）。

患者将上方服半月许。患者每日大便泄下 3 ～ 5 次，体重渐减，自感心累，要求停服。我认为仍需继续服药，上方加沙参21g，又服10剂，自觉心慌减。每日大便仍 3 次，体重下降至 128 斤。嘱停药观察半月。体重不仅未增加，反又下降 3 斤，精神好转痊愈。

以上三例说明，大承气汤对某种病情，有救命之功，关键在于证实、证急，阳热旺盛。如一例因酒席后，酒性标热本湿，湿热内蕴成实，结滞大肠太盛，故先用大承气无效，加肉桂以化气，气化则能出矣。肉桂用淡盐水炒者，取其直入下焦，且制其燥性，化气而不助热耳。二例证急体弱，便通为度。三例体实热旺，连服 20 多剂亦无碍。故古方的化裁应用、药物的炮制、服药守方的长短，具有无穷奥妙，全靠学者潜心钻研，方可得医学之真谛。以上三例，均以大承气汤加味获功，非谓仲景配伍不精矣。余实师于仲景而发扬之，使仲景之方治今病，实为大承气汤增色耳。

十三、胁下偏痛，发热，其脉紧弦，此寒也，以温药下之，宜大黄附子汤。《脉经》无发热二字。

大黄 10g　附子 3 枚（炮）　细辛 6g

上三味，以水 500mL，煮取 200mL，分温三服；若强人煮取250mL，分温三服。服后如人行四五里，进一服。

〔论注〕此条以紧弦脉之脉理阐发寒实内结之病理和治法。胁下为厥阴所主，阴寒之气随其所虚之处而客之。由于阳气虚不能温化阴凝之邪，故聚于某一侧而发为偏痛。虽有"发热""其脉紧弦"，弦紧皆属阴脉，主寒主痛。此发热，既非病邪在于表，又非里热外蒸之发热，乃阴寒内结，阳气被郁，郁而欲伸之象。如尤氏说："胁下偏痛而脉紧弦，阴

巴蜀名医遗珍系列丛书

寒成聚，偏着一处，虽有发热，亦是阳气被郁所致。"故曰"此寒也"。此为寒实内结之证，非温不能散其寒，非下不能去其结，故用温下法主治。

〔**指难**〕以上三方均属苦寒攻下之方，本方乃温下之剂，适用于寒实内结之证。本证多由体质阳虚，宿食与寒气凝结于肠间，症现腹满而大便不通，满甚于痛，或胀满不痛；舌淡苔白润，脉弦紧或脉沉迟。方中大黄泄下通便，以去结；附子、细辛温阳通滞以祛寒，除满定痛；大黄走而不守，与大辛大热之辛、附同伍，是寒热并用，温攻兼施之配伍方法。非寒结成实者，不可妄投。在运用时，加桂枝化气而疗效更佳；或用《本事方》之温脾汤（厚朴、桂心、附子、干姜、大黄、甘草）更符合病机。方中桂心，即温下化气之义。

若属寒实内结之证，用温下法大便仍不通，腹部胀满，呕吐，脉细者，多属中阳大败，降浊传导之机将绝，预后多不良。若属肠梗阻者，应急以手术施治。

十四、腹中寒气，雷鸣切痛，胸胁逆满，呕吐，附子粳米汤主之。
　　附子 1 枚（炮）　半夏 7.5g　粳米 7.5g　甘草 3g　大枣 10 枚
　　上五味，以水 800mL，煮米熟汤成，去滓，温服 100mL，日三服。
〔**论注**〕此条为寒逆胃肠之证治。腹中寒气，言其病因。寒邪在胃肠，阳气不足，阴气有余，则寒中肠鸣腹痛。雷鸣切痛、呕吐，言证之本。在于脾胃阳虚，中焦无制，阴寒之气妄动，奔迫于肠间所致；胸胁逆满，论证之标。下焦之阴气盛，不特肆于阴部而且逆于阳位，中虚而堤防撤矣。此为阳虚寒逆之腹痛、呕吐证，故用温阳祛寒、降逆缓痛之法治之。

〔**指难**〕附子粳米汤，是言本证之治。其腹痛虽剧烈，多时痛时止，喜按喜热熨；其呕吐物多是清冷之水，或清冷食物。本证是寒，寒者热之，非附子之热，不足以温阳祛寒；甘草、大枣、粳米之甘以缓之；逆满呕吐，非半夏之辛，不足以开之、降之。方中附子性悍，独任为难，必得大甘之品，方足以为用，故配甘草、大枣、粳米，以温阳化阴而筑堤防，使阳复寒化而诸症可平。

十五、心胸中大寒痛，呕不能食，腹中寒，上冲皮起，出现有头足①，上下痛而不可触近，大建中汤主之。

蜀椒6g（炒去汗） 干姜12g 人参6g

上三味，以水400mL，煮取200mL，去滓，内胶饴15g，微火煎取150mL，分温再服；如一炊顷，可饮粥60g，后更服，当一日食糜温覆之。

①上冲皮起，出现有头足：形容腹部有块状物突起。

〔**论注**〕此为阴寒腹痛之证治。心（胃）胸中大寒痛，既有胃中冷痛，又有厥逆脉伏等大寒证。呕不能食者，是寒盛格拒于中也。总由中阳虚寒，阴寒凝滞所致。不仅胸中疼痛，且胃气当降不降，应纳不纳，故呕不能食。

腹中寒言其病理为阴寒太盛。上冲皮起，出现有头足，是寒盛格拒于外，阴凝成象，肠中虫物乘之而动也。上下痛而不可触近，是辨证要点。内而脏腑，外而经络，痛之甚，在于寒之甚也。上下走痛无定处，是为虚象，非寒实也。此为寒盛虫动之证，故用温中散寒、建中安蛔之法主治。

〔**指难**〕本条的重点有三：①证治：本条为中阳大虚，阴寒内盛，可导致蛔虫妄动而腹痛。方中人参、饴糖建中益气；干姜、蜀椒温胃祛寒，降逆和胃，且有驱虫之效，共达甘温以建中，甘缓以止痛，促使中阳健运，阴寒自散耳。本方既可主治虚寒腹痛、呕吐，又可主治寒盛虫痛所致呕吐。虽驱虫之力弱，但有建中安蛔之效。②本方与附子粳米汤的比较：温阳散寒，降逆缓痛的功效，两方相同。甘温建中，本方则优于附子粳米汤；壮元阳而祛阴寒，开阴结降逆止呕，附子粳米汤又强于大建中汤，但建中安蛔却次之。总之，中阳大虚，阴寒内盛，形气不足者，宜用大建中汤；下焦元阳不足，阴寒横逆者，宜用附子粳米汤。③与小建中汤比较：甘温建中为二者共有。所异者，小建中汤在虚劳篇中，是治阴阳失调之假热真寒，故以桂枝、白芍（白芍倍桂枝）以调平阴阳，化气以止痛；大建中汤是治中焦虚寒，或寒盛蛔动之腹痛、呕不能食，故以人参、干姜温中散寒。以大小名方者，在于斯耳。

十六、寒气厥逆，赤丸主之。

茯苓 12g　半夏 12g（洗）^{一方用桂}　乌头 6g（炮）　细辛 3g^{《备急千金要方》作人参。}

上四味，末之，内真珠为色，炼蜜丸如麻子大。先食，酒饮下三丸，日再夜一服；不知，稍增之，以知为度。

〔论注〕此条太略，只能以药测证。寒气论其病因，厥逆既是证候，又是病理。厥，手足厥冷也；逆，阴寒之气上逆也。从病理来说，由于脾肾阳虚，阴寒之气不化，寒水侮土，脾阳被困，不能温达于四末，故手足厥冷。水饮上泛，而有心悸、呕逆等症出现。此为阴寒厥逆之证，故用温阳散寒、降逆祛饮之法主治。

〔指难〕本条的重点在于方义和运用。方中茯苓、半夏祛痰利饮，降逆开结；乌头、细辛散陈寒而止痛，且有回阳通痹之效；半夏与乌头相反，取其相激相荡之功，使祛痰逐饮、通阳开痹、温阳祛寒之力更强；朱砂为衣，取其宁心安神，且有重镇之效；蜜丸制乌头之毒性，酒服以助药力运行，共呈温阳散寒、厥回呕止之效。

本方适应证，除四肢厥冷、呕逆、心悸外，如阴寒内聚之腹痛，风痰所致之顽固性头痛，舌淡苔白滑或淡红苔薄津润，脉沉滑或沉弦等症均可运用。

特别注意的是：一是乌头必须制熟；二是乌头未制好，严禁酒服，以防加速中毒，导致死亡。

十七、腹痛，脉弦而紧，弦则卫气不行，即恶寒；紧则不欲食，邪正相搏，即为寒疝。

寒疝绕脐痛，若发则白汗①出，手足厥冷，其脉沉紧者，大乌头煎主之。

乌头大者5枚（熬去皮，不㕮咀）

上以水300mL，煮取100mL，去滓，内蜜30g，煎令水气尽，取200mL，强人服70mL，弱人服50mL，不差，明日更服，不可一日再服。

①白汗：痛极而阴精上迫外泄，额上出汗，不黏不咸，白亮如珠，称为白汗。

〔论注〕此条为总论寒疝病机和治法。先以弦紧脉之脉理而阐发寒疝之病理。其病理如徐氏说："卫外之阳，胃中之阳，下焦之阳，皆为寒所痹。"卫阳源于胃，胃阳虚则卫阳亦虚。卫阳不能卫外故恶寒；胃阳不振，寒不杀谷，故不欲食。元气根于下焦，阴寒内盛，以致阴寒搏结，邪正相争，即成寒疝。

腹为五脏六腑之宫城，阴阳气血运行之发源。同时脐居腹的中央，为任脉上行循环的要道，五脏六腑的阳气，皆禀于任脉。若寒疝暴发，阻碍任脉流通及气血的畅行，故绕脐剧痛。如《素问·骨空论》说："任脉为病，男子内结七疝。"因疼痛急剧，卫气无力固密，阴精外泄而白汗出。阴寒搏结太盛，阳气无力温达，故手足逆冷。阴寒至极，故脉象由弦紧而转为沉紧。此为阴寒内结之寒疝证，故用大辛大热之乌头以温经祛寒，散结缓痛。

乌头一般用制川乌，取其大辛大热大毒，单刀直入，以散陈寒痼冷。白蜜以解毒，变辛为甘，变急为缓，散寒结以定痛。

〔指难〕本条与"夫瘦人绕脐痛"比较：其部位虽同，病因有异。腹为三阴所主，脐以上为太阳，脐以下为少阴，脐两旁为厥阴。彼为太阴之脾阳虚，谷气不行，其绕脐疼痛，属于阴结而大便不通，其痛无休止；本证是无形之寒气凝滞，是三阴之阴气俱结，绕脐疼痛虽然剧烈，但发作有时，痛有休止。发则肢厥，白汗出，也是本证之特点。临床时，学者需仔细鉴别。

十八、寒疝腹中痛，逆冷，手足不仁，若身疼痛，灸刺诸药不能治，抵当①乌头桂枝汤主之。

乌头桂枝汤方：

乌头

上一味，以蜜200g，煎减半，去滓，以桂枝汤50mL解之，令得100mL后，初服20mL；不知，即服30mL；又不知，复加至50mL。其知者，如醉状，得吐者为中病。

桂枝汤方：

桂枝10g（去皮）　芍药10g　甘草6g（炙）　生姜10g　大枣12枚

上五味，判，以水 700mL，微火煮取 300mL，去滓。

①抵当：抵，为"祇"字之误；当，读平声。抵当，犹祇宜，应当的意思。

〔**论注**〕此条为表里俱寒之寒疝证治。阴寒内结则成寒疝而腹中痛。阴寒盛而阳气痹于外，故手足逆冷，甚则手足麻木不仁，而身疼痛，此内外有寒也。由于寒邪伤及表里，形成内外阳气痹塞之复杂证候，故用灸刺治其外，不能祛里寒；用一般温阳散寒治其里，不能达于外，此为里阳大虚，表里俱寒之寒疝证，故应当用温阳祛寒之法主治。

〔**指难**〕本条的重点有三：①辨病证：本证为胃阳与卫阳俱衰，内寒与外寒交盛，里外俱病，表里俱痹之重证，故用大药而治大病，药虽猛，有病则病当之。至于"手足不仁"，多因寒湿痹塞日久；肌肉未消瘦者，属寒滞血瘀；若手或足之肌肉萎缩者，又属寒痹精血大亏所致。②方义和运用：方中乌头无剂量，据《备急千金要方》为 5 枚除去角。临证用量，一般以 15 ~ 30g 为宜。本方由桂枝汤加乌头、蜂蜜组成。桂枝汤用于内调脾胃而温运中阳、外和营卫而通阳宣痹；乌头大辛火热，走而不守，功专驱陈寒而复里阳，与桂枝汤同伍，外而经络，内而脏腑无处不达，确为表里俱寒，阳气痹塞之重证而设。③两点注意：一是煎法：乌头毒性大，最好用生姜（等量打碎）与之同煎 1 ~ 2 小时，以不麻舌为度。在煎熬过程中，一次将水加足，中途不能加水（加生水则乌头毒性不减）。然后加其他药物，煎一定时间，即可服用。此种煎法，比与蜂蜜同煎更好。蜂蜜一熬便成糊状，不易把乌头煮熟。而生姜既善制乌头之毒性，又助药力以增温阳祛寒之效。其中蜂蜜可备解乌头中毒之用。附子的煎法，与乌头同。二是服法：方后注说："初服20mL，不知，即服30mL。"此处之"即"字，应是"即可"之意，不可理解"立即"之"即"，否则易中毒。"又不知，复可加至50mL，主要说明，先由小剂量，逐渐加大，是前人兑服此类药物之谨慎。至于"其知者如醉状，得吐者为中病"，乃乌头之"瞑眩"现象。这类现象只要煎法得当，辨证准确，用量适宜，是可以避免的。

其次，原文之"手足不仁"，非寒疝之必然兼症，而是痛痹日久之常有兼症；"逆冷"，既是寒疝突发之应有兼症，又是寒痹之应有兼症。本方既是寒疝之主方，又是痛痹之主方。两者病证虽异，而阳虚寒痹之病理则一也。我用本方治病痹、筋痹、无脉证各一例，介绍于后。

〔例案〕

1. 杜某，男，54岁，巴中县复兴公社干部，1972年8月16日初诊。右上肢肘关节肿痛7天，近两日疼痛剧烈，呻吟不绝，日不能食，夜不能眠。当地医院注射青、链霉素5天，疼痛日益加剧，不可忍受，前来求治。现症：右肘关节肿痛不红，扪之局部不烧，关节只能屈不可伸，自觉畏寒，不发热。舌质淡、苔薄白而津润、脉沉细。其病因：病前气候炎热，夜睡双上肢裸露，宿舍当风，右侧正当窗户，熟睡时被风冷之邪入侵；患者素体阳虚多寒，与外邪相搏，留滞经络，以致阳气不运，经络不通发为本证。时值炎暑之际，但阳虚寒凝之痛痹证的确存在，即拟温阳散寒、通络宣痹之法，用乌头桂枝汤加麻绒治疗：制川乌（另包生姜，水先煎2小时）15g，桂枝9g，炒白芍9g，生姜9g，大枣12g，甘草6g，麻绒6g。嘱服2剂。

8月18日复诊：病人服上方1剂后，肿痛大减，夜间能入睡，日能进食；2剂后，肿痛消失，右肘关节屈伸自如，饮食增加，舌脉同上。经络寒凝之邪已解，阳虚脾胃未健。于上方去麻绒，服乌头桂枝汤2～4剂，以巩固疗效。病人服2剂后，饮食大增，精神好，关节如常人而告愈。

2.魏某，男，36岁，广元砖瓦厂工人，1972年2月10日初诊。右手背及手掌鱼际肌肉痿缩2年半，右手指拘挛，强硬不灵活，成鹰爪形；左手背及手掌鱼际肌肉痿缩4月左右，左手拇指、食指拘挛，强硬不灵活。经某医院诊断为鹰爪证。在当地经服中西药一年多，疗效不显，前来我院门诊治疗。病人形体消瘦，精神尚可，双手前臂和手指厥冷，麻痹不仁。纳差（每餐二两左右），喜食辛辣，大便正常，小便清长。舌质淡，苔细白而滑，脉沉细以右脉为甚。辨证为阳虚寒湿瘀滞、精血不足之筋痹。拟以温阳驱寒、活血填精之法，乌头桂枝汤加味主之：制川乌30g（煎法同前），桂枝9g，白芍9g，生姜9g，大枣12g，甘草6g，桃仁12g，红花6g，菟丝子12g，枸杞12g。嘱服30剂。

3月23日复诊：病人因回家停药，上方仅服15剂。饮食大增（每餐5两尚感不足），精力充沛，双手指转温和，右手前臂肌肉逐渐增长，右手指开始灵活，仅大指、食指还强硬，左手前臂肌肉基本丰满，大指、食指屈伸灵活。喜食咸辣味，舌淡苔薄白而津润，脉沉细。效不更方，仍宗前法。去桃仁、红花活血之品，加重养血填精药物。制川乌30g（煎法同前），桂枝9g，白芍9g，生姜9g，大枣12g，甘草6g，大当归15g，鸡血藤15g，菟丝子30g，枸杞12g。嘱服30剂。

5月5日三诊：病人服上方30剂，体重由102斤增至115斤，右手前臂肌肉丰满，鹰爪消失，双手指屈伸自如；精神饱满，舌质正常，苔少津润，脉象和缓。患者要求用药泡酒常服，以巩固疗效。根据病情，陈寒已净，筋痹已愈，但病程较久。尤恐复发。似以养血填精、通阳活络之法，于第二诊方中去制川乌、生姜温阳散寒之品，其余药物加倍剂量，泡酒服，以全其功。

3. 赵某，女，24岁，成都市红星中路工人，1978年6月20日初诊。右肩臂冷痛，双手无脉，双手厥冷，麻木近一年。病人于1977年8月10日，因一身关节红肿疼痛，经市某医院诊断为风湿热。入院治疗，症状缓解出院。尔后发现双手无脉，自觉右肩臂冷痛麻木，于1978年3月经某医院诊断为无脉证。曾服中西药2月余，效果不显，前来我院门诊。现症：头昏，右侧头痛，胸部刺痛，右肩臂冷痛，双手厥冷、麻木，失眠，纳食腹胀，饥不欲食，渴不欲饮，口腻，喜食辣味，舌质紫晦有瘀点，苔根薄黄微腻，双手无脉。血压测不出。此为阳虚寒凝湿滞、脉络瘀阻、脉道不通之证。拟以温阳祛寒、活血通脉、运脾除湿之法，用乌头桂枝汤加味主治。制川乌15g（煎法同前），桂枝9g，炒白芍12g，生姜9g，大枣12g，甘草3g，苏木9g，桃仁12g，红花6g，老鹳草30g，五加皮12g，生谷芽15g，隔山撬15g。嘱服6剂。

6月28日复诊：病人服6剂后，诸症好转，胸刺痛大减，饮食增加，舌质舌苔同前，脉仍不显。效不更法，继服原方。

7月5日三诊：病人服上方3剂后，头昏头痛明显好转，饮食倍增，右手冷胀较左手为甚，耳鸣眼花，舌质暗淡，苔薄白根微黄而润，右手脉微而细，左手仍无脉。再守原方，加菟丝子15g，枸杞12g，以填精补肾。

7月19日四诊：病人服上方8剂后，诸症基本消失，右肩臂已不冷不痛不胀，上肢麻木消失，饮食正常，精神好。仅时觉手腕冷，头昏，耳鸣，眼花，时而失眠，二便正常，舌质紫略红、舌尖红、苔根白黄微腻，右手脉微细，左手脉弦细。测血压右手80/40mmHg，左手测不出。仍宗上法加减，加重活血通络之品。制川乌15g（煎法同前），桂枝9g，白芍12g，生姜9g，大枣12g，炙甘草9g，归尾12g，桃仁12g，红花

6g，苏木 12g，鸡血藤 30g，五加皮 12g。

7月27日五诊：病人服上方 6 剂后，手腕冷已消失，睡眠转佳，头昏、耳鸣、眼花亦消失，精神饱满，无其他不适。现仅腰濡痛，四肢腰部有散在小红疹，发痒；舌质淡红有瘀点，苔薄白，右脉微细，左脉细滑、左寸明显。测血压，右手 80/40mmHg，左手 78/40mmHg。陈寒将尽，于四诊方中加丹参 21g，以加强活血化瘀，巩固疗效。

以上三个病例，病因病理都属阳虚寒凝，表里俱寒之证。但病程、病位不同，故加入不同药物主治。一例属痛痹初起，风寒凝滞于经络，局部阳气不通。故只加麻绒一味，意图不在发汗解表，在于温经通阳、散寒宣痹之力更强，故仅 2 剂而获效。二例属筋痹，病程久，不仅陈寒痼冷凝滞筋脉，且胃阳、卫阳俱衰，日久精血亦虚，不足以灌注濡养。故双手指拘挛强硬而不灵活，局部肌肉亦痿缩。在治法上，加入大当归、鸡血藤、菟丝子、枸杞等药物，其意在于填补精血，温运中阳而驱陈寒痼冷。三例属无脉证。据《四诊抉微》说："久病无脉，气绝者死；暴病无脉，气郁可治。伤寒痛风、痰积经闭、忧惊折伤、关格吐利，气运不应，斯皆无虑。""有中寒而无脉，葱熨并灸气海，此见脉而皆有可生之机。"尤其是慎奄按："凡大吐后，有脉二三日不出者；有大痛后，气血凝滞，脉道壅阻而不出者，吐止痛安，而脉自出，不可因其无脉而遽断为死证也。"本例无脉近一年之久，其主症胸部刺痛，右肩臂冷痛，双手厥冷等，皆为阳虚寒凝，瘀血阻滞，脉道不通所致。从病因看，是风寒湿三气相并，阳虚寒凝，气滞血瘀，致使脉络不通，脉道痹塞而成无脉，故加归尾、桃仁、红花、鸡血藤、苏木等药物，意在活血化瘀。而活血化瘀寓于通阳祛寒之中，则化瘀通脉之力更强。总之，以上三例病证虽有不同，而阳虚寒凝，表里俱寒之病机相同，故均用本方为主治疗，此便是异病同治之例也。

十九、寒疝腹中痛，及胁痛里急者，当归生姜羊肉汤主之。

当归 10g　生姜 15g　羊肉 100g

上三味，以水 800mL，煮取 300mL，温服 70mL，日三服。若寒多者，加生姜成 100g；痛多而呕者，加橘皮 6g，白术 3g。加生姜者亦加水 500mL，煮取 300mL，服之。

〔论注〕此为寒疝属血虚之证治。腹痛是寒疝之主症，由阴寒凝滞，气血运行不畅所致。此因血虚而温煦濡养功能减弱，肝无所藏，脏腑失养，故腹中拘急。其病理为寒凝血滞，气血运行失调，肝乏血养，故腹痛牵引胁痛。此为寒多血少之寒疝证，故用养血散寒之法主治。

〔指难〕本条应当掌握的有三点：①寒疝三方比较：阴寒内结至极，发则绕脐痛，肢冷白汗者，为大乌头煎证；内外俱寒，绕脐痛而肢厥，或手足冷痛者，为乌头桂枝汤证；此为血虚寒滞，绕脐疼痛，其痛势缓而病程久，血虚为主因，寒滞为诱因。②方义和方后加减：方中当归辛温而窜，温养血脉而行滞止痛；生姜辛温散寒与当归同伍，善理血分之滞，散血分之寒；羊肉性热补虚而养阳，又为血肉有情之品，以补血肉有形之体。如《素问·阴阳应象大论》说："形不足者，温之以气；精不足者，补之以味。"方后加味："若寒多者，加生姜成 50g"，是指在里之阴寒甚而外证恶寒，胃阳、卫阳并虚，故加之以温胃祛寒。"痛而多呕者，加橘皮 6g，白术 3g"，是指寒滞胃肠，脾胃不和，故加之以调气止痛，健脾和胃。③本方运用：还可主治妇女月经后期量少，经行腹痛，或经尽腹痛，属血虚寒滞之证。如月经后期量少，色淡质清，属阳虚血寒之不孕证，多系先天发育不良，25 岁以下者亦可用之。方中羊肉可用

500g，以补虚温阳，每次经期服用。

二十、其脉数而紧弦，状如弓弦，按之不移。脉数弦者，当下其寒；脉紧大而迟者，必心下坚；脉大而紧者，阳中有阴，可下之。

〔论注〕此条为总结寒疝脉之变幻和邪实可下之脉。脉数为阳，紧弦为阴，阴阳互见，乃寒热交至也。状如弓弦，按之不移，从脉象为形容脉弦有力；从病证来看，为寒邪内盛，正气外张之脉，尚不可下，此真寒假热之脉象，因紧弦之脉，从仲景脉学，皆属阴也；从寒疝来看，则数反从弦，故其数为阴凝于阳之数，非阳气旺盛而自生之数矣，故曰脉数弦者，当下其寒。紧迟属阴，主寒；大脉属阳，主邪盛；紧大而迟，为寒热杂合，互结于心下，故心下痞坚。大脉属阳，主邪气盛；紧脉为寒，主阴凝，故曰阳中有阴。乃热中伏寒，寒凝为主，寒热互结成实。可采用温下法，下其寒实。

〔指难〕本条需掌握的有两点：①寒疝成实证治：寒疝之因，主要是寒。紧弦是寒疝之主脉，阴寒内结未成实者，脉多沉紧。如阴寒内结成实者，其脉象多沉迟有力，或弦数有力，或大而紧，症现男子阴缩、女子乳房缩、大便不通，可用大黄附子汤加桂枝，以温下寒实。②乌头与附子的比较：两者均是大辛大热大毒之品，其功用不尽相同。附子是守而不走，壮元阳而温里阳，通过温里阳而祛内寒；乌头是走而不守，驱陈寒而复里阳，且有开痹之功，故乌头散陈寒痼冷比附子强。所以，乌头为治寒疝主药，对寒湿痛痹，亦为临证所常用。

附方一：

《外台秘要》乌头汤：治寒疝腹中绞痛，贼风入攻五脏，拘急不得转侧，发作有时，使人阴缩[1]，手足厥逆。方见上。

①阴缩：男子生殖器缩入盆腔，女子乳头缩入。

〔**论注**〕寒疝腹中绞痛，言其疼痛性质属寒，阴寒凝滞，则阳气运行受阻，故腹中绞痛，乃寒盛至极也。风冷之邪侵入腹内，是导致本病之因；体质阳虚，又是本病之主要根源。正因里阳大虚，风冷入腹，干及五脏，五脏失于主宰，阳气被寒所痹，腹中拘急不能转侧，发作时疼痛剧烈，故使人呼叫。阴缩之病理，在于肝脉入腹络阴器，寒主收引，阴寒盛则宗筋挛急。阳气不得布运，故手足逆冷。内而脏腑，外而经络皆为寒邪所痹，此表里俱寒之寒疝重证。所以，重用本方以峻散阴寒，大温阳气，宣阳通痹，阳复阴散，则表里诸症可平。

〔**指难**〕本方即乌头桂枝汤，唯剂量比前方更大。乌头 15 枚，桂心 18g，芍药 12g，炙甘草 6g，生姜 100g，大枣 10 枚，蜂蜜适量等。主治病证相同，但本方证候急重，故剂量大。煎服方法与前同。临床时，剂量的大小，应根据患者年龄、体质、病情而定，决不可生搬原方剂量，造成恶果。

附方二:《外台秘要》柴胡桂枝汤治心腹卒中痛者。

柴胡 12g　黄芩 5g　人参 5g　半夏 6g　生姜 5g　大枣 6 枚　桂枝 5g　芍药 5g　甘草 3g

上九味，以水 600mL，煮取 300mL，温服 100mL，日三服。

〔**论注**〕以药测证，用于里则有温调脾胃、疏肝解郁、通阳开结、甘缓止痛之效。如肝郁气滞，里寒不盛，气机一时阻滞，以致心（胃）腹卒痛；或脾胃阳虚，里寒不盛，外寒引动内寒之寒疝腹痛轻证；或表里同病，症现胃腹痛、往来寒热、心烦、喜呕、恶风、舌质淡苔薄白、脉浮弦等太阳少阳经证者，均可用本方主治。

〔**指难**〕本方即《伤寒论》太阳病篇之柴胡桂枝汤，与本方相同，《外台秘要》推广其用。《外台秘要》载："疗寒疝腹中者，柴胡桂枝汤主之。"记载有"寒疝"二字，而无"卒"字。本方由小柴胡汤和桂枝汤两方组成。方中之小柴胡和解少阳而透表开郁，桂枝汤和营卫而温中止痛，共达温调脾胃、化气解郁、解外和里、祛邪止痛之功。

附方三：《外台秘要》走马汤治中恶①，心痛腹胀，大便不通。

巴豆2枚（去皮、心，熬）杏仁2枚

上二味，以绵缠捶令碎，热汤20mL，捻取白汁，饮之当下。老小量之。通治飞尸鬼击病。

①中恶：即中臭秽恶毒之气，俗名绞肠痧。

〔**论注**〕关于中恶之证，《外台秘要》论述更详。中恶之解，沈明宗氏说："中恶之证，俗名绞肠乌痧，即臭秽恶毒之气，直从口鼻入于心胸，肠胃脏腑壅塞，正气不行，故心捕腹胀，大便不通，是为实证。非似六淫侵入，而有表里虚实清浊之分。"说明中恶是以卒然胃腹绞痛为主，它与卒疝无异，惟卒疝据《外台秘要》是以小腹及阴中相引绞痛，同本篇所论寒疝绕脐痛，基本相同。中恶、飞尸、鬼击，均是胃腹绞痛；寒疝是脐腹绞痛；中恶有大便不通，寒疝亦有之；鬼击有出血现象，以此为辨。以上病名虽然不同，阴寒内结肠胃或三阴，病理则一也，故均可用本方主治。

〔**指难**〕本条的重点在于方义和运用。方中巴豆极热大毒，峻攻寒结；佐杏仁，以利肺与大肠之气，使寒邪从浊道而出，取其通则不痛之义也。总之，无论中恶、飞尸、鬼击、卒疝，无出血现象，出现胃、腹、脐卒然绞痛之急证，大便不通，确属寒实者，乃可用之。便通即停。若泻下不止者，饮冷水一杯则定。

二十一、问曰：人病有宿食，何以别之？师曰：寸口脉浮而大，按之反涩，尺中亦微而涩，故知有宿食，大承气汤主之。

〔论注〕此条为从脉辨宿食之可下证治。宿食，系指所食之物，不消不化，停滞于胃肠间，又称为伤食。致病之因，有因脾胃虚弱，不足以腐熟运化；有过食肥甘而损伤脾胃；有暴食过饱与肠胃实热互结，传导不利等。本证正是后者，故寸口脉浮而大。浮非表证之浮缓、浮紧或浮数，而是浮大，皆为阳脉。浮为谷气盛，大为谷气实，在于有形之宿食停滞，气机不畅，故按之反涩；水谷之糟粕不能下达，故尺中亦微涩。此为实热与宿食交结之实证，故用泄热导滞之法主治。

二十二、脉数而滑者，实也，此有宿食，下之愈，宜大承气汤。

〔论注〕此条为宿食与实热在肠之证治。数脉为热，滑为谷气盛，脉数而滑，均为有余之脉，故曰实也。由于宿食停滞，积而生热，宿食与积热蕴结于肠胃，为有形之实邪在腑之证，尤恐积热化燥伤津，故可用下法。大承气汤，既可泄热，又可导滞，故宜之。

〔指难〕本条为宿食热结之候，应当有脐腹胀痛之主症，方可运用大承气汤主治。如热结稍轻者，可用调胃承气汤加山楂、神曲之类，以泄热导滞消食；如舌脉无热象，可用《丹溪心法》之保和丸（山楂、神曲、半夏、陈皮、茯苓、连翘、莱菔子）加减以消食导滞。

二十三、下利不欲食者，此有宿食，当下之，宜大承气汤。

〔论注〕此为宿食而致下利之证治。骤伤宿食，停滞胃肠，中焦升降之机失司，肠中水谷不分，下奔则利；伤食故不欲食。所下之物，残渣秽臭；在上嗳腐吞酸，腹部胀痛。体不虚而阳热旺盛者，可用本方随其机能自然趋势而攻下之，去其宿食，肠胃功能正常，升降调达，其病可愈。

〔指难〕本条是"通因通用"的治则。暴伤宿食，正气不虚者宜之。若体虚而舌脉无热象者，其治法又宜健脾消食为主，可用痛泻要方：白术、白芍、陈皮、防风，加山楂、神曲之类治之。

以上三条，前两条详于脉而略于症，后一条有症缺脉，仲景文多如此。21条之脉大而涩，应是大涩有力，方能言实；22条滑数并见，为谷结腑热。前者宿食略久，而气机阻滞；后者多属新病，脉虽不同，新久略殊，病因则一；23条之下利、不欲食，既与不能食有别，又与三阴下利不同。

二十四、宿食在上脘，当吐之，宜瓜蒂散。

瓜蒂 0.3g（熬黄）　赤小豆 0.3g（煮）

上二味，杵为散，以香豉 70mL 煮取汁和散 3g，温服之，不吐者，少加之，以快吐为度而止。亡血及虚者，不可与之。

〔论注〕此条为宿食在上脘之证治。胃之内部，分上脘、中脘、下脘，上脘在膈间。如饮食过量，停积于上脘而不化，膈间痛而温温欲吐，嗳腐食臭，病势在上，未到中脘，治宜"因而越之"。

〔指难〕本条的重点有三：①吐法：是治法中之一大法。后世医家，一般疾病较少运用。因为吐法促使胃气上逆，必然损伤胃气，同时胃气只宜和降，不应上逆。吐法不仅运用于宿食在上脘，还可运用于痰涎阻滞胸膈之癫证，或服毒，或食物中毒在 1 小时左右者，宜速用此法治之。②宿食治则：如宿食停滞上脘，嗳腐欲吐，正气尚强，可用吐法。如有吐血史，孕妇体虚者慎之。故方后注说："亡血及虚者，不可与之。"宿食在中脘，胃中满闷或痛，嗳腐不欲食，只宜消食导滞，不宜吐、下；宿食在下脘，脐腹部既痛且胀，可用下法，体实热结者，方可运用。总之，在上宜吐，在中宜消，在下宜下，仅是宿食的一般治则。③方义和运用：方中瓜蒂味苦，涌吐力强；赤小豆有两种，本方所用为"蟹眼豆"，性酸温，有涌吐之功，佐香豉取汁，借谷气以顾胃气。方后注说："以快吐为度而止。"是指吐后即停服用，以免过服再吐而伤胃气。说明仲景用吐法之谨严。

二十五、脉紧如转索无常者，宿食也。

〔论注〕此条是重申宿食脉象，以补上条之不足。脉紧如转索无常，是指紧脉兼有滑象，乍紧乍滑，如绳索转动而无常态，故曰无常。此为宿食停滞，胃气失于中和之象。

其次是紧脉主病，在于兼见脉和部位而定。如外感风寒之紧脉，其脉是浮紧，多在左手寸关部；内寒之紧脉，其脉是沉紧或弦紧，两手皆可见；而宿食之紧兼滑象，中取多在右手关部。因病因不同，所以兼脉就有显著之区别，再脉症合参，方为全面。

〔指难〕本条为补宿食在上脘之脉。《伤寒论》厥阴病篇说："病人手足厥冷，脉乍紧者，邪结在胸中，心下满而烦，饥不能食者，病在胸中，当须吐之，宜瓜蒂散。"其理明矣。

二十六、脉紧，头痛，风寒，腹中有宿食不化也。^{一云寸口脉紧。}

〔论注〕此条脉症结合，区别风寒与宿食之不同，以及风寒与宿食兼夹之象。紧脉主寒主痛，若脉浮紧，又见头痛，恶寒身热，为外感风寒病也；若脉沉紧，见腹满疼痛，嗳腐恶食，为内伤宿食病也。

〔**指难**〕本条的重点在于辨治。若风寒与宿食并见，既恶寒，又恶食，病证又多有侧重。如表寒偏重者，可用香苏饮（香附、苏叶、陈皮、葱白、生姜、甘草），加山楂、神曲，以解表散寒，运脾消食。如伤食偏重者，可用藿香正气散（藿香、厚朴、茯苓、陈皮、白术、半夏、桔梗、苏叶、白芷、腹皮、甘草），加山楂、神曲，以消食运脾，解表散寒。

五脏风寒积聚病脉证并治第十一

本篇有五脏中风、中寒、五脏死脉、三焦病，以及积聚和积聚与谷气的鉴别。积聚有五脏六腑之分，故与五脏风寒合篇论之。五脏死脉，《内经》称为"真脏脉"，后世称为败脉，其关键是无胃气。如《甲乙经》指出："人常秉气于胃，脉以胃气为本，无胃气曰逆，逆者死。"所谓无胃气，指脉象不和缓而无神、无根之属。其中五脏风寒部分，残缺较多，如明显脱简的有"脾中寒""肾中风、中寒"。在论治方面，仅有"肝着""肾着""脾约"，其余心和肺缺乏论治的记载，也可能是脱简，深为可惜。本书残缺，要算本篇为突出。

本篇所论中风、中寒，既与《伤寒论》之中风、中寒不同（病位在太阳经俞），又与本书卒中偏瘫之中风有别（病位在脑，邪中深浅，决定于瘀血之轻重、肝阳暴亢之程度）。本篇风寒之含义，可以概括为以下三点：①病位：篇名五脏，病变在里，非专指外感表邪立论。②病变：风与寒代表两种不同性质之病因，而产生病变。风邪或寒邪直伤于某一脏，留滞为患，各脏经脉所循行之部位不同，所以产生各脏不同的特殊病变。③属性：五脏风寒，既包括本身寒性和热性病变，也包括本身虚性和实性病变。它既可由风邪或寒邪所引起，更主要地是由各脏本身之体用不同而反映出本身之阴虚或阳虚的不同证候。

本篇积聚与《难经》意义相同，以痛有定处为积，有包块推之不移为积；痛无定处为聚，时聚时散而无包块者为聚。聚者假也，无形无迹，时而假物而聚，按之无物为聚。古人认为，积属脏病，聚属腑病。《内经》有"石瘕"和"肠覃"等记载，亦属积的范围。可见六腑亦可产生积块而为积病。

一、肝中风者，头目眴，两胁痛，行常伛，令人嗜甘。

〔论注〕此为肝中风的证候。肝为足厥阴经，上至巅顶，开窍于目，又属风木之脏而主筋，风胜则动，故头目眴。如《素问》所说"诸风掉眩，皆属于肝"之义是也。肝脉布胁肋，风气中于肝，肝气不疏，则肝气郁滞，故两胁疼痛。肝主筋，筋脉赖精血之濡养。风中于肝，肝主藏血，功能失常，筋脉乏精血以濡之，则筋脉拘急不利，伸展不能自如，故行动常曲背而不伸。甘入脾，土气冲和，则肝气条达；肝苦急，急食甘以缓之，肝有病故喜食甘，即常谓"培土疏木"是也。

关于肝中风，陈无择《三因方》论之更详："肝中风者，人迎并左关上脉浮而弦，在天为风，在地为木，在人脏为肝。肝虚，喜中风，为类相从，故脉应在左关。肝风之状，多汗，恶风，色微苍，头目眴，左胁偏痛，嗜甘，如阻妇状，筋急挛痹不伸，诊其目，其色青。"其中左胁痛，应宗仲景两胁痛为当。阻妇，即妊妇恶阻之状也。

二、肝中寒者，两臂不举，舌本燥，喜太息，胸中痛，不得转侧，食则吐而汗出也。

〔论注〕此为肝中寒之证候。肝主筋而司运动，肝受寒邪则筋脉不利，故两臂不举。肝脉循喉咙而连舌本，寒郁化热，郁热伤津，故舌本干燥。肝喜条达而恶抑郁。肝气郁则气机不舒，故喜太息。肝脉夹胃而上贯胸膈，肝气被郁，胸中之气机失调，则胸中痛，甚则不能转侧。如肝郁乘土，以致肝胃不和，肝失疏泄，胃失和降，故胃不受纳而食则吐；胃津被肝邪所迫而外越，则胃不能降，卫不能卫，故呕吐而汗出。

《三因方》说："肝中寒者，人迎与左关上脉紧而弦；肝虚中寒，乃母子相因，弦多则吉，但紧不弦、舌卷囊缩，为不利，故使本部脉，紧如切绳。肝中寒之状，其人洒洒恶寒，翕翕发热，熏然面赤，漐漐如有汗，胸中烦热，胁下挛急，足不得伸。"

三、肝死脏，浮之弱，按之如索不来①，或曲如蛇形②者，死。

①如索不来：如绳索之急然中止，不能复来。

②曲如蛇形：其脉如蛇行之状，屈曲而不弦。

〔论注〕此为肝之真脏脉。浮之弱，是浮取无力，乃失肝之职而兼肺之刑，按之如绳索之紧急而有中断，乃弦见代脉，失其柔和之象；或曲如蛇行，欲弦而不能，是肝之生气已失，真气已绝，故曰主死。

〔指难〕本条的重点有二：①死脉：与《素问·平人气象论》所说"肝死脉来，急益劲，如新张弓弦曰肝死"相比较，二者不同。此为虚极，彼为亢极，皆失其中和之象，故主死。②死证：死脉如前所论，肝之死证则有：目闭不开，畏阳光，或突然目不见物，戴眼反折，筋痛，发直如麻，皆属肝之精血枯竭，为将死之先兆。临证时，应脉症合参，以便判断预后。其中戴眼反折，即目上视不能转动，为肝死证的重点。

四、肝着，其人常欲蹈①其胸上，先未苦时，但欲饮热，旋覆花汤主之。

旋覆花10g　葱14茎　新绛少许

上三味，以水300mL，煮取100mL，顿服之。

①蹈：本为足蹈，如《论语》有"足之蹈之"。但此处应改"搯"字为当。

〔论注〕此条为肝着之证治。肝着是以病位与病理相结合而命名。着，是附着不散之意。肝之经脉络胸贯膈，病位在胸，肝经气郁血滞于胸中，着而不行，故曰肝着。由于气血郁滞于胸中，以致胸中痞塞郁闷难受，故其人常以手捶打胸部，以缓解其所苦。先未苦时，但欲饮热，是突出本病的病因和证候，在于胸阳暂开而寒气暂散之未发病之先，故欲饮热以缓解其将发之所苦。其病因病理，多因怒气伤肝，肝气抑郁，或因寒气凝滞，致使肝经之气郁血滞，胸中之气血不畅所致。此为气郁血瘀之肝着证，故用解郁活血之法主治。

〔**指难**〕本条的重点在于方义和运用。方中旋覆花微咸性温，降逆解郁，理气疏肝，葱白辛温通阳，芳香开痹；新绛系绢帛染成朱红色之帽帏（唐容川认为茜草所染。苏木亦有染色之作用），活血散结，目前已缺，可用苏木或红花代之。

本方不仅用于肝着，凡属肝郁血滞，络脉瘀滞而偏寒者，均可用本方加减。如胸阳不振，寒凝过盛，苔白滑者，加姜半夏、薤白，以开结祛寒，解郁通阳；如郁久化热，舌红少苔者，加瓜壳、鱼腥草，以开胸散结，而疗效更佳。如郁热瘀滞太盛，胸中灼热，舌红少苔乏津，脉象弦数者，治宜疏肝清热，凉血化瘀，用化肝煎方（青皮、陈皮、浙贝母、赤芍、丹皮、白芍、泽泻），本方又不适宜。

五、心中风者，翕翕发热[①]，不能起，心中饥，食即呕吐。

①翕翕发热：时动时静，如鸟羽之开合，乍开乍合，阵发性发热。

〔**论注**〕此条为心中风之证候。心为阳脏，风为阳邪，风从火化，热势外蒸，故翕翕发热。壮火食气，气耗神疲而力倦，亦是热盛则神困，肢骸乏力，故不能起也。火积于中，则热格于上，热盛则消谷而善饥；火性炎上，胃热气逆，故食已即呕吐。

《三因方》说："心中风者，人迎与左寸口脉洪而浮，在天为热，在

巴蜀名医遗珍系列丛书

地为火，在人脏为心。心虚，因中邪风，乃子母相因，故脉应在左寸口。心风之状，多汗，恶风，色微赤，翕翕发热，瘖不能言，欲饮食，食则呕，诊其舌，其色赤焦。"

六、心中寒者，其人苦病心如啖蒜状，剧者心痛彻背，背痛彻心，譬如蛊注①，其脉浮者，自吐乃愈。

①蛊注：蛊，为聚虫蛇之类，集于器皿之中，自相啖食，余存其一者为蛊；注，为流注，中蛊毒死后，传染他人，称为蛊注。

〔论注〕此为心中寒之证候。心为火脏，寒为阴邪，火与寒不相容。寒与火内聚，故如啖蒜状，言其似辣而非痛也。如剧者，则阴凝之邪，滞于阳位，寒热互结，阻碍其升降前后往来之气机，故心痛引背，背痛引心。如胸痹之痛，彻背彻心，比啖蒜之辛辣更甚，犹如蛊虫蚀脏器之痛苦。以上皆寒热互结之轻重不同。如脉浮者，病邪有上越之势，自吐其所结之邪而愈。

《三因方》说："心中寒者，人迎与左寸口脉紧而洪，心虚中寒，贼邪相克，脉应本部，洪滑则吉；但紧，舌干焦，为不利。"心中寒之状，与本条相同外，还有"恶寒，四肢厥，自吐，少间，顷时复发，休作不已，昏塞不知人"。

七、心伤者，其人劳倦，即头面赤而下重，心中痛而自烦，发热，当脐跳，其脉弦，此为心脏伤所致也。

〔论注〕此条为心伤之症脉。心属火而主生血，又为神明之脏。心之阴气伤，则不耐劳力，设若劳之，不仅倦怠疲乏，而且虚热上扰而头面赤，气虚下陷而下重脱肛。心血伤，心虚失养，或瘀滞于中，则心中痛。心阴伤，阴血必虚，阴虚则生内热，虚热不潜而扰动于中，故虚烦而发热。脐者，小肠之蒂也。心与小肠相表里，心伤则小肠之气水伤，故发则动气而当脐跳也。其脉弦，弦乃肝之脉。根据《素问·平人气象论》说："夫心平脉来，累累如连珠，如循琅玕曰心平。"今见弦脉，失却柔润圆和之象，不仅心气伤而心之阴血亦伤之故。

八、心死脏，浮之实如麻豆，按之益躁疾者，死。

〔论注〕此条为心死之脉。浮取之过分有力，如麻豆弹指；重按之更加躁急，浮中沉候之，皆失柔和之象，乃真阴内竭，神将涣散，故曰主死。

〔指难〕本条的重点有三：①死脉：与《素问·平人气象论》所说"心死脉来，前曲（即轻取之坚大）后居（重按则牢实），如操带钩（如持革带金钩），曰心死"相符，皆失中和之象，无胃气之脉，乃真阴将绝，阳气浮动所致。②死证：至于心之真脏脉，如上所说。心死证有：昏瞀、舌短、口开、面黑如黧（卒然见之，心血失流）等症。以脉症合参，更利于预后判断。其中昏瞀、舌短，又为心死证的重点。③心胃关系：以上四条，除心死脉而外，其余三条既包括有心之病证，也概括了胃之病变在内。由于心胃相通，胃络通于心，故古代对心胃并未严格划分。临床上表现为胃上脘之痞闷不适，往往又有心脏之病变。因此，应详辨其病位、病理和病证，方为至善。后世所谓"心不受邪"之说，并非定论，如"心痹者，脉不通"，真心痛等，系指心脏实质性而论，多系气郁血瘀为患。

九、邪哭①使魂魄不安者，血气少也；血气少者属于心，心气虚者，其人则畏，合目欲眠，梦远行而精神离散，魂魄妄行。阴气衰者为癫，阳气衰者为狂。

①邪哭：无故悲伤哭泣。

〔论注〕此条为心虚之病变。随神往来谓之魂，并精出入谓之魄，邪哭而魂魄不安的病理，血气少也。血虚则肝无所藏而魂魄不安，气虚则肺不敛而魄不藏，故可致神志不宁的精神病变。心为火脏，气血之化生在于心，心火下交于肾水，肾中之阳化水而为气，气化为液，液化为精，得心火化赤而为血，故曰血气少者，皆属于心也。心主血而舍神，心气虚则血之化生不足，神气虚馁，故其人多畏。

魂魄虽系肝肺所藏，而实为神所主，精所御（驾御，治也）。由于心血虚而神不敛，不足以帅魂魄，故合目欲睡而不能熟睡；魂不入于舍，魄不安其宅，精神不能内守，故梦多而妄行。

至于"阴气衰者为癫，阳气衰者为狂"，是谓太阴之阳气衰，则脾虚聚湿生痰，痰扰心神是为癫；阳明之阴气不足，则胃肠极燥生热，热犯心包是谓狂。此条所论，与《素问·奇病论》中之"邪入于阴为癫，邪入于阳为狂"，《难经·二十难》中之"重阴者为癫，重阳者为狂"，似欠吻合。其实《内经》和《金匮》是论癫狂的病理变化，《难经》是论癫狂的证候。

〔指难〕癫、狂、痫三者，由于某些症状和病因，有类似之处，故往往相提并论，故有鉴别的必要。

癫证：妄言妄语，言语癫倒错乱，语无次序，或喜笑无常，故有"多喜为癫"之说。但也有抑郁寡欢为主，饮食如常者为癫；神志清楚，阵性乱语者为癫。多因精神刺激，抑郁伤肝，或所愿不遂，或长期忧愁思虑太过，或突受惊骇所形成。总由气郁痰滞，痰扰心神，为其主要病理。

狂证：骂詈不避亲疏，打人无分老幼，甚则弃衣而走，登高而歌，少卧而不食者狂，故有"多怒为狂"之说。多因热病误治，火热过旺，热扰心包，心神不宁所致。病久多属虚热夹痰之证。

痫证：卒然昏不知人，不省高下而昏倒；两目上视，手足抽搐；或有六畜之声，将醒时口流涎沫，醒后神志清楚，只是头昏思睡。有几月一发者，有一月数发者，有几天一发者。甚则抽搐而舌尖被咬烂。病久不愈，五年以上，则神志呆顿，记忆力减退。与癫、狂、痉有显著的不同。其病理为肾虚精亏，气郁痰滞，风痰上扰所致。肾主骨生髓而通于脑，肝主筋而思谋虑，心主血脉而藏神。由于肝肾精血虚弱，不足以营于脑，则脑髓空虚，气郁痰滞，偶有不遂，则气逆痰升，风痰上壅，于是心无所主，脑无所定，故出现以上病理变化。

十、脾中风者，翕翕发热，形如醉人，腹中烦重，皮目^①瞤瞤而短气。

①目：《备急千金要方》中作"肉"，当从之。

〔论注〕此为脾中风之证候。风为阳邪，脾主肌肉，脾肺母子之脏，肺合皮毛，风热行于肌肉，肺气之一呼一吸，故翕翕发红，面红如醉状。腹为阴属脾所主，脾为阴中之至阴，风淫于内，湿滞于里，故腹中烦闷而重滞不适。风淫于外，气机内阻，故尔皮肉跳动而短气。

〔指难〕《三因方》说："脾中风者，人迎与右关上脉浮而微涩。在天为湿，在地为土，在人脏为脾。脾虚，因中风邪而胜克，故应在右关上。脾风之状，多汗，恶风，薄黄，四肢怠堕，皮肉瞤动，发热，短气，不欲饮食，嗜卧如醉人，诊其唇，其色黄。"

本篇脾中寒无记载，多为脱简所致。现录《三因方》于后以供临证查阅："脾中寒者，人迎与右关上脉紧而沉细，脾虚中寒，寒邪乘克，脉应本部，长则吉，沉紧，唇揭，为不利。脾中寒之状，心腹䐜胀，四肢挛急，嗳噫不通，脏气不转，或秘或泄。"以上为脾中寒之脉证。其中如唇揭，即唇缩，《难经》谓唇反，为败证。

十一、脾死脏，浮之坚，按之如覆杯洁洁①，状如摇者，死。

①覆杯洁洁：杯中空空无物。

〔**论注**〕此条为脾之真脏脉。浮取之，其脉坚硬，无柔和之脉气；按之如覆杯之空空然，即浮坚而中沉皆空然若无。其状如摇者，即躁急乱而无根，为本脏之真气将绝，故曰主死。

〔**指难**〕本条的重点有二：①死脉：可与《素问·平人气象论》所说"脾死脉来，锐坚如鸟之啄，如鸟之距，如屋之漏，如水之流，曰脾死"相互参。②脾死证：肉脱、唇缩、人中平、四肢不收、裂䐃（音迥，小腿部）。尸臭、肌肉不滑泽等症皆属脾气先绝，脾精已竭之象，故主死。再用脉症合参，对判断预后，更有把握。其中唇缩、人中平、尸臭，为脾死证的重点，见一症者必死。

十二、趺阳脉浮而涩，浮则胃气强，涩则小便数，浮涩相搏，大便则坚，其脾为约，麻子仁丸主之。

麻子仁 30g　芍药 7.5g　枳实 50g　大黄 50g（去皮）　厚朴 18g（去皮）　杏仁 15g（去皮尖，熬，别作脂）

上六味，末之，炼蜜和丸梧桐子大。饮服 10 丸，日三服，渐加，以知为度。

〔**论注**〕此条为脾约的证治。以趺阳脉浮而涩之脉理，阐发脾约的病理和论治。趺阳，胃脉之会也，见浮涩之脉，为燥热伤津之象。浮则胃气强，是指胃中之阳气过强。阳盛则热，热能消谷，燥热又伤津液，津液之所以受伤，一是热盛耗伤，二是脾不能为胃行其津液，故脉涩而小便短数。燥热伤津之病理变化，在于燥热愈盛而津液愈伤，津液日伤而燥热益盛，两者相互搏结，不足以濡润大肠，故大便坚硬而便难，大肠传导之职失矣。主要病理，在于脾气过燥，脾之约束力过强，胃之阳热过盛，不能游溢精气，肠胃之津液缺乏，以致胃强肠燥。此为脾燥胃强之脾约证，故用泄热润燥之法主治。

〔**指难**〕本条的重点在于方义和运用。方中麻仁、杏仁润燥滑肠；白芍以启脾阴；大黄泄热而通便；枳实、厚朴理气导滞，枳实与大黄等量，正以其泄胃气之过强，蜜为丸取其甘缓润下之义。此方是本《素问·至真要大论》"留者攻之，燥者濡之"之治则。

本方还可用于痔科便秘和习惯性便秘，属于阳热旺盛之体者宜之。

十三、肺中风者，口燥而喘，身运①而重，冒而肿胀。

①身运：运与晕同。身运，指身体晕运，不能自主。

〔**论注**〕此条为肺中风的证候。肺主一身之气，主输布津液而司呼吸，风邪伤之，则肺气失布，津液不升，故口干燥；如肺气失降，清肃之令失职，故见气喘。肺主治节，通调水道，肺伤则肺气不利，水道失之通调，以致浊阴不降，清阳不升，浊阴上逆，故晕运而冒；水湿浸渍于肤表，故身体重滞，甚则肿胀。

《三因方》说："肺中风者，人迎与右寸口脉浮涩而短，在天为燥，在地为金，在人脏为肺。肺虚，因中风邪为乘克，故脉应在右手寸口。

巴蜀名医遗珍系列丛书

肺风之状，多汗，恶风，色皓然而白，口燥而喘，逆气，身重，背痛，面胀肿，昼差夜甚，诊其鼻，其色白。"

十四、肺中寒，吐浊涕。

〔论注〕此为肺中寒的证候。肺之液为涕，肺为上焦而居胸中，肺中寒则胸阳不布，津液聚而不行。肺窍于鼻，肺气不宣，则鼻窍不通。未化热，则为清涕出；郁而为热，则为浊涕从口吐出。

《三因方》说："肺中寒者，人迎与右寸口脉紧而涩。肺虚，中寒，母子相感，脉应本部。浮者为吉；但紧而涩，鼻干燥，为不利。肺中寒之状，喜浊涎，气短，不能报息，洒洒而寒，吸吸而咳。"

十五、肺死脏①，浮之虚，按之弱如葱叶，下无根者，死。

①死脏：指真脏脉。

〔论注〕此条为肺之真脏脉。浮之虚，是浮取无力无神，中取又如葱叶之中空若无；沉取无根，沉取以候肾，肺气根焉。此乃上浮之气将脱，元气之根已绝，故曰主死。

至于脉无根有两说：一以尺中为根。人之有尺，如树之有根，水为天之一元，人之元神在焉，即先天之命根也。二是以沉取为根，诸脉浮无根者死。是言阴阳互为其根，阴既绝矣，孤阳岂能独生乎？在临证时，两说应当互参。

〔指难〕本条的重点有二：①死脉：据《素问·平人气象论》说："死肺脉来，如物之浮，如风吹毛。"其意义相同。即浮取散乱无根，毛无胃气曰死。以上三条，是论述肺中风寒之病变和肺之真脏脉。由于肺为华盖，居于至高，诸脏腑皆居于下，各经之气，无不上熏于肺，故肺主治节；肺又为水之上源，所以肺有病变，则可出现以上证候。②肺之死证：喘促而鼻煽动，鼾声，鼻孔如烟煤，毛发枯直等，均为肺精枯竭，肺气将绝之征。如脉症同现，确属危候。

十六、肾死脏，浮之坚，按之乱如转丸，益下入尺中者，死。

〔**论注**〕此为肾之真脏脉。肾脉宜沉不宜浮。此乃脉浮而坚硬，按之如弹丸躁动，乃沉石之脉变为躁扰不静之象。尺部以候肾，尺中躁动益甚者，乃封蛰之权失常，真阴不固而阳气外越，故曰主死。

〔**指难**〕本条的重点有三：①死脉：据《素问·平人气象论》说："死肾脉来，发如夺索，辟辟如弹石曰肾死。"其意义基本相同。②肾之死证：大骨枯槁、齿枯、发焦脱落、二便失禁、喘促而吸气困难等症。皆肾之真精已竭，真气将脱之象，故主死证。如脉症并见，确属危候。其中以齿枯、二便失禁为肾死证的重点。③肾中风：中寒残缺，以《三因方》补之。"肾中风者，人迎与左尺中脉浮而滑，在天为寒，在地为水，在人脏为肾。因中邪风，为母子相感，故脉应在左尺中。肾风之状，多汗，恶风，色如炲，面庞然浮肿，腰脊痛引小腹，隐曲不利，昏，寝汗愈多，志意惶惑，诊在耳，其色黑。"风为阳邪，其性开泄轻扬，故汗多，恶风；如寐中汗多者，又为盗汗；恶风而无表证者，又为肾虚之征。色如炲（音台），其炲如煤黑之舌，津润者，为肾气不化；焦黑者，又为真阴枯竭之候。肾气虚则水气上浮，故面浮肿。腰为肾之府，肾主藏精而濡脊髓。由于肾虚精亏，故腰脊痛而引小腹。肾虚加肝郁，隐曲不遂；气机不调，男子则小便不利，女子则经水不利。肺气根于肾，肾虚则肺气亦虚，卫气不固，则盗汗多。肾藏志，肾虚精亏，不足以荣脑，则志意呆顿，甚则惶惑不定。肾窍于耳，肾气虚，故肾之色

巴蜀名医遗珍系列丛书

现于耳。

《三因方》说："肾中寒者，人迎与左尺中脉沉紧而滑，肾虚中寒，寒喜中肾，以类相从，脉应本部，沉滑者吉；紧涩，耳轮黑，目睛联为不利。肾中寒之状，色黑，气弱，吸吸少气，耳聋腰痛，膝下清，拘挛而疼，昏不知人。"目睛联（联：音舜）即目睛不能转动，乃真精枯竭之危候。肾之本色为黑，肾气虚则黑色现于面或耳轮，皆阳气偏虚，寒水之气外浮之征。肾为元气之根，肾虚不纳，则气弱而吸气困难；肾主藏精，肾精不足，不能荣筋濡髓，轻则耳聋腰痛，甚则膝下消瘦、拘挛而痛，剧者精亏神昏，脑髓空虚故也。

十七、肾着之病，其人身体重，腰中冷，如坐水中，形如水状，反不渴，小便自利，饮食如故，病属下焦，身劳汗出，衣里冷湿，久久得之，腰以下冷痛，腹重如带五千钱，甘姜苓术汤主之。

甘草 6g　白术 6g　干姜 12g　茯苓 12g

上四味，以水 500mL，煮取 300mL，分温三服，腰中即温。

〔**论注**〕此条为肾着之证治。腰为肾之外府，病邪留着于腰，故以肾着名之。寒湿之邪，阻滞经络或肌肤，故其人身体重。阳气不能布达于腰，故腰中冷如坐水中。由于寒湿阴淫之邪在肌肤，并非肾脏本身病变，水道尚通调，仅寒湿之气不化，故身重如水气状，津液能布，故口反不渴。肾之气化正常，则小便自利，胃气无损，故饮食如常。其病位在下，故曰病属下焦。其病因为身劳汗出，汗湿其衣，湿滞久之而腰以下冷痛。由于体质阳虚，感受寒湿之邪，留着于腰之肌腠，其病位不在肾之脏而在肾之府，不在腰之筋骨而在腰之肌肉。不仅影响带脉之职，而且阻碍督脉之阳气运行，故腰重滞如带五千钱。此为寒湿着于腰之肾着证，故用温土胜湿之法主治。

〔指难〕本病的特点：饮食、大小便均正常；腰部特别重滞，辗转反侧，行动坐立极其困难；舌质淡，苔薄白而润，脉象濡缓，或沉细而缓者，为本方所宜。方中白术、甘草补土制水，健脾以燥湿；干姜、茯苓温中阳以祛寒，淡渗以利湿，其功用不在暖肾散寒，而在燠土以胜湿，脾主肌肉是也。促使刚土健，腰部肌肉之寒湿去，其病可愈。

临证时，如见脉象濡缓者，本方加独活，以温通督脉之阳，祛风以胜湿；如脉沉细而缓者，加桂枝，以温阳化气，疗效更佳。

〔例案〕

1. 熊某，男，45岁，本院教师。1958年10月10日，于3天前劳动出汗，衣里汗湿，未及时更换，冷湿之气着于腰之肌腠，其他均正常，唯腰部重滞，坐立行动艰难；舌淡苔薄白津润，脉沉缓。诊为寒湿着于腰之肾着证，拟用温中除湿之肾着汤主治：干姜15g，白术12g，茯苓15g，独活12g，甘草3g。病人服2剂而愈。

2. 杜某，男，40岁，温江县委干部。一周前参加劳动，反复出汗，后又淋暴雨，衣服浸湿未换，继续劳动。午后休息，觉腰部重滞，辗转困难。无恶寒发热，饮食二便正常。前医认为是脾虚风湿所致，用五味异功散加羌活、秦艽之类，服3剂其病若故。于1976年8月16日邀余诊治。症如上述，舌质淡，苔薄津润，脉沉细而缓。此为寒湿凝滞于腰，督脉阳气痹塞之肾着证。拟用温土胜湿、通阳宣痹之甘姜苓术汤加味主治：干姜12g，白术12g，茯苓15g，独活12g，桂枝10g，甘草3g。嘱服2～4剂。于9月2日随访：病人上方服2剂后，症大减，腰重明显减轻，能下床行走，坐立仍觉困难，又服2剂而痊愈。

以上二例体质属阳虚，病因均系劳动出汗，汗湿其衣未换，寒湿之

巴蜀名医遗珍系列丛书

邪附着于腰部肌肉，督脉之阳气阻滞所致。一例病程短，感邪轻，故方中只加独活，而两剂获效。二例病程稍久，感邪较重，寒湿更甚，若只加独活则力弱，再加桂枝与独活同伍，温通督脉之阳更强，所以四剂方收效。独活不仅有祛风除湿之效，更重要的是温通督脉之阳，故本方加独活而效更佳。

十八、问曰：三焦竭部，上焦竭善噫，何谓也？师曰：上焦受中焦气未和，不能消谷，故能噫耳。下焦竭，即遗溺失便，其气不和，不能自禁制，不须治，久则愈。

〔论注〕此条为三焦虚衰和失调所致之病变。三焦谓上、中、下所属之部位，各司其职，各自为用，又相互协调为顺。故人身生生之气在三焦，即少火生生之气也。上焦为胸中，心肺所居，心主血以行营气，肺主气以行血气，皆赖中焦水谷之精气所养，故曰上焦受中焦气。中焦脾胃主之，胃气不和，不能消化水谷，于是上焦所受者，非精微之气，而为陈腐之气矣，故为噫。噫，嗳食气也。下焦肝肾主之，肾主封蛰闭藏，肝主疏泄，赖气化而化尿与传糟粕。如下焦虚衰，则肾气不固，摄纳无权，膀胱失约，疏泄过度，故为遗尿失便。至于其气不和，不能自禁止，根据"肺痿吐涎沫而不咳，其人不渴，必遗尿，小便数，所以然者，上虚不能制下也"，又脾约证"大便则坚，其脾为约"，可见其气不和，既包括上虚不能制下，又概括脾气不摄，肾气不固在内，肺脾肾俱虚，三焦不和，故致遗尿失便。"不须治，久则愈"，有三种含义：一是形气未衰，仅三焦失调，可以不须治，三焦气和而病自愈；二是脏气虽虚，下元不甚虚，可以不治下焦，用补脾益气，治中上以制下；三是形气已衰，脾肾俱虚，又当从脾肾论治，方可向愈。

〔指难〕本条的重点在于三焦相互为用。三焦虽分三部，各有所主，但三者之间，又是相互为助，相互维系，相互协调，相互制约。如上焦受气于中焦，下焦复受气于上焦，中焦又复受气于下焦。此自然化生之妙也。

十九、师曰：热在上焦者，因咳为肺痿；热在中焦者，则为坚；热在下焦者，则尿血，亦令淋秘不通。大肠有寒者，多鹜溏；有热者，便肠垢。小肠有寒者，其人下重便血；有热者，必痔。

〔论注〕此条为三焦有热和大小肠有寒有热的不同病变。三焦属火，为元气之府，病热者多，寒者少也。热在上焦，肺先受之。肺喜清润而恶热，肺热则咳，咳久则肺阴伤而肺气虚痿。热在中焦，脾胃受之。脾胃者，所以化精微而营阴阳，胃热则实而硬，脾热则燥而秘，皆为坚也。热在下焦者，大小肠、膀胱受之。小肠为心之府，热伤阴络则尿血；膀胱为肾之府，瘀热下注膀胱，则小便淋漓刺痛，影响气化不利，甚则小便癃闭不通。大肠者传导之府，有寒或有热，都能影响传导之职，变化之出。有寒则湿化太过，燥化不及，水谷不分，故水与粪不融合而杂下如鸭便。如有热则燥化太过，热伤肠络，则迫其脂膏浊垢下出而秽臭也。至于小肠有寒有热之病变，从生理来说，小肠从脐下入大肠肛门，由肛门总为大小肠出入之门户也；而其功能，小肠为受盛之官，化物出焉，不分有寒或有热，都影响其化生之能而产生病变。小肠属火为心之府，如有寒则能腐不能化，正气日衰，气虚下陷，不能固摄和统血，故为下重脱肛而便血；如小肠有热，不正传膀胱而为淋闭，传及大肠，热毒瘀结于肛门，则成为痔疮。

〔指难〕本条所说三焦的病变，在乎三焦为元真所寄，根于肾系，结于命门，生生之阳，由三焦达于忍身，内而脏腑，外而经络，皆赖以敷布。所以只宜温温少火，不宜炎炎壮火，也不宜寒热之偏盛，方能生化不息，人体自然康健矣。

二十、问曰：病有积，有聚，有谷气，何谓也？师曰：积者，脏病也，终不移；聚者，腑病也，发作有时，辗转痛移，为可治。谷气者，胁下痛，按之则愈，复发为谷气。

诸积大法，脉来细而附骨者，乃积也。寸口，积在胸中；微出寸口，积在喉中；关上，积在脐旁；上关上，积在心下；微下关，积在少腹；尺中，积在气冲。脉出左，积在左；脉出右，积在右；脉两出，积在中央。各以其部处之。

〔论注〕此条为积聚谷气的鉴别和对积病的判断。积者，如物堆积也。有形有迹，牢固不移，推揉不散，痛有定处。其病变在血分属阴，五脏属阴，乃瘀血痰毒凝结而成，即癥块是也。聚者，团聚也。时聚时散，痛无定处，时痛时止。其病在气分属阳，六腑亦属阳，乃气机壅滞所致，即瘕证是也。谷气，是饮食之气，伤及脾胃，影响肝气不舒，故痛在胁下；按之可舒其气机，气行则痛止，气滞则痛可复发，故曰复发为谷气。

至于判断诸积大法，单从脉象而论，脉来细而附骨，乃细而沉至之伏脉。诸积皆阴，有积必气机不畅，故也。如寸口以候上焦，积在胸中，如胸痹、息奔之类；微出寸口，积在喉中，如阴阳毒、梅核气之类。关上以候中焦，以关脉分上下中来推测，关上指关之正中部，积在脐旁，系脐上之两旁，如疟母、肥气之类；寸关交界之处，积在心下，如胃脘肿瘤之病；关尺交界之处，积在少腹，如肠覃、卵巢囊肿之类。

尺中指尺脉之正中部，积在气冲，如石瘕、子宫肌瘤之类。如细伏之脉，出现于左，积在体内之左侧，脉气不能布达于左；出现于右手，积在体内之右侧，其脉气不能布达于右；出现于两手，积在体内之中央，其脉气不能布达于左右之故。以上是从细伏脉之部位来推测积之所在，仅可作为参考，还须结合扣诊和其他检查方法，随其积之所在，在辨证的基础上，分而治之。

痰饮咳嗽病脉证并治第十二

痰饮本是病因之一，以痰饮命名者，要以本书为鼻祖。痰字，古作淡，淡与澹通，澹澹水动貌。《内经》有"溢饮"的记载，《神农本草经》有巴豆主治"留饮淡澼"之说，《脉经》《千金翼》均作淡饮。古今医家，不断总结和发展，对痰和饮的看法，则有不同。古代是详于饮而略于痰，后世则详于痰而略于饮。

本篇所论痰饮，有广义和狭义之分。篇名所标痰饮，是属于广义之饮病总称；篇内四饮之痰饮，则属于狭义之痰饮证。

广义痰饮的形成，在于脾失健运，水津不能四布，水饮流溢于中，影响肺气不利，肾气失化，阴阳升降失调，不能宣行水液，停潴为患，于是水聚为饮、饮凝成痰，故为痰饮。痰饮的病理，与水气病颇相类似。水气溢于皮肤则肿。痰饮除溢饮有浮肿外，其他饮证均无肿之征。所不同者，痰饮的形成，主要在脾。故《医宗金鉴》有"脾为生痰之源，肺为贮痰之器"之说，正是如斯。

咳嗽是以症状而命名的。本篇的咳嗽，仅是痰饮所引起，并不包括其他原因所致咳嗽在内。痰（淡）饮的病位，在胸、在膈、在胁、在肠，除悬饮和部分支饮外，其他均不咳嗽。悬饮所致咳嗽，是痰饮间接影响；部分支饮的咳嗽，是痰饮直接影响所形成。总之，咳嗽与痰和肺有关。如《医宗金鉴》云："胃浊脾湿嗽痰本，肺失清肃咳因生。"

一、问曰：夫饮有四，何谓也？师曰：有痰饮，有悬饮，有溢饮，有支饮。

〔论注〕此条为总论饮病分类和四饮的名称。饮非痰，乃有形之水，所聚部位不同，病变反应亦有别，故分为四饮。其中痰饮，水与阴聚则为饮，水与阳搏则为痰。此处之痰饮，正是水与热搏结而成，乃四饮中狭义之一种。悬饮是水饮停于胁下，如水囊空悬于其处，故名。溢饮是水饮浸渍于肌肤，旁溢于四肢。支饮是水饮聚于胸膈之间，既可直接影响到肺，又可波及于心，而有支撑（真韵）和分支之义，故称为支饮。

二、问曰：四饮何以为异？师曰：其人素盛今瘦^①，水走肠间，沥沥有声^②，谓之痰饮。饮后水流胁下，咳唾引痛，谓之悬饮。饮水流行，归于四肢，当汗出而不汗出，身体疼重，谓之溢饮。咳逆倚息^③，短气不得卧，谓之支饮。

①素盛今瘦：在未病痰饮之前，身体肥盛；既病之后，身体消瘦。

②沥沥有声：《诸病源候论》作"漉漉有声"，即水液在肠间流动之声音。

③咳逆倚息：咳逆倚椅而喘息。

〔论注〕此条为四饮的主症和病变。狭义痰饮之形成，在于脾胃壅滞而不运，或肺气滞涩而不畅，以致水液失于正常运化和敷布。如肠胃之气机不利，则水入肠间，大肠属金主气，小肠属火，水与火气相搏，气火皆动，故流走肠间，沥沥有声，是名痰饮。然肠胃与肌肤相合，素受水谷之精微，长养而肥盛。今为水所病，得不到水谷之精气以濡养，故肌肉消瘦。

悬饮主症和病理，在于水入于胃，脾气失运，肺气失调，三焦之气机阻滞，不能把水液全部下输膀胱而为尿，有少许水液注于胁下，升降之机更不利，则上逆为咳，咳唾与停饮相激，故牵引胁下作痛。此为有形之水悬聚于胁下，故名为悬饮。

溢饮主症和病理：四肢为诸阳之本，系脾所主；汗孔为肺所主，卫阳所司。由于肺气不利或脾气不运，饮入之水，不能全部下输膀胱，反而流行于四肢或渗及肤表。若卫阳旺则毛窍开，"当汗出"，而水从汗解；"而不汗出"，乃水湿过盛，反胜其卫阳，于是玄府闭塞，故不汗出。卫阳既不能胜水，反碍经络营卫之运行，故身疼痛而重滞，乃水饮泛溢于肤表，故名为溢饮。

支饮主症和病理：在于水饮停聚于胸，影响宗气不利，导致肺气不降，心气不宁，故出现咳逆倚椅而喘息，不能平卧。所谓"其形如肿"，并非水肿，乃阳虚阴盛，使三焦内外之阳，俱沉沦于水湿浸淫之中，而躯壳内外，俱为阴寒之邪所固洹，有不可驱除之势矣。

〔指难〕以上两条为论述四饮的主症和形成，又是全篇的总纲。至于四饮的轻重，在于病位而定，其中狭义痰饮，病变在肠，其证较轻；悬饮病位在胁间，病情较重；溢饮病位在肤表四肢，其病最浅最轻；支饮病位在胸膈，影响到心肺，此证最深最重。故魏念庭说："其人内外阳气全衰，里不能运消，表不能宣散，必终有濡首之凶矣，名之曰支饮。"正因支饮病理复杂多变，主治又难，所以本篇对支饮论述最详，治法最多，是本篇的重点。

三、水①在心，心下坚筑②，短气，恶水不欲饮。

①水：此处指停饮而言。

②心下坚筑：《备急千金要方》作"心下坚筑筑"，谓心下既痞坚，又悸动。

〔论注〕此条为水饮在心下的病变。水停心下，则心阳不宣，火衰而饮聚，气行而水动，故心下痞坚，筑筑然而悸动。有形之水饮，聚于心下，阻碍呼吸往来之气，故短气。水与火为仇，水饮既伤心阳，胃阳亦被困。心胃相通，故恶水而不欲饮，又为寒饮的辨证要点。

四、水在肺，吐涎沫，欲饮水。

〔论注〕此为水饮射肺的病变。由于水饮滞肺，肺气不利，不能布津液以营阴阳，反变而为涎沫。绵绵不断为涎，乃津液所化；轻浮而白为沫，系水饮所生。吐涎沫过多，则津液必伤，肺失清润，故欲饮水，但不多饮，即或欲饮，也喜热饮。

五、水在脾，少气，身重。

〔论注〕此条为水饮侮脾的病变。脾属土，土本制水，由于脾阳虚不能制水，反被水饮所侮，脾阳被困，则脾精不能健运，日久则中气不足，故倦怠少气，即倦怠气短。同时脾主肌肉而恶湿，脾虚湿盛，故身重不爽。

六、水在肝，胁下支满，嚏而痛。

〔论注〕此条为水饮伤肝之病变。水饮滞于肝，肝气抑郁，肝脉布胁，故胁下支撑胀满。至于嚏而痛的机理，在于肝气不舒，肝病及胆，胆火郁而发之，胆火上刑于肺故嚏，嚏时与饮邪相激，故嚏则牵引胁下作痛。嚏出于肺，振动病所而致痛。

七、水在肾，心下悸。

〔论注〕此条为水饮伤肾之证。"心下悸"，《金鉴》认为是脐下悸，其实均可导致。其机理在于肾阳虚，命门火衰，不能化水，水饮妄动

巴蜀名医遗珍系列丛书

于下，则脐下悸动。由于心肾相交，如随经气上逆，水饮凌心，则心下悸。

〔指难〕以上五条是五脏受水饮波及而产生直接或间接的病变反应，在四饮的基础上，作进一步阐发。五脏水饮与四饮关系非常密切，不可截然分开。如水在肝之与悬饮，水在心肺之与支饮，水在脾肺之与溢饮，水在脾肾之与痰饮（广义）等，都有相互联系。总之，以上七条综合来看，对临床辨证、辨病位均有启发。

八、夫心下有留饮，其人背寒冷如掌大。

〔论注〕此条为寒饮停留在心下的病变。所谓留饮，并非四饮之外，另有留饮，乃水饮的停留，称为留饮。正如尤氏说："留饮，即痰饮之留而不去者也。"水饮停留在心下，心之俞在背，背虽为阳，寒饮注其俞，阳气不能贯布，故背寒冷如掌大。

九、留饮者，胁下痛引缺盆，咳嗽则辄已。^{一作转甚。}

〔论注〕此条为水饮停留在胁下的病变。从痛的部位和经脉来看，缺盆在肩下横骨陷中，足少阳的脉从缺盆过季胁，足厥阴的脉贯膈出胁下，乃肝胆经脉所循行的部位。其病理机制，由于水饮停留在胁下，不仅导致肝肺不和，而且阻碍厥（阴）少（阳）二经之经脉畅通。咳嗽时振动病所，故胁痛增剧，牵引缺盆亦痛。

十、胸中有留饮，其人短气而渴，四肢历节痛。脉沉者，有留饮。

〔论注〕此条为水饮停留在胸中和四肢病变。胸为肺之府，胸阳不振，饮邪停留，肺气受阻，则呼吸不利而短气。渴乃气不布，津不化而膈燥所致，但此种口渴，只喜热饮，并不多饮。如饮邪留注于四肢，痹着于关节，阳气不能通达，筋脉之营卫运行阻滞，故四肢历节痛。凡属内饮停留，虽然停留的部位不同，均非外邪所致，故其脉当沉。只是兼脉不同而已，故曰脉沉者有留饮。

〔指难〕以上三条是水饮所留之处所出现本经特有的证候。其中饮留心下为寒饮、胁下为悬饮、胸中为支饮。至于四肢历节痛，历代注家看两种见解：一种认为是风寒湿所致；一种认为是广义痰饮所形成。若属风寒湿之痹证，有行痹、痛痹、湿痹之分，均与气候变化有关；若属痰饮留着，其痛多固定，与气候变化无关，是二者的辨证要点。

十一、膈上病痰，满喘咳吐，发则寒热，背痛腰疼，目泣自出，其人振振身瞤剧，必有伏饮。

〔论注〕此条为伏饮在膈的病变。膈上病痰，指出痰饮的病位；满喘咳吐，是指常有证候。其机理在于膈上为肺所居，脾气失运，或肺气失布，则膈上病痰，痰为有形之浊邪，阻碍胸膈之气机不畅，则胸膈满闷。肺被痰壅，肺气上逆，则为喘为咳；喘咳甚则胃气亦逆，故呕吐痰涎。自发则寒热，背痛腰疼，目泣自出等，为外邪引动伏饮的暂时病变。因素有伏饮，易感外邪，邪伤太阳之表，经俞不利，营卫不和，故恶寒发热，背痛腰疼；外邪与内饮相搏，则咳喘剧而泪窍疏，故目泣不能控制而自出。其人振振身瞤剧，有两种病理可导致：一是外寒伤及经俞，引动伏饮，卫阳不能卫，则振振寒战；二是内饮伤阳，日久精血不足，可致身体肌肉跳动，故曰必有伏饮。所谓伏饮，亦非四饮之外另有伏饮之名，乃饮邪潜伏为患，日久易伤正气和精血，影响肺卫布固之职，又易于内外合邪而喘咳加剧。

巴蜀名医遗珍系列丛书

十二、夫病人饮水多，必暴喘满。凡食少饮多，水停心下，甚者则悸，微者短气。

脉双弦者寒也，皆大下后喜虚①，脉偏弦②者饮也。

①喜虚：《医宗金鉴》作"里虚"。

②偏弦：谓一手脉弦。

〔论注〕此条为脉症合参以判断属寒属饮。病者饮水过多，运化不及，则溢于膈而射于肺，故暴喘胸满。若原无饮病，水消则喘满自平。凡食少饮多，乃脾胃病变。其病理为脾气虚健运失常，胃气弱纳谷减少，相应地脾失转输津液之能，胃失游溢精气之职，故稍多饮，则水停心下，水饮既停则为病邪，甚者影响心胃之阳气交通，则为心下悸；轻者气机不畅而为短气，进而聚为痰饮。

再从脉象而辨属脾胃虚寒或是水饮偏停。大下之后，脾胃俱伤，其转化由体质而定。如阴虚阳旺，则阴液更伤，欲饮水以自救，多喜冷饮，即或多饮，也不致成寒、成饮病，即或暴喘，饮消自平；如体质阳虚，则中阳更伤，以致气不化而津不布，故亦欲饮，多喜热饮，稍多饮则停留而为病；如心下悸，短气，其脉双弦、弦缓无力，或弦滑无力，为寒饮停留心下之脉证；如胁下偏痛，单手脉弦，水饮停留在胁下，则为悬饮。由于水饮停留的部位不同，故脉证有所不同。

十三、肺饮不弦，但苦喘短气。

〔论注〕此条为饮邪犯肺的脉证。弦脉主寒，主痛，主气滞。气滞则饮停，故停饮之脉多弦。肺饮不弦之机理，在于水饮射肺，肺司呼吸，无片刻可息，饮不能积，故脉不弦。水饮射肺，影响肺气不降，肺气上逆，故苦于喘而呼吸短促，乃支饮的证候。所谓肺饮，乃水饮犯肺，属支饮之类，并非四饮之外，另有肺饮。

十四、支饮亦喘不能卧，加短气，其脉平也。

〔**论注**〕此为支饮的脉证。支饮是饮邪在膈，既影响到肺气，又波及到心气，故喘甚而不能平卧，呼气更加短促。如《素问·五运行大论》说："在气为息，在脏为心。"所谓其脉平，并非无病脉，而是言其脉不弦。

〔**指难**〕以上三条主要是论述水、饮、痰的病理和脉象的变化。三者同源异流。从属性来说，皆属阴邪，其实质则有别：清者为水，浊者为饮，稠者为痰，而痰从湿为阳搏所化，饮本水为阴聚所成。故其脉之弦否，分三方面转化；其一，如水饮停积，影响气机阻滞而现痛，其脉多弦，未停积其脉不弦；其二，如水饮损伤到阳气，其脉多现弦象。如阳气尚能维持，其脉不弦。其三，痰饮的脉多滑，弦脉少见，虽有弦滑并见者，则多属气郁痰滞。所以，饮病之脉，弦与不弦，当视病变轻重而定。

十五、久咳数岁，其脉弱者可治；实大数者死；其脉虚者必苦冒。其人本有支饮在胸中故也，治属饮家。

〔**论注**〕此条是从脉以判断支饮的预后。久咳数岁，多属脾肺俱虚，或脾肾两虚，饮邪充斥胸膈，肺气不利，故咳唾痰涎不已。若遇外邪则更甚，故久咳数岁不愈，乃支饮滞于胸膈所致。其脉弱者，久咳正气虽虚，饮邪亦微，脉症相符，故为可治。若见实大数之脉，为脉症不符，正虚邪盛之局，故曰主死。其脉虚者必苦冒之病理，在于脾肺俱虚，不足以运化水饮，饮邪上泛，清阳被蒙，故苦于眩冒。其致久咳和致冒之因，为支饮在胸中，影响到心肺，肺气不利，或浊阴之邪上泛所致。其治法当治饮，饮消则肺气利，胸阳布，清阳得清，咳或冒自除矣，故曰治属饮家。

〔指难〕本条的难点在于主死。历代注家有四种看法：第一种认为："邪盛脉数，火复刑金"，以赵以德为代表。第二种认为："邪盛正虚，主治困难"，以魏念庭为代表。第三种认为："热盛亡阴"，以沈明宗为代表。第四种认为："土金双败"，以黄元御为代表。以上四种解释如何对待？应当灵活掌握。如久咳化热，热痰为患，治宜清热祛痰；若属热痰伤阴，治宜益气养阴，清热祛痰；若无热象，正虚邪盛者，治宜扶正化饮，若久咳而形气色俱败，脉反见实大数者，多属"土金双败"，预后欠佳。总之，应四诊合参，不能凭实大数之脉，而判断久咳为死证。

十六、病痰饮者，当以温药和之。

〔论注〕此条为治广义痰饮的总则。痰和饮，本为水湿所化，得寒则聚，得温则行，且水又从乎气，阳气温升，则水化为气，气化为液以营全身；相反，阳气不运，则水聚为湿，湿聚为痰。所以，治疗这类痰饮，当用温药，以振奋阳气，阳气振奋，则阴凝之痰饮自消。所谓"和之"的意义，魏念庭认为"言和之，则不专事温补，即有行消之品，亦概其例义于温药之中，方谓之和之，而不可谓之补之益之也"。

〔指难〕本条的重点又在"和之"，魏氏所解，尚欠完善。因痰饮的转化，一是气郁则痰滞；二是水聚则饮积；三是脾气虚，饮滞膈间，则肺气不利；四是肾气不足以温升，痰滞胸膈，则气滞痰凝；五是痰饮郁久则化热，所谓"言和之"之意，是在温药之中，佐以行（行气）、消（消饮）、开（开肺）、导（导痰）、清（清热）之法在内是也。此乃治痰饮的总则。

十七、心下有痰饮，胸胁支满，目眩，苓桂术甘汤主之。

茯苓 12g　桂枝 10g　白术 10g　甘草 6g

上四味，以水 600mL，煮取 300mL，分温三服，小便则利。

〔论注〕此条为痰饮属寒的证治。心下者，膈膜中也。由于膈膜中有停饮，阻碍气机之上下循行、阴阳升降之道路，饮邪弥漫于胸则胸满，饮溢于胁则胁满。所谓支，如徐氏说："支撑不去，如痞状也。"痰饮为有形之浊邪，浊阴上逆，清阳不升，故头昏目眩。多为脾虚生湿，阳气不运，湿聚为痰饮，滞于胸膈间，升清降浊之职失权所致。故用健脾利湿、温阳化饮之法主治。

〔指难〕以上两条的重点有二：①治法：治痰饮以温药和之，为治痰饮治本之法。温的方法，重在脾肾。因饮邪初起，从脾开始，脾阳健运，赖肾阳之温升，升降之职，又赖脾胃为之转输，故二者关系密切。苓桂术甘汤，正是"温药和之"的一个方面，所以，本方是主治阳虚寒饮的基础方。②主证：心胸痞闷，头昏目眩，为痰饮主要证候。方中茯苓、白术甘温利湿而筑堤防；桂枝甘草辛甘化阳而消群阴，使土气旺，转输健，阳气化而水饮有下行之势，而无上凌之患矣。

本方临证运用时，除本条叙述的主症外，背寒如掌大，舌质淡胖，苔白津润，脉象缓滑，又是运用本方必须掌握的环节。

本方临证加味：如寒饮滞于胸膈，唾清稀涎沫，或咳唾清稀痰涎者，加制半夏、陈皮，以祛寒饮；如肾阳偏虚，形寒怕冷，或性欲减退者，加仙茅、仙灵脾、韭子，以温养肾阳；如阳虚精亏，面色浮白，手足欠温者，加杭巴戟、淫羊藿、枸杞之类，以温肾填精。

〔例案〕刘某，男，27 岁，温江县和盛公社学生，1976 年 5 月初诊。近几月来，头昏目眩，胸闷纳差，背寒冷如掌大，精神萎靡不振，常唾清稀涎沫，舌淡胖苔白润，脉缓滑。此脾虚寒饮滞膈，为苓桂术甘汤之证。方用：白术12g，茯苓15g，桂枝10g，法夏12g，陈皮6g，甘草3g。嘱服2～6剂。病人服2剂后，头昏目眩大减，胃纳增加；服6剂后，诸症若失。本病例患病几月，中西药效不显。前医从虚治，愈补愈呆，尚未认识到脾虚寒饮为患。我用此方以温脾化饮，加法夏、陈皮，以增强祛寒痰之功，使脾阳健运，阳复饮化而诸症自平。

十八、夫短气有微饮，当从小便去之，苓桂术甘汤主之；^{方见上。} 肾气丸亦主之。^{方见虚劳中。}

〔论注〕此条为治寒饮分脾肾的不同治法。短气，是呼吸不利，气为饮邪所阻而形成，它与"水停心下……微者短气"相同。饮邪虽微，无不影响肺和三焦通调水道之功用；同时饮为水邪所聚，欲蠲其饮，必利其水，是利水治饮之一大法则，故曰当从小便去之。但饮邪的形成，有脾阳虚不能运化水湿和肾阳虚不能化气行水的不同。苓桂术甘汤是温脾阳以化饮，肾气丸是温肾阳以化饮。

〔指难〕以上两方，一用于脾虚寒饮，一是肾虚寒饮。一证两方虽各有所主，但其温阳化饮则一也。从辨证来说，苓桂术甘汤主饮在阳，呼气之短；肾气丸主饮在阴，吸气之短。一证两方应当辨证运用。

短气与气短有别：短气是心胸中阻碍不适，呼吸不利，多为痰饮或气滞所致，为邪偏盛；气短是心胸中空空然不适，呼吸无力而气馁，则为气虚，本书称为少气。

十九、病者脉伏，其人欲自利，利反快，虽利心下续坚满，此为留饮欲去故也，甘遂半夏汤主之。

甘遂大者3枚　半夏12枚（以水1000mL，煮取50mL，去滓）　芍药5枚　甘草如指大1枚（炙）

上四味，以水200mL，煮取50mL，去滓，以蜜50mL，和药汁煎取80mL，顿服之。

〔论注〕此为水饮停留于膈的证治。沉极为伏，推筋着骨乃见。乃水饮留滞膈间，阻碍上焦之气机通畅，脉道不利，故脉现沉伏。盖上焦之气机虽不利，中焦还有转输之能，水饮有欲去之势，所以其人欲自利，利后反爽快舒适。但留饮之根蒂未除，中焦还不能转输而自尽，水饮复聚，所以虽利心下续坚满。此为水饮积膈之证，故采用峻攻逐水之法主治。

〔指难〕本条的重点有二：①在于证治：本病主症是咳喘，呼气困难，左胸满闷或胸部痞满，脉沉滑有力等。乃水饮积结，影响心肺气机之重证，也是峻攻之治法。如魏念庭说："阴寒之气立其基，水饮之邪成其穴，非开破导利之不可也。"但本方峻猛，原文中的"虽利心下续坚满"，是运用本方条件之一。必须是服本方后下利，并非先有下利，还用本方。方中甘遂的苦寒以逐水饮；半夏之辛温以开结祛痰；芍药（白芍）之酸，以抑木固阴；蜂蜜、甘草之甘，以缓中解毒，其中甘遂与甘草相反，取其相激相荡之功，逐水颇速，峻猛也在于此，实为水饮积结、根深蒂固之重证而设。②运用本方应注意有三点：一是适应病证。可用于心包积液、胸腔积液，症现呼吸短促，又以呼出困难为重点，胸廓满闷，或咳则胸痛。舌脉症呈现一派饮热互结者宜之。二是剂量。甘遂大者3枚，仅有1g，在于用量小，直攻水饮，不致毒人。一般只用甘遂，不用甘草，仅有祛痰之功，而无逐水之效。若须逐水，甘草倍于甘遂者，方能泻水。三是服法。本方逐水攻坚之力峻，服后必见水泻，因此每天只服 1～2 次，服后自觉从左胸部或胸腔部，有水声下行者，为药中病所。如水饮积结在心包或胸腔，根深蒂固，暂时难去尽者，可采用补脾或补益心脾之方，与本方交替运用，既稳妥又可祛邪，攻邪而不伤正。

二十、脉浮而细滑，伤饮。

〔论注〕此条为水饮初伤之脉。由于水饮为患，阳气必伤，称为伤饮。饮邪初伤，其病尚浅，肺气尚能鼓动，故脉现浮；病邪虽浅，但阳气已伤，气化功能减弱故脉细；既病水饮，初聚为痰故脉滑，此脉浮而细滑的机理所在。

二十一、脉弦数，有寒饮，冬夏难治。

〔论注〕此条为寒饮之脉症不符，其难治与时令有关。既称有寒饮，其脉又弦数，从机理而论，内有饮邪，阳气已虚，饮又属阴邪，故脉见弦。由于素有郁热，元阴多伤，饮与热搏，故脉弦而兼数象，即"饮自寒而夹热者"是也。其冬夏难治之因，在于治寒饮，唯有温化和宣发两法。冬天气候严寒，夏天气候炎热，寒者温之则碍阴，不利于脉数；热者清之则伤阳，不利于弦脉，故曰难治。

〔指难〕本条的重点在于难治，并非不治。还须因病制宜，进行灵活处理。此种病证，临证时，如咳痰稠黏，苔黄腻属热痰者，用黄连温胆汤（黄连、姜半夏、茯苓、陈皮、竹茹、枳实、甘草），以清热祛痰。如胸膈痞闷，可加瓜壳、鱼腥草之类，以开胸祛痰。如干咳少痰，咽喉不利，喜食甜味，舌红少苔乏津，属肺脾阴虚夹痰者，用麦门冬汤加减，以养阴润肺，益脾祛痰。总之，根据寒热的多少，阴阳偏虚的程度，病位在脾在肾，随证予以施治。

二十二、脉沉而弦者，悬饮内痛。

二十三、病悬饮者，十枣汤主之。

芫花（熬） 甘遂 大戟各等分

上三味，捣筛，以水150mL，先煮肥大枣10枚，取80mL，去滓，内药末，强人服3g，羸人服1.5g，平旦温服之；不下者，明日再加1.5g，得快下后，糜粥自养。

二十四、咳家其脉弦，为有水，十枣汤主之。

二十五、夫有支饮家，咳烦，胸中痛，不卒死，至一百日或一岁，宜十枣汤。

〔论注〕以上为悬饮之脉证和水饮在胸之证治。沉脉主里；弦脉属阴，又为肝脉，主饮主痛。脉沉而弦，为水饮已内结，悬积于胁下，其主症为咳唾引痛，病理多因肝气抑郁，疏泄失职，所饮之水运化不及，有少许水液停聚于胁下，而为悬饮。此悬饮偏结之实证，故用攻积逐水而峻泄之。

久咳不愈称咳家。咳久不愈，必有所因。如见弦脉，多由水饮停聚为患，故为有水之病因。水饮所积的部位，尚未论及，根据上条和下条以及《外台秘要》许仁则论痰饮咳者，所停之水在胸，故用此方以峻逐胸中之水。

支饮在胸膈不去，为咳嗽之根蒂。饮邪射肺则咳，水饮之根蒂未

巴蜀名医遗珍系列丛书

除，则病久不愈，故称为支饮家。水饮郁久化热，阳气郁而不伸，故咳嗽心烦。胸中痛不卒死，支饮本不痛，在于水饮停蓄过多，与胸中阳气搏击则痛，甚则气道被阻，气血不通，可以导致暴死，不卒死而能延长岁月，证明正气尚可维持，水液停积不太多。此为支饮在胸之重证，故可酌用峻攻水饮之法主治。

〔指难〕以上三条均用十枣汤，应当掌握的重点有三：①辨虚实：一般久病多虚，新病多实。久病也有骤实证，施治应以当前证候为主。如二十四条，许仁则说"大小便不利，咳唾痰饮或涎沫无限"，以及二十五条之"咳烦胸中痛"，就是实证的依据，是运用本方条件之一。②辨证和用法：胸中为阳气所主，心肺所居，水饮横踞不去，其咳终无宁日。只要正气未大虚，属阳热素盛之体，脉弦滑有神，可用本方以峻攻其水。水饮去后，立即采用调理脾胃之法以扶正，或扶正与逐水交替运用。③病势：本方主治悬饮，如魏念庭所说："邪之深伏胁下，自成一巢穴，如孤军独立，非单刀直入之将，入虎穴而求虎子，不足以破险阻也。"例如胸腔积液过多，不峻攻其水，只能坐以待毙，又何得何失耶？但血性胸水者，此法应慎用。

方中甘遂、大戟、芫花三味等量，味苦性寒，峻泻水饮，取其直达病所。尤恐峻利太过，损伤正气，故伍大枣之甘，以缓药势而顾正。方后注说，强人服 2～3g，羸人服 1.5g 左右，平旦即早晨温服之。不下者，明日更加 1.5g。一日不可再服，得快利后，糜粥自养。是指下利后不可再服。但胸腔积液，并非服几次可以痊愈，务须扶正与逐水并用，或交替运用。

本方制法：可采《三因方》之制法，以三味等量为末，枣肉为丸，名十枣丸，较为简便，总以达到以上剂量和服法即可。

二十六、病溢者，当发其汗，大青龙汤主之；小青龙汤主之。

大青龙汤方：

麻黄 18g（去节） 桂枝 6g（去皮） 甘草 6g（炙） 杏仁 40 枚（去皮尖） 生姜 10g 大枣 12 枚 石膏如鸡子大（碎）

上七味，以水 900mL，先煮麻黄，减 200mL，去上沫，内诸药，煮取 300mL，去滓。温服 100mL，取微似汗。汗多者，温粉粉之。

小青龙汤方：

麻黄 9g（去节） 芍药 9g 五味子 7.5g 干姜 9g 甘草 9g（炙） 细辛 9g 桂枝 9g（去皮） 半夏 7.5g（洗）

上八味，以水 1000mL，先煮麻黄，减 200mL，去上沫，内诸药，煮取 300mL，去滓，温服 100mL。

〔**论注**〕此条为溢饮分表邪盛和里饮盛的不同治法。溢饮，本篇第二条已经论述，此条再从方药来看，又属于风寒之邪伤及太阳之表。经俞不利则身疼，寒气侵于肌肤则身体重，水饮溢于四肢则四肢微肿。病邪在表，故当发其汗。表邪偏重者，用大青龙汤；里饮偏盛者，用小青龙汤主治。

〔**指难**〕本条重点在于方证探讨。溢饮仅是一个病证，大青龙汤和小青龙汤，是主治内外合邪两个方剂，一证二方是有道理的，有探讨的必要。①《伤寒论》说："太阳中风，脉浮紧，发热，恶寒，身疼痛，不汗出而烦躁者，大青龙汤主之。"此处不汗出而烦躁，为风寒伤及营卫，表气闭塞，郁热在胸膈而致的烦躁。"伤寒表不解，心下有水气，干呕发热而咳，或渴，或利，或噎，或小便不利，少腹满，或喘者，小青龙汤主之。"②药物组成：大青龙汤是由麻黄汤与桂枝汤两方组成，其中去芍药，加石膏；而小青龙汤是麻黄汤去杏仁，桂枝汤去生姜，加五味子、干姜、细辛、半夏而组成，同时小青龙汤的麻黄为 9g，少于大青龙汤一半，大小青龙之名即在于此。可见大青龙汤是以宣发为主，目的在于开发腠理，发越水气（指溢饮），使外寒内饮，从汗解而去，主治风寒在表而里饮轻者。故方后注说："取微似汗，汗多者温粉粉之。"（考《备急千金要方》有温粉方：煅龙骨 10g，煅牡蛎 10g，生黄芪 10g，粳米粉 30g。共研细末和匀，以稀疏绢包，缓缓扑于肌肤）。方中虽有石膏，但是佐麻黄、桂枝之辛温，以解太阳之里（胸膈间）之郁热，并非清阳明之里热。主症：除溢饮之身疼重、四肢微肿外，应有恶寒身热，无汗，或烦喘，苔薄白，脉浮紧等表实者宜之。

小青龙汤是以温化为主，目的在于使在里之水饮从温化而散，主治里有寒饮而表寒不甚者。方中虽有麻黄，但伍有五味子之酸敛，重点不在散表寒，而在于散内饮以平喘（发汗与否，在于五味子的份量运用）。主症除溢饮之外，必兼有恶寒无汗，咳喘而唾稀薄痰沫，舌淡苔薄白而润，脉象沉滑或浮紧等脉证。

二十七、膈间支饮，其人喘满，心下痞坚，面色黧黑，其脉沉紧，得之数十日，医吐下之不愈，木防己汤主之。虚者即愈，实者三日复发，复与不愈者，宜木防己汤去石膏加茯苓芒硝汤主之。

木防己汤方：

木防己 10g　石膏 12 枚鸡子大　桂枝 6g　人参 12g

上四味，以水 600mL，煮取 200mL，分温再服。

木防己去石膏加茯苓芒硝汤方：木防己 6g　桂枝 6g　人参 12g　茯苓 12g　芒硝 10g

上五味，以水 600mL，煮取 200mL，去滓，内芒硝，再微煎，分温再服，微利则愈。

〔**论注**〕此条为膈间支饮分虚实不同的证治。其人喘满、心下痞坚的病因，为膈间支饮。其病理为饮滞于膈，不仅肺气受阻，心阳不能展布，故为喘为满；同时脾之转输不利，水饮内结则坚，滞久而为郁热则痞。阴凝之邪上浮，郁热之气上蒸，故面色不荣而暗黄。其脉沉紧，为饮邪内结之证。同时病程达数十日之久，医者见心下痞坚，经吐下不愈，不能不考虑到虚的一面。其主要病理，为体质阴虚，心肺之气弱，转输不利，水饮滞于膈，郁久化热，饮热阻滞所致。此为心肺气虚、饮热阻滞膈间之支饮证，故用补虚清热、通阳利饮之法主治。此为正虚邪盛之证治。

虚者可愈、实者三日复发的机理，在于正气虚，心下痞坚，属于虚痞，饮结不盛，支饮在膈，心肺之气机不利，故用木防己汤后，正复、气化、饮消则愈；实者饮邪聚结成实，气虽暂行而饮邪复聚，故三日复发。复与木防己汤不愈者，为饮邪偏实，此为气虚饮热结滞之实证，故用益气清热、通阳化饮软坚之法主治。故在前方中去石膏重坠清热之品，易芒硝之咸寒以润结软坚，加茯苓之甘淡以益脾宁心利饮。

方中木防己性味苦寒，善利水饮；桂枝辛温，通阳化气，两者同伍，一苦一辛，专利水饮而化气散结。人参甘润，以益气养心；石膏辛凉，以清肺胃之热，两者同伍，一补一清，扶正以清热。同时石膏与桂枝同伍，化气通阳而不化燥，清热而不伤阳；桂枝与人参同伍，既补益心肺之气，又通心阳而化饮，此寒热并用，补清兼施之配伍方法，又体现了"病痰饮者，当以温药和之"的另一个方面，即在补清之基础上，加桂枝之温药以和之。

〔**指难**〕本条的重点有三：①辨证施治：本为膈间支饮，病位在心肺，属于寒热错杂，虚中夹饮之证。对虚实难辨或虚实并见之证，应补虚为主，或补攻兼施，是治法中的权变方法。②两方运用：均可用于肺心病，木防己汤证，咳喘，心慌气紧，心中烦热，胸膈痞闷不适，痰少而稠，口干，鼻干，但不思饮，面色暗黄，舌质红苔少乏津，脉象细数而滑等脉证，为本方所宜。

木防己去石膏加茯苓芒硝汤证，除咳喘、胸膈痞满外，兼有大便秘结，小便短少，心慌气紧，舌质微红苔薄而润，脉沉滑等症，为本方所宜。以上两方不仅用于肺心病出现下肢水肿，还可用于风心病之下肢水肿。

其次应注意的是：①木防己汤方中之石膏 12 枚鸡子大，剂量过重，不能执以为用；②木防己利水消饮之力虽强，但其味苦特甚，故以上两方必须是饮热互结之病理者，方可运用。

二十八、心下有支饮，其人苦冒眩，泽泻汤主之。

泽泻汤方：泽泻 15g　白术 6g

上二味，以水 200mL，煮取 100mL，分温再服。

〔论注〕此为支饮眩冒的证治。病因为水饮，病位在心下，眩冒是主要症状。所谓冒眩，冒是昏冒而神欠清，如物冒蔽之也；眩者，目眩转不敢视物也。其病理为水饮在膈，影响中焦升降之职，清阳当清不清，浊阴当降不降，反而上干清阳所致。此为脾虚水饮的眩晕证，故用健脾利水之法主治。

〔指难〕本条属支饮轻证，未影响到心肺，所以不咳不喘，多为脾虚湿泛所致。其主症发则头目眩晕不敢动，甚者动则呕吐清水，目闭不能视物，视物则旋转昏昏然。方中泽泻利水，白术健脾燥湿，使水湿浊阴之邪下降，清阳得清而病自解，正如治水之筑堤防也。如舌淡苔白润，脉弦滑或缓滑，则为肝脾风痰上泛之证，加半夏、天麻、钩藤，以降逆祛痰、柔肝息风；如舌红少苔乏津者，又为热痰上扰，加黄连，疗效更佳。

〔例案〕

1. 辜某，男，35岁，成都中医学院药厂职工。于1981年6月5日上午，突然头昏眩不能动，卧床不能视物，邀我诊治。不发热恶寒，诊脉时一动则呕吐清涎，未进早餐，舌红苔少微润，脉弦滑而数。此乃肝脾风邪夹痰热上扰之眩晕证。用泽泻汤合半夏白术天麻汤主治。黄连6g，半夏12g，泽泻20g，白术12g，天麻12g，钩藤12g。嘱浓煎1剂，少少服之。病人服药2次，3小时后，已起床活动，痊愈如常。

2. 李某，女，49岁，成都中医学院干部。于1982年5月4日上午，突然头目昏眩，卧床不能动，目闭不敢视物，不敢进食，邀余诊治。查舌质红无苔津润，脉缓滑。此肝脾风痰上泛之眩晕证，用泽泻汤加味主治。泽泻20g，白术12g，茯苓12g，天麻12g，钩藤12g，半夏12g。嘱服2剂，浓煎少少服之。病人服药2次后，中午和晚上已能进食，服2剂而愈。

以上两例同属眩晕，同是风痰上扰，正是"无痰不成眩"，故均加半夏、天麻、钩藤，以祛痰息风。前者夹热，后者则无，故加味略异。同时，泽泻应倍于白术，加强利水之功而降浊阴，是运用本方的重点所在。

二十九、支饮胸满者，厚朴大黄汤主之。

厚朴 18g　大黄 18g　枳实 4 枚

上三味，以水 500mL，煮取 200mL，分温再服。

〔**论注**〕支饮之病位在胸、在膈，其中有水、有饮、有痰之不同。证候有寒、有热、有寒热兼夹、有虚、有实、有虚中夹实之异。本证的病理，为饮热交结上焦气分，上焦壅塞过甚，则地道不通。此为饮热交结于胸之支饮实证，故用行气消饮、荡热通便之法。

〔**指难**〕本条的疑点在于病位。历代注家有两大争论：一种认为胸满是"腹满"之误；一种认为是胸满。我认为是胸满，不是腹满。因支饮之病位在胸膈，不在腹部，与大陷胸汤之义相似。但大陷胸汤证，为水火互结，故大黄与芒硝、甘遂同伍，既可下其热，又可下其水；本证为饮热交结，故大黄与厚朴、枳实同伍，以行气消饮，既可下其热，又可下其饮。大黄用量两方相同，以直决地道，使饮（水）热（火）之邪，顺利而下，热泄饮消，而胸满可愈。

本条既属饮热交结于上焦之实证，除胸满外，应有大便秘结、舌红苔黄、脉弦滑而形体壮实者，方可运用。如陈修园说："胸为阳位似天空，支饮实证满不通；厚朴为君调气分，枳实四枚大黄攻。"

三方的比较，本方与厚朴三物汤、小承气汤三方药物相同，方名不同，当然主治有异。厚朴大黄汤治"胸满"，主要在于涤饮，故以厚朴为主。厚朴与大黄等量，取其饮热之邪从浊道而出。厚朴三物汤治"痛而闭"，主要在于导滞，虽也以厚朴为主（朴 24g，枳 5 枚），但与上方所不同者，在于煎法，是枳、朴先煎，后内大黄，取其气厚而行气导滞之力更强；大黄虽是 12g，取其通便。小承气汤治"下利谵语"，主要在于荡热，故以大黄为主（朴 6g，枳 9g，黄 12g），它与以上两方有显著的区别。

三十、支饮不得息，葶苈大枣泻肺汤主之。^{方见}^{肺痈。}

〔**论注**〕此条为支饮壅肺的证治。所谓支饮，既是病因，又是病名。不得息为其主要症状。正如《金鉴》所说："喘咳不得卧，短气不得息，皆水在肺之急证也。"其病理在于水饮壅肺，肺气不利，以致肺气愈滞而水饮愈壅，水饮愈壅而肺气愈不利。此为水饮壅肺之实证，故用泻肺逐水之法主治。

〔**指难**〕本条的重点有二：①病位和主症：支饮病位在胸膈，多影响到肺，应与肺痈第四条和本篇第二条互参。其主症有"胸满、咳逆倚息，喘不得卧"，及咽干、口干不欲饮、脉象滑数等。水饮停滞在胸胁，与西医"渗出性胸腔积液"相类似，多见呼吸时胸廓疼痛，轻者不喘咳，重者有喘咳，可用本方加减而获效。②逐水三方比较：即甘遂半夏汤、十枣汤和本方。三方均可主治水饮在胸胁之证。甘遂半夏汤主治水饮在膈，水饮夹热之证；十枣汤为主悬饮和水饮在胸，水饮化热之证；葶苈大枣泻肺汤为主治水饮壅肺之证。甘遂半夏汤逐水较峻，十枣汤逐水最猛，葶苈大枣泻肺汤逐水最轻，也是平和之剂。前两方既可治胸腔积液，又可主治腹水；本方则力弱，一般胸腔积液不多者，最好以本方缓图之。

〔**例案**〕1.杜某，女，38岁，成都市冶金研究所干部，于1973年4月初诊。患左侧胸腔积液，曾在某医院住院治疗，抽水后而复聚，于是要求出院，邀我诊治。病人左胸部定点不适，咳则引痛，或呼吸过快亦引痛，不喘，时而咳嗽，形体较胖，舌淡苔薄而润，脉象滑数。此乃水饮壅肺之证，用葶苈大枣泻肺汤加味主治。葶苈15g，大枣15g，薏苡仁15g，茯苓15g，瓜壳10g，鱼腥草30g。后以本方加减，经服药一月左右，自觉症状消失。到5月摄片检查，其胸腔积液已全部吸收。

巴蜀名医遗珍系列丛书

以上病例说明，胸水属于悬饮和支饮的范围，水在胸部膈膜之中，并非几剂可治愈。所以，轻者最好用益脾逐水之法而缓治之，通过培土制水、逐水不伤正之法，可达到较为满意的效果。

三十一、呕家本渴，渴者为欲解，今反不渴，心下有支饮故也，小半夏汤主之。《备急千金要方》云：小半夏加茯苓汤。

半夏 15g　生姜 24g

上二味，以水 700mL，煮取 150mL，分温再服。

〔论注〕此条为寒饮上逆的证治。从呕吐之渴与不渴，以推测饮邪之解与不解，并决定饮病的治法。凡呕吐多伤津液，久呕吐应当作渴，今反不渴，为水饮停滞，则当治饮。其病理为支饮在心下，水饮滞于膈，升降之机紊乱，寒饮上逆所致。此为寒饮上逆之呕吐证，故用降逆蠲饮之法主治。

〔指难〕本条的重点在于渴与不渴，以辨呕吐之属热、属寒、属饮，作为施治依据。本证属寒饮为患，除不渴而外，多兼有头眩、口淡、舌淡、脉缓滑等脉证，为本方所宜。方中半夏、生姜既能降逆止呕，又能和胃散饮，药物虽少，能使上中二焦之阳气开朗，则饮去胃和而呕可愈。

三十二、卒呕吐，心下痞，膈间有水，眩悸者，小半夏加茯苓汤主之。

半夏 15g　生姜 24g　茯苓 10g　一法12g。

上三味，以水 700mL，煮取 150mL，分温再服。

〔论注〕此为水饮上逆的证治，卒呕吐为其主症，膈间有水为其主因，偶触寒气，则诱发呕吐。心下痞、眩悸者，为其兼症。以上主症兼症。皆由膈间有宿饮，胃气不降，阳气不化，浊阴上泛，水饮凌心，清阳不清所致。此为水饮上逆之呕吐、眩悸证，故用降逆蠲饮、散寒止吐之法主治。

〔指难〕本条与上条比较：上条是"呕家不渴"，为先有寒饮而致久呕；此是"卒呕吐，心下痞……眩悸"，为先有水饮，偶因寒气而暴发，证候虽异，水饮偏寒则一也。因有头眩心悸，亦是饮邪所致，故于前方中加茯苓一味，取其淡渗之功，以助小半夏汤祛饮之力，且有益脾宁心之效。

三十三、先渴后呕，为水停心下，此属饮家，小半夏加茯苓汤主之。方见上。

〔论注〕此条为水饮致呕吐的证治。先渴后呕，既不是因呕吐而渴，又非胃热之渴饮，水不为热所消，故曰水停心下（胃上脘）。所以上逆而呕，是致呕、致渴之因。其病理为素有饮邪，阻碍脾肺之输布，胃气不降，气不化津所致。此为水饮上逆之呕证，故用降逆祛饮、和胃止呕之法主治。

〔指难〕以上三条应注意如下三点：①水和饮的含义：清者为水，浊者为饮，严格而论，是有区别的。但以上两条所指之水，一为新饮之水，一为病位在胃之上脘，并非胸腔积液之水饮。②证治：从功用来说，以上二方主要有降逆祛痰和胃散饮的功效。本篇所论，主要是痰饮，突出主治广义痰饮，祛痰散饮，是不可缺少之法。③证候：以上三条呕与渴的先后虽有不同，但其病理同属寒饮上逆则一，故治法基本相同。小半夏汤不仅是主治寒性痰饮的基础方，又是降逆和胃的祖方。

对半夏功用的分析：其味辛温，生于阳盛（四月末五月初）、结实于阴长（夏至一阴生）之时。《本经》主治"伤寒，寒热，心下坚，下气"，不仅能使浊阴之气不从中焦逆而上，并可助阳以化阴，调达中上二焦之阳气，故有降逆止呕，散结开痞，祛寒痰宿饮的特殊功效。同时生姜善制半夏之毒，二者配伍有相制相助、相互为用之妙。

三十四、假令瘦人，脐下有悸，吐涎沫而癫眩，此水也，五苓散主之。

五苓散方：泽泻 30.3g　猪苓 0.9g（去皮）　茯苓 0.9g　白术 0.9g桂枝 0.6g（去皮）

上五味为末，白饮服 4g，日三服，多饮暖水，汗出愈。

〔论注〕此条为下焦水饮上逆的证治。瘦人阳常有余，阴常不足，不应有水，故冠以"假令"之词，启示学者，常中有变。脐下有悸，水动于下矣；吐涎沫则水逆于中矣；症现颠眩，则水饮上泛矣。主要病理，在于水饮滞于下，膀胱之气化不利，水聚而妄动，自下而上犯中焦之病变。此为水饮上逆之眩晕证，故用化气利水之法，以治其本。

〔指难〕本条的重点在于"颠眩"，为其主症；吐涎沫和脐下有悸，为辨证的依据；甚者动则吐水，舌淡苔白润、脉缓滑或浮缓等，为本方所宜。

奔豚篇之茯苓桂枝甘草大枣汤证，也有脐下悸，是发汗后，损伤阳气，欲作奔豚，用温阳化气利饮以防冲逆；本证为水饮在下而上逆，故用五苓散以化气利水。

方中二苓、泽泻利水，白术培土以制水，桂枝温阳化气以行水，确为脾阳虚、气化不利之利水剂。方后注说："多饮暖水，汗出愈。"如何运用？如脉浮缓而兼恶风，则宜多饮暖水，既有内外分消之法，又可防止水气泛溢经络而为浮肿，是用此法和用是方之精义所在。如脉沉滑或缓滑而不恶风，则只取其化气利水，而不需饮暖水。

三十五、腹满，口舌干燥，此肠间有水气，己椒苈黄丸主之。

防己 3g　椒目 3g　葶苈 3g（熬）　大黄 3g

上四味，末之，蜜丸如梧桐子大。先食饮服一丸，日三服，稍增，口中有津液。渴者加芒硝 1.5g。

〔论注〕此条为狭义痰饮的证治。应与第二条"水走肠间，沥沥有声，谓之痰饮"互参。由于肠胃之转输不利，不能把下行之水液，分消转输至膀胱，有少许之水留滞于肠间，故曰此肠间有水气。水在肠间，气机阻滞，清浊不分，聚而为痰，郁而为热，痰热蕴结在肠，致使腑气壅塞，升降之机更滞，津液不能上布，故腹满而口舌干燥。此为痰热交结在肠之实证，故用泄热涤痰之法主治。

〔指难〕本条辨证的重点，在于腹满、口舌干燥、肠鸣、大便秘结、小便短黄，或腹部水肿等痰（水）热互结之实证。方中防己、椒目之辛，以导利水饮从小便去；大黄葶苈之苦，以泄痰热从大便出，前后分消，实邪去而清浊分，其证可平。蜜丸者，既有润肠之功，又有滋养脏腑之效。

方后注说："口渴加芒硝 1.5g。"此系本《内经》"热淫于内，治以寒咸"之义。痰热互结，腑气不通，故加芒硝以润结软坚。至于"口中有津液"，乃痰热去，中焦转运升降之机正常，津液自生，口舌干燥自除。

三十六、咳逆倚息不得卧，小青龙汤主之。方见上。

巴蜀名医遗珍系列丛书

〔**论注**〕此为内饮外寒之支饮证治。肺主声，在变动为咳。咳逆倚息不得卧，是形容咳逆气促，喘息不能平卧。以药测证，其病理为水饮滞于内，寒邪闭于外，寒与饮壅遏肺气上逆，内外俱为阴淫之邪搏结所致。此为外寒引动内饮之支饮咳喘证，故用温饮散寒之法主治。

〔**指难**〕本条即第二条"咳逆倚息，短气不得卧，其形如肿，谓之支饮"之证。本证多以外寒所诱发，而又以内饮为主因，饮属阴邪，其性本寒（化热在外），故本方为表里俱寒之饮证所宜。

三十七、青龙汤下已，多唾口燥，寸脉沉，尺脉微，手足厥逆，气从少腹上冲胸咽，手足痹，其面翕热如醉状，因复下流阴股，小便难，时复冒者，与茯苓桂枝五味甘草汤，治其气冲。

茯苓 12g　桂枝（去皮）12g　甘草 9g　五味子 7.5g

上四味，以水 800mL，煮取 300mL，去滓，分温三服。

〔**论注**〕此为服小青龙汤后变冲气之证治。小青龙汤辛温大散，辛温既能化内饮，且能祛外寒，外寒已解，内饮将去，故多唾痰涎而口干燥。它与本篇 33 条"呕家本渴，渴者为欲解"之机理相同。由于元阳本虚，内饮素盛，小青龙汤虽能温饮解表，用不得法，更伤其阳，可生他变。寸脉沉，为上焦阳虚，停饮仍未尽，胸阳不布，故手足逆冷，尺脉微，为下焦阳虚，肾气不治，故冲气妄动而上冲胸咽。于是营卫之运行阻滞，不仅手足逆冷，甚则麻痹不仁。其面翕热如醉状，乃阴阳失调，真阳不潜，假热上浮之象。

冲气时发时止，冲气一逆，周身之气皆逆，肾气摄纳无权，不能约制其冲气，复还于气冲，因而下流阴股，证明冲气不归，仍有上冲之势。下焦之气化不利，故小便难；上冲则饮邪随之上干清阳，故复时冒。主要病理，在于元阳素虚，外寒轻微，发散更伤元阳，肾气失治，引动冲气妄动所致。此为冲气上冲的变证，故用化气平冲之法主治。

〔指难〕服小青龙汤之病变原因有两点：①元阳大虚之体，服之寒饮虽暂解，多伤下焦元阳，形成下虚上盛，冲气上冲之变证。②精血太虚之人，服之饮邪虽暂去，易于耗伤精血，可导致其他病变。

本条是以冲气为急，故需急用本方以治其冲气。如《金鉴》说："与茯苓桂枝五味甘草汤，先通阳和阴，俟冲气平，再议他法也。"方中桂枝通阳化气，与甘草同伍，辛甘化阳以平冲气；茯苓健脾利饮；五味敛阴与甘草同伍，酸甘化阴以敛浮阳。诸味合用，则阳气温通，阴气调和，冲气自平耳。

三十八、冲气即低，而反更咳，胸满者，用桂苓五味甘草汤去桂加干姜、细辛，以治其咳满。

茯苓 12g　干姜 9g　细辛 9g　甘草 9g　五味子 7.5g

上五味，以水 800mL，煮取 300mL，去滓，温服 50mL，日三服。

〔论注〕此条为复变咳满之证治。服桂苓五味甘草汤后，下焦阴逆之气降，故冲气即平。上焦伏匿之寒饮未尽，支饮复发，故咳嗽而胸满。斯时应以温中阳而祛里饮为主，故去桂枝，而加干姜、细辛主治。主要病理，在于中上二焦之阳气未复，寒饮复动，胸阳不布，肺气失降所致，故用温阳蠲饮之法主治。

〔指难〕本条重点在于咳满，不在于冲气，乃桂枝单刀直入之功也。现冲气平，故去桂枝。加干姜，既能温中阳以化饮，又能除肺寒；细辛既能散陈寒，又能祛伏饮，为针对寒饮所致之咳嗽胸满而设。

三十九、咳满即止，而更复渴，冲气复发者，以细辛、干姜为热药也。服之当遂渴，而渴反止者，为支饮也。支饮者，法当冒，冒者必呕，呕者复内半夏以去其水。

茯苓 12g　甘草 6g　细辛 6g　干姜 6g　五味子 7.5g　半夏 7.5g

上六味，以水 800mL，煮取 300mL，去滓，温服 50mL，日三服。

〔论注〕此条为冲气与水饮上逆的鉴别和复变呕冒的证治。服苓甘五味姜辛汤后，上焦之寒饮得辛温而散，故咳满即止。而更复渴，冲气复发者，以细辛、干姜为热药也。因冲气复发非水饮，在于辛温伤胃阴，有化燥之象，故口渴。冲气误用表药发之则动（如三十六条小青龙汤用不得法），得热以迫之亦妄动，当责之于姜、辛之热。假如是姜、辛之热所致，服之当连续口渴，此处是稍见口渴而停止，故曰反。在于素有饮邪，阴寒内盛而中阳日衰，水饮上逆，并非冲气上逆，虽见渴而不遂渴，故曰为支饮也。

其变证为呕冒。呕冒的病理，在于水饮未尽，浊阴上逆，胃气虚不能控制所形成。此为水饮上逆之呕冒证，故加半夏与诸药同伍，以温阳化饮，降逆止呕。

〔指难〕本条是紧接上条之变证而来，其重点在于下焦阳虚之冲气上冲与中焦阳虚之水饮上逆的鉴别。冲气上冲与水饮上逆均有冒证，但冲气之冒不呕；水饮之冒必呕，或呕吐清水。热迫冲气复发者，口当续渴而不呕；寒饮上逆之证，口必不渴而兼呕，这是两者的不同点。本方为寒饮上逆而设，着重在扶助中阳，使脾胃之转输正常，升降有权，则呕冒自平。

四十、水去呕止，其人形肿者，加杏仁主之。其证应内麻黄，以其人遂痹，故不内之。若逆而内之者，必厥，所以然者，以其人血虚，麻黄发其阳故也。

茯苓 12g　甘草 9g　五味子 7.5g　干姜 9g　细辛 9g　半夏 7.5g
杏仁 7.5g（去皮尖）

上七味，以水 1000mL，煮取 300mL，去滓，温服 50mL，日三服。

〔论注〕此条为复变肿的证治。服上方后，上逆之水饮去而呕冒停止。其人身肿病理，在于脾气基本健旺而输津于肺，肺气不利，不能通调水道，肺卫气滞。此为水饮犯肺之浮肿证，故于前方中加杏仁，以温阳散饮，宣肺消肿。

其症身肿，应加麻黄，以宣肺消肿。其人遂痹，36 条服小青龙汤后，手足痹未愈，在于汗后气血俱虚，营行不利，不足以濡润经脉所致，不能再用麻黄发汗，更耗其营血，故不内之。因为汗乃心液，为血所化，血汗同源，若逆而内之，再发其血中之阳和卫外之阳，阳气虚甚，故必现厥逆。

〔指难〕本条仍紧接着上条的变证而来。其中重点有二：①汗法：发汗法，仲景是本"夺血者无汗"之戒，作进一步阐发，启示后世学者。凡属血虚之人，慎用辛温发汗，违之则厥，甚则导致生命危险。②本方功用和临床运用：本方温而不发，功在温复中阳，继而祛除寒饮，降逆祛痰，利肺气以消肿。但方中之五味子，不分任何原因所致之浮肿或水肿，均不适宜。因五味子酸敛，敛肺碍湿，阻碍水道的通调，反而加重水肿。

四十一、若面热如醉，此为胃热上冲熏其面，加大黄以利之。

茯苓 12g　甘草 9g　干姜 9g　细辛 9g　五味子 7.5g　半夏 7.5g

巴蜀名医遗珍系列丛书

杏仁 7.5g　大黄 9g

上八味，以水 1000mL，煮取 300mL，去滓，温服 50mL，日三服。

〔论注〕此条为水饮夹热之证治。服上方后，面热如醉，乃连服辛温之药，饮邪未尽，胃热已聚，可见水饮有夹阴之寒者，有夹阳之热者，胃之脉上行于面故也。此条之面热如醉，与三十七条之"面翕热如醉状"不同，前者是冲气上冲，假热浮于面，其热为乍热；本证之面热如醉，是热无休止。由于脾阳初建，饮邪未尽，水饮夹胃热上熏之证，故用温阳散饮、祛痰荡热之法主治。方中有干姜、细辛、半夏之温，功在助脾阳，再去水饮；大黄以荡热，取其各入病所，各用其功效，乃寒热并用之法。

〔指难〕以上六条重点有二：①姜、辛、味、半之配伍：六方中有五方干姜、细辛、五味三药同伍，有四方干姜、五味子、细辛、半夏四药同伍，确为广义痰饮属寒的常用药物。它们之间，有相互制约、相互为用之功，所以同伍祛痰除饮之功较佳。在临证时，应当熟悉几者之性能特点，以便运用。如干姜性味辛温，温而不散，守而不走，有温中阳，止咳逆之效，对中阳虚、肺气虚冷，咳唾涎沫清稀者宜之；细辛性味辛温而散，走而不守，有止咳祛痰定痛之功，对陈寒痼冷和伏匿之寒饮，咳痰涎清稀而咳唾不利者宜之；半夏亦辛温，有祛痰降逆之功，适应于寒痰和水饮上逆，咳唾清稀痰涎，肺胃气逆者宜之；姜能制半夏之毒，半夏助姜而和胃；五味子性味酸温，有补肾敛肺止汗之功，适用于痰少或干咳或肺虚久咳者宜之；五味子与干姜、细辛、半夏同伍能监制干姜、细辛、半夏之辛温，不致耗阳伤精。此乃四者配伍之奥妙也。②治病求本：以上六条说明辨证要准，施治要稳。几条连贯看，类似一个痰饮咳嗽的病案记载。服小青龙汤后的复杂变化，是随病情变化而予以辨证施治。但本病的本质是阳虚寒饮，变一证就有变法治之，故病变药物虽有变，但治疗原则，并没有改变。

支饮之变化多端，临证时又不可机械从事，应举一反三，方能触类旁通。

〔例案〕熊某，男，34 岁，成都中医学院学生，1981 年 11 月 11 日初诊。外感 6 天，服药 4 剂不愈求治。现仍恶寒无汗，鼻塞流清涕，背恶寒尤甚，咳嗽声浊，夜间咳甚，以致影响睡眠，痰多质清稀，近日纳差，面色浮白，舌胖质红，舌边齿龈明显，苔薄白津润，脉浮紧左大于右。此外寒引动内饮之支饮证，用散寒温饮之小青龙汤主治。麻绒 6g，桂枝 10g，白芍 12g，干姜 12g，细辛 3g，五味子 3g，半夏 1g，甘草 3g。嘱服 2 剂。

11 月 13 日复诊：病人服上方 2 剂后，出微汗，仅感背恶寒，鼻塞消失，咳嗽痰多，食欲仍差，舌红胖嫩苔少，舌边有齿龈，脉浮滑。表邪未解尽，寒饮仍盛，拟以温肺散饮。仍用原方。麻绒 10g，桂枝 10g，白芍 10g，干姜 12g，细辛 3g，五味子 10g，半夏 12g，甘草 3g。嘱服 2 剂。

11 月 17 日三诊：病人服上方 2 剂后，胃纳正常，精神恢复，咳嗽减轻，唯背寒冷如掌大，清痰仍多，舌胖嫩红无苔，舌边齿龈消失，脉缓滑。此为脾肺俱虚，寒饮内盛之证。拟以补脾温肺祛痰化饮之法主治，改用苓甘五味姜辛半夏汤合苓桂术甘汤主治。茯苓 12g，甘草 3g，五味子 10g，干姜 12g，半夏 12g，白术 12g，桂枝 10g，细辛 3g。嘱服 2 剂。

11 月 24 日四诊：病人服上方 4 剂后，咳嗽消失，背寒冷大减，唯痰仍多，腰酸痛，舌质淡胖少苔津润，脉缓滑。此脾肾俱虚，寒饮滞肺，拟用补脾化饮，温肾填精之法。茯苓 15g，白术 12g，桂枝 15g，甘

巴蜀名医遗珍系列丛书

草 3g，仙茅 15g，淫羊藿 15g，半夏 12g，枸杞 12g。

12 月 11 日五诊：病人服上方 12 剂后，咳嗽、背寒冷均消失，面色略红润，精力充沛。唯腰久坐、久立感濡痛，偶尔咯痰，舌脉同前。在上方的基础上，加白芥子 10g，以祛膈膜之痰。嘱服 2～6 剂，以善其后。

此病例属外寒引动内饮之证，用小青龙汤较为恰当，但其中药物配伍剂量大小之奥妙，又不可不知。如欲散寒温饮，方中麻绒倍于五味子，使出微汗而散表寒；欲温肺散寒饮，麻黄与五味子等量，使散寒饮而不致发汗。此乃用小青龙之关键。表寒尽而见寒饮注其俞，其症背寒冷如掌大，则改用温阳化饮之法主治。如现脾肾两虚证，则以温养脾肾为主，佐以化饮，以全其功。此例其症屡变，但温阳化饮之治疗原则始终未变，此乃阳虚寒饮的病理未变的缘故。

附方：《外台秘要》茯苓饮治心胸中有停痰宿水，自吐出水后，心胸间虚，气满，不能食，消痰气，令能食。

茯苓 10g　人参 10g　白术 10g　枳实 6g　橘皮 7.5g　生姜 12g

上六味，水六升，煮取 180mL，分温三服，如人八九里进之。

〔论注〕本证的病因病理，在于中上二焦之阳气不足，脾气不运，胸阳不布，于是脾虚生湿，湿聚为痰，故痰饮宿水停滞于胸膈之间，满而上溢，故自吐出宿水。吐后邪减正虚，故曰心胸间虚。既曰心胸间虚，为何气满，不能食？在于只能吐去宿水，不能吐尽停痰。同时因吐而胃气益虚，虚气横逆而作满，更因停痰未尽而气机阻滞，故心胸中满，不能食。此脾虚痰滞之证，故用补脾和胃、理气祛痰之法主治。

〔指难〕方中人参、茯苓、白术甘温补脾，使脾健运而新饮不生；

枳实、橘皮、生姜和胃去满，除停痰旧饮，使正复而不碍邪，邪去而不伤正。后世五味异功散、六君子汤，即从本方发展而来。临证时，如见痰多者，加半夏以祛痰；食少而苔白润者，加神曲，以运脾健胃，其效更佳。

消渴小便不利淋病脉证并治第十三

本篇所论消渴、小便不利，淋病三种疾病，从症状看，均有小便失常，从病位而论，主要在肾与膀胱。三病有相互关联，故合为一篇论述，以便比较识别。

消渴有二：一是病名，二是症状，即消渴病和消渴证之分。消渴之名，始见《内经》，如《素问·奇病论》说："肥者令人内热，甘者令人中满，故其气上溢，转为消渴。"消渴又分为上消、中消和下消。上消属肺，如《素问·气厥论》说："心热溢于肺，传为膈消。"中消属胃，《素问·脉要精微论》说："瘅成为消中。"下消属肾，《素问·刺热论》说："肾热病苦渴数饮，身热。"总之，以多饮、多食、多尿、消瘦等三多一消为主症，小便有甜香气，或口中有甜尿气者，则为消渴病。虽有多饮、多尿、但不多食，身体虽逐渐消瘦，但所溲之尿而蚁不争聚者，则为消渴证。

小便不利与淋病：小便不利，只是一个症状，许多疾病均可导致。本篇把小便不利列为一个疾病，淋病亦必然小便不利，并有证无方。所以，篇内所列处方只要病理相同，又可主治几种淋病。

淋病是以小便淋涩刺痛或不通利为其主症，而《巢氏病源》把淋病分为五淋：石淋，血淋，膏淋，气淋，劳淋。但本篇论述很少。

一、厥阴之为病，消渴，气上冲心，心中疼热，饥而不欲食，食则吐蛔，下之不肯止。

〔论注〕此条为厥阴消渴证和戒下的论述。由于伤寒失治，从太阳而传至厥阴，病邪深入，郁而为热，耗伤津液，不足以灌膈而润喉舌，故需饮水，甚则口渴，而为消渴证。厥阴肝经之木火上炎，木火相通，肝气郁热上冲，故气冲心，心中疼热。热邪传于腑，客热乘胃，故饥不欲食。胃中有客热，食入则两热相合，胃气上逆，故食入即吐。如胃热肠寒，有蛔虫则妄动，随之上入于胃，则吐蛔。所谓"下之不肯止"，有两种病理转化：第一是寒热错杂证。多因体质偏阳虚，形成胃热肠寒。若误用下法，则胃肠更虚，下利不肯止。第二从热化证。多由素体阳旺，则从热化，肝热乘胃，亦能出现消渴，心中疼热。若用下法，则热邪乘虚而下泄，则成为协热下利而不止。

〔指难〕本条见于《伤寒论》厥阴病篇326条，原文基本相同。列于此的意义有二：①禁下：虽有气上冲心，心中疼热，为肝热乘胃，严禁攻下。②消渴证与消渴病的鉴别：其鉴别点在于饥而不欲食，则为消渴证。它与杂病之消渴病（饮多、食多、尿多）有显著区别。

二、寸口脉沉而迟，浮则为虚，迟即为劳，虚则卫气不足，劳则营气竭。

跌阳脉浮而数，浮即为气，数即消谷而大坚；气盛则溲数，溲数即坚，坚数相搏，即为消渴。

〔论注〕此条为上中二消之形成机理。寸口脉以候心肺，营卫所司，故有心营肺卫之说。寸口脉浮而迟，浮不是表病，是阴虚不能内守，阳不潜而外张，故曰浮即为虚；迟不是寒，是营血虚乏，不足以营于脉，源于劳伤其阴血，故曰迟则为劳。营者水谷之精气，卫者水谷之悍气，正因劳伤营卫，故曰虚则卫气不足，劳则营气竭。营阴虚竭，卫气不敛，可形成阴虚生内热，心热移于肺之上消渴病。

跌阳以候胃，浮脉亦非主表，是胃中阳热之气过盛，故曰浮即为气。数脉主热，热能消谷善饥，热盛则水谷之精微耗伤，津液亏乏不能濡润，故消谷而大便坚。由于胃热过盛，既消谷而且饮水多，脾不能为胃行其津液，则水液直趋膀胱，故小便多；小便过多，则胃肠之津液愈少，故溲数则大便坚。所谓坚溲相搏，即为消渴之病理。正如魏念庭所说："饮多溲多，无补于渴，此消渴之热发于肾，冲于肝，而归结于胃，受害于肺也。"

〔**指难**〕本条是从寸口脉浮而迟之脉理而阐发营卫虚竭，日久而成虚劳消渴病之病理；再从趺阳脉浮而数之脉理阐发中消形成之病理。前段《医宗金鉴》认为是虚劳篇中错简于此，随后有少数注家分为两条。据临证所见，消渴病之中期接近后期，不仅元阴真精枯竭，阳气亦亏损，反而不渴且尿亦不数，只是消谷善饥而夜尿多，虚劳脉证是可能出现的。

〔**例案**〕张某，男，45岁，四川橡胶厂技术员。1978年元月中旬，开始口干口苦，口渴，每天饮水20磅左右，饮食正常。到2月初出现厌油，大便下利，经厂医诊治十余天，服用黄连素等药。2月中旬在2664厂医院，确诊为糖尿病。当时尿糖（+++），即去某县医院检查，尿糖仍（+++）。住院3天出院。2月28日经省某医院检查，尿糖为（+++），血糖235mg%，胆固醇412mg%，经治疗十余天，效果不显。于3月8日求治。主症：尿频量多，身倦失眠，口不渴，消谷善饥，每餐5～7两，便秘，消瘦（体重90斤），面色萎黄，口出尿甜气，舌淡苔白腻，脉弦滑。血糖、胆固醇同上。此为脾弱胃强、肝郁湿滞、心神不宁之中消病，拟用实脾疏肝、利湿安神之法主治。用茯苓泽泻汤加减：薏苡仁30g，茯苓12g，泽泻15g，黄精30g，郁金15g，佩兰12g，豆卷30g，柏子仁30g，夜交藤30g。嘱停用西药。

以上方为基础，苔白厚腻湿甚者，加厚朴 10g，草果 10g，藿香 10g，以运脾化湿；精神疲倦，加泡参 20g，白术 12g，以助脾益气；腰酸腿软，肾气偏虚者，加仙茅 15g，仙灵脾 15g，菟丝子 15g，以补益肾气。长期服用。

10 月 10 日十二诊：停药 20 余日后观察。经复查：血糖为 103mg%，尿糖阴性，胆固醇 224mg%，血压 86/64mmHg。现感精神稍差，头不昏，体重 112 斤，每餐三两，眠欠佳，大便正常，夜尿 2～3 次，舌质红苔少津润，脉沉细略数（80 次/分）。此脾肾俱虚，心神不宁，病久肝郁之证。拟用甘淡实脾、补肾疏肝、安神宁心之法主治。泡参 15g，薏苡仁 30g，茯苓 12g，泽泻 15g，黄精 30g，菟丝子 15g，郁金 12g，丹参 30g，柏子仁 30g，夜交藤 30g。

1979 年 3 月 27 日十三诊：病人服上方服 60 剂，经我院附院检查：血糖 136mg%，尿糖阴性，尿酮阴性，胆固醇 216mg%。近一月左右，肛门不适，在痔科检查，轻度脱肛，体重达 120 斤，仍精神欠佳，眠稍差，夜尿 1～2 次，食欲正常，舌红苔少津润，脉细略数。方药如下：泡参 12g，黄精 30g，百合 30g，柏子仁 30g，夜交藤 30g，郁金 12g，丹参 30g，菟丝子 15g，泽泻 12g，益智仁 12g。嘱长期服用此方。

10 月 15 日，据病人说，他服方 50 剂后，自觉症状全部消失。便停药 5 个月，于 10 月 3 日在某血液研究所检查，血糖为 96mg%，胆固醇 200mg%，面色红润，精神充沛，始告痊愈。

此例，消渴病初期，三多一消诸症俱备；中期只是食多，夜尿多，属脾弱胃强，肾气偏虚；病久多郁之证俱备，从脾肾着手，佐以疏肝而获效。消渴病凡甜味之食物和甜味之药物，均不宜服。

三、男子消渴，小便反多，以饮一斗，小便亦一斗，肾气丸主之。方见上。

〔论注〕此条为下消之证治。男子以肾气为主，女子以血为主，故以男子目之。肾中之动气，即水中之命火。命门火衰，不能蒸腾水津，化水为气，气化为液，在上失其津液，故渴而饮水；饮入于胃，游溢渗出，下无火化，直入膀胱，故小便反多，以致上则饮水无度，下则小便频数无制，故形成饮一溲一之证。此为肾阳虚之消渴病，故用温阳化气之法主治。

〔指难〕本病并非男子所独有，而妇女亦有之。本证型多属体质阳虚，肾气衰惫，或病久阴损及阳，面色苍白，唇淡，舌质淡，苔少津润，脉沉细等脉证者，为本方所宜。方中六味地黄丸以滋肾阴，桂、附振复肾阳，阴中求阳之法。阳得阴助而生化无穷，肾中之阳气得以化导，气化正常，水之精气上达，于是水精四布，五经并行，则消渴可愈。在临证时，如苔少乏津，加花粉、黄精之类，以润燥填精，其效更佳。

四、脉浮，小便不利，微热消渴者，宜利小便，发汗，五苓散主之。方见上。

〔论注〕此条为小便不利证治。脉浮，小便不利，是客邪为患所致。主要病理，为太阳经之表气不透，则膀胱之气化不利，于是津液不升所致。此气郁水滞之小便不利证，故用化气利水之法主治。方中桂枝以温化膀胱之气，气化则水行汗解，表里透达，气化正常，不治渴而津液自生。

〔指难〕本条与《伤寒论》太阳病篇71条之下半段大体相同。此多"宜利小便，发汗"六字，其重点在小便不利，不在于口渴，虽有口渴之症状，并非消渴病，岂有消渴病而小便不利之理？列于此以便与多饮、多尿之肾气丸证相鉴别。

五、渴欲饮水，水入则吐者，名曰水逆，五苓散主之。

〔论注〕此条为水逆之证治。本证亦为太阳膀胱之气化不利，内有停水，不能输津于上，故渴欲饮水。由于水邪盛而胃无热，饮入之水则格柜不纳不消，所以水入则吐。此为渴饮即吐之水逆证，故仍采用化气利水法主治。

〔指难〕本条亦与《伤寒论》太阳病篇 74 条之下半段完全相同。以上两条之病因，同属表邪郁滞太阳所致。上条是水滞于下，本条是水滞于中，症状表现虽有不同，太阳之风邪未透，膀胱气化不利之病理则一也。故均用五苓散，以利水而取微汗，促使表邪透，气化利，其证可解。

六、渴欲饮水不止者，文蛤散主之。

文蛤 15g

上一味，杵为散，以沸汤 50mL，和服 4g。

〔论注〕此条为热渴之证治。有热则渴；热盛水入而渴不解，故饮水不止。其机理，在于热渴饮水，水入不能消其热，反而为热所消。此热盛津伤，心热移于肺，转为膈消之消渴病，故用生津止渴之法主治。

〔指难〕本条既无停水而水入即吐，又无小便不利之症，应属于消渴病和消渴证之范围。文蛤，据《医宗金鉴》说："文蛤，即今吴人所食花蛤，性寒味咸，利水胜热，然屡试而不效，尝考五倍子亦名文蛤，按法制之名百药煎，大能生津止渴，故尝用之，屡试屡验也。"五倍子性平，不寒不温，不清不利，善能生津止渴，对上消有效。其实海蛤、文蛤、五倍子均有生津止渴之效，其中海蛤、文蛤长于软坚散结，五倍子长于敛肺生津。

七、趺阳脉数，胃中有热，即消谷引食，大便必坚，小便即数。

〔论注〕此条为再论中消脉证。中消形成之病理，在于胃热过盛，脾气亦燥，故大便坚硬；饮水虽多，脾失转输，肾失制约，水液直趋于下，故小便频数。小便愈数，而阴精愈耗，阴精愈耗而虚热愈盛，热愈盛而消谷引饮益甚。此消渴病之恶性病理变化。

本条与第二条第二段基本相同，应予互参。

八、渴欲饮水，口舌干燥者，白虎加人参汤主之。_{方见暍病中。}

〔论注〕此条为肺胃热盛之消渴证治。渴欲饮水而口舌干燥之病理，在于胃热过盛，心热移于肺，故渴欲饮水；饮入之水，肺失敷布水液之职，则尽走于下，于是不足以泽脏腑而润口舌，故仍口干舌燥。此为热盛津伤之上消病，故用清热生津之法主治。

〔指难〕本条亦与《伤寒论》阳明病篇225条之下半段相同。复列于此，以便与阳明热盛之消渴证和杂病之上消病相鉴别。其鉴别点：如烦渴引饮、小便不多、脉大、自汗出、舌红苔燥等脉证，乃阳明热盛之消渴证；如渴饮不解、小便亦多、脉数、不自汗、舌红苔少乏津等脉证，乃杂病中之上消证。两者用一方主治之机理何在？彼为客热故自汗出，而小便不多；此为自身之热，故不自汗出，而小便多。由于病因病理机转不同，故脉证有所差异，然而病理之属性均属热，病位均在肺胃，是相同的，所以均可用一方主治。临证应用时，若属消渴病，肺胃热伤津者，原方去人参、甘草易沙参、黄精，加花粉、麦门冬，以益气生津，养阴润燥，而疗效更佳。

九、脉浮发热，渴欲饮水，小便不利者，猪苓汤主之。

猪苓 3g（去皮） 茯苓 3g 泽泻 3g 滑石 3g 阿胶 3g

上五味，以水 400mL，先煮四味，取 200mL，去滓，内胶烊消，温服 70mL，日三服。

〔论注〕此条为小便不利之证治。脉浮发热，并非病邪在表，而是病邪由表入里，脉被热抚所致。正如唐容川所说："此证发于肺经，肺主皮毛而先见发热，是肺有热也。"其病理在于肺被热伤，既不能通调水道，又不能敷布水津，进而肾阴被伤，既不能把自身之液上潮于口，又不能助膀胱以化气行水。此为热盛伤阴，水热互结之渴饮、小便不利证，故用育阴利水之法主治。

〔指难〕本条亦与《伤寒论》阳明病篇 225 条之最后一段相同。应当注意之重点有二：①与五苓散之区别：二者之脉证基本相同，病因和病理不同，所以治法有别。前者多体质阳虚。太阳病发汗后，表阳虚而表邪未尽，膀胱之气化不利，水停于下，或水停于中，先见小便不利，随之津不升而口渴，或饮水即吐，舌淡苔薄白，小便不黄不热，脉象浮缓，或缓滑。后者多体质阴虚。阳明证下后，损伤津液，肺肾虚热，是先发热口渴，后见小便不利，舌红苔少乏津，小便既黄且烫，脉象多浮数或细数，此二者之不同所在。故彼用桂枝、白术以化气利水，健脾除湿；此用阿胶、滑石以育阴养液，清热利水，就是二者的鉴别点。②本方与人参白虎汤之区别：渴欲饮水，是两者之相同点。彼是热在中焦，热盛津伤，又以多饮或多尿为主症；此是热在下焦，水热互结，又以渴饮而小便不利为主症。所以，彼用清热生津之法，此用养阴利水之法。

十、小便不利，有水气[①]，其人苦渴[②]，栝楼瞿麦丸主之。

栝楼根 6g 茯苓 9g 薯蓣 9g 附子 1 枚（炮） 瞿麦 3g

上五味，末之，炼蜜丸梧子大，饮服3丸，日三服；不知，增至7～8丸，以小便利，腹中温为知。

①水气：病名，此处为水肿。

②苦渴：即苦于口渴饮水。

〔**论注**〕此条为上燥下虚之证治。肾主水而司气化，肾阳虚不能化气行水，肾与膀胱为表里，膀胱者州都之官，气化则能出矣。由于肾阳虚，膀胱气化失职，故小便不利；下焦之气化无权，不能蒸腾津液上潮于口，燥气独盛于上，故其人苦渴，渴饮不止，小便不利，故尔水肿。其病理为命门火衰，肾气不化，不能化水为气、气化为液，津液不布，阳虚于下，燥盛于上。此下虚上燥之渴肿、小便不利证，故用润燥生津、温阳利水之法主治。

〔**指难**〕本方为润上温下之法，凡有水气，用肾气丸不宜地黄之滋腻、枣皮酸敛以碍水邪；燥盛于上，不宜桂枝之辛热以增燥，此方最适宜，乃肾气丸之变法也。方中栝楼根润燥生津而止渴；怀山药甘淡益脾而制水；茯苓、瞿麦淡渗以利水，引水气从小便而出；附子温肾阳而化气，促使肾阳复而气化有权，气化行则水道利，津液上达，诸症即平。

〔**例案**〕某女，40岁，重庆建设银行职工，于1964年12月20日初诊。口渴甚，小便不利，水肿一年许，加重2月。现症：全身水肿，口渴引饮（工作或就诊时，必带大瓷缸子一个，每天要饮24缸子水，至少有24磅），腰冷腿软，精神萎靡不振，纳差，每餐一两米饭，小便不利，短少而淡黄，尿无热感，大便2～3天一次，不结燥，面浮白，唇淡，舌质淡，无苔乏津，脉沉细。经某医院诊断为慢性肾小球肾炎。服中西药治疗一年左右，疗效不显。近两月，病情加剧，患者苦于渴饮，水肿愈增，小便淡黄短少，特前来诊治。此为肾阳虚，气化紊乱，形成上燥下寒之渴肿、小便不利证。拟用润燥生津、温阳利水主治，方用栝楼瞿麦汤加味（丸剂改用汤）：栝楼根 30g，怀山药 30g，茯苓 15g，瞿麦 15g，制附片 15g（另包，先煎 2 小时），鹿胶 12g（另包，蒸化兑服）。

12 月 23 日二诊：病人服上方 2 剂后，口渴大减，饮水量减少一半（约 12 磅），水肿亦大减，小便量增多而畅利，饮食量增加，每餐 2 两，余症同前。效不更方，将原方再进 2 剂。

12 月 26 日三诊：病人服上方 2 剂后，口渴更减，每天喝 4 磅水左右，小便畅利，水肿基本消失，饮食、大便正常，腰冷消失。现觉腰酸腿软，精神仍疲倦，夜尿 3～4 次，舌质淡，无苔微润，脉沉细。此肾阳渐复，气化功能渐趋正常，病理有变，治法亦稍变，以温阳利水为主，辅以生津润燥，佐以填补精血。原方将栝楼根改为 15g，余药不变，嘱进 2 剂。

12 月 29 日四诊：病人服上方 2 剂后，渴饮消失，水肿消失，饮食正常，精神转佳，时而感疲乏，夜尿 2～3 次，面色接近正常，唇淡红，舌淡无苔津润，脉沉细。仍宗前法，继服三诊方。嘱服 2～10 剂，以巩固疗效。

本方临证运用之关键，在于栝楼根与制附片两者剂量的配伍。在病理方面，元阳虚而肾气不化，津液不能上潮，渴饮严重时，栝楼根应倍于附片，增强生津滋干、润燥止渴之力，使饮水量减少而水液排泄亦减少，并减轻脾转输水液之负担，避免水肿之增剧。当元阳渐复，气化渐趋正常，渴饮大减时，可酌减栝楼根的用量，方符合病机。本证之病变在脾肾，重点又在肾阳虚，所以附片、怀山药、茯苓等剂量，不可轻易减少，目的在于肾阳振复，脾肾功能健旺，肾之气化正常，脾之转输有权，渴、肿、小便不利等症消除，可达预期效果。

巴蜀名医遗珍系列丛书

十一、小便不利，蒲灰散主之；滑石白鱼散、茯苓戎盐汤并主之。

蒲灰散方：

蒲灰 2.1g　滑石 0.9g

上二味，杵为散，饮服 4g，日三服。

滑石白鱼散方：

滑石 0.6g　乱发 0.6g（烧）　白鱼 0.6g

上三味，杵为散，饮服 4g，日三服。

茯苓戎盐汤方：

茯苓 25g　白术 6g　戎盐弹子大 1 枚

上三味，先将茯苓、白术煎成，入戎盐再煎，分温三服。

〔**论注**〕此条为小便不利的三种治法。小便不利，只是一个症状，而列举三方，应以药测证，以便运用。

蒲灰散之蒲灰，楼英认为是蒲黄粉。《备急千金要方》用蒲黄、滑石各等分，主治"小便不利，茎中疼痛，小腹急痛"。甄权说："破恶血，败蒲席灰也。"尤在泾认为："蒲，香蒲也。"并引宁原说："香蒲去湿热利小便，合滑石为清利小便之正法也。"虽有三种不同看法，总为清利下焦湿热之方剂。

在临证运用时，需辨清湿热在气分、在血分之不同，进行选用。如湿热在下焦气分，小便不利、尿黄热，溲时茎中疼痛，尿出如米泔水而混浊，后世称为膏淋，可用香蒲烧存性，取其气辛通，与滑石同伍，以清利湿热之郁结，并可用于湿热水肿兼小便不利之证。

如湿热在下焦血分，则小便短赤，溲时艰涩疼痛如刺，小腹拘急，痛引脐中，宜用蒲黄（炒生各半），与滑石同伍，以止血化瘀，清热利湿。

滑石白鱼散中之白鱼，乃书纸中的蛀虫，其色灰白，又称为书鱼。《本经》说："衣鱼味咸温无毒，主妇人疝瘕，小便不利……亦名白鱼。"《名医别录》说："白鱼能开胃下气，利水气，疗淋堕胎。""乱发主五淋，大小便不通。"可见白鱼有化瘀行血之功，发灰有止血化瘀之效。症见小腹拘急，小便不利，溲时尿道刺痛，尿血，后世称为血淋，属于湿热瘀结于下焦血分之证，可用本方以清热利湿，止血通瘀。

茯苓戎盐汤中之戎盐，又名青盐，尤氏谓："咸寒入肾，以润下之性而就渗湿之职，为驱除阴分水湿之法也。"白术、茯苓补脾燥湿，以利小便。症见小腹微胀，尿后余沥不尽，尿色白，尿道不热烫，不刺痛等湿盛热轻在下焦气分之小便不利证，可用本方以健脾渗湿益肾而除阴火。曹颖甫认为："此方为膏淋、血淋，阻塞水道，通治之方。"黄竹斋认为是治劳淋、石淋之主方。我认为，劳淋、膏淋、血淋，属脾虚湿重热轻者可用，方中茯苓用量最重是着眼处。

〔指难〕以上三方对膀胱湿热夹瘀之小便不利，同一病理之淋病，前两方可论治，其中蒲席灰效多不显，白鱼缺少。如淋沥刺痛，可用琥珀末冲服，每次冲服 1～2g，以化瘀通淋。如尿血者，加瞿麦 15g，萹蓄 15g，白茅根 30g，以清热止血利尿。茯苓戎盐汤有健脾利湿滋肾之功，主治湿重热少之小便不利和同一病理之淋病，它与栝楼瞿麦丸证，主要在于肾阳虚，气化紊乱，有本质上之区别；与五苓散证，是风邪滞于太阳，又有显著之不同。

其次，本篇所列三方局限于以上所述病理和证型。如甚则小便不通，尤其是肺阴不足，瘀热阻滞之癃闭，以上三方则无能为力。

〔例案〕饶某，男，51 岁，成都市棉织二社职工。患者过去有小便多的病史，至 1972 年 3 月 16 日，出现小便频数而短少，约半小时一次，尿黄热而刺痛，以致小便不通，小腹胀急。于3月19日入某医附院观察室，用导尿管导尿，尿血混合，尿道疼痛甚。经泌尿科诊断为前列腺肥大，又开刀安导尿管，但无尿意。到4月8日，患者家属邀我会诊。患者重病容，面色潮红，口干，唇红，舌质红苔中心薄黄乏津，脉细数。此乃肺阴虚而肺气被郁，瘀热滞于下焦之癃闭证，拟以养阴润肺、益气开肺、清热化瘀之法主治：北沙参30g，玉竹参30g，百合30g，知母12g，麦门冬30g，桔梗30g，丹皮12g，淡泽泻15g，琥珀末6g（分3次冲服）。嘱服6剂。

4月15日二诊：病人服上方1剂后，有尿急。服3剂后，患者自行去掉导尿管，小便能出，先点滴继而畅通，但排尿细。患者要求在家调养，于当日回家。舌脉同上，效不更方。将上方加桑寄生30g，生谷芽30g。嘱服2～6剂。

4月20日三诊：病人服上方4剂后，尿量增多，排尿增粗，饮食正常，精神好转，舌质微红苔少微润，脉细数。方药如下：北沙参20g，玉竹参30g，百合30g，知母12g，麦门冬15g，生谷芽20g，丹皮12g，泽泻12g，桑寄生30g，菟丝子12g，甘草梢1.5g。

4月23日四诊：病人服上方1剂后，小便畅通，量多，但控制欠佳；其余均正常，唯大便时而干燥，舌质正常，苔根薄黄而润，脉象缓和。此肺阴已复，肾气偏虚之象，拟以益气润肺、补肾填精之法：北沙参20g，玉竹参30g，知母12g，麦门冬15g，生首乌15g，桑寄生30g，菟丝子15g，枸杞12g。嘱服2～6剂，以善其后。

本例患者体属阴虚，肾气暗耗，以致肺肾两虚，形成肺气被郁，通调水道之能失职，瘀热阻滞，故由小便不利渐致不通。病位虽在下焦，其治法重在养肺阴，开提肺气。此下病取上之法也。

十二、淋之为病，小便如粟状，小腹弦急，痛引脐中。

〔论注〕此条为淋病提纲和石淋的特征。淋病虽有五，但以小便短少频数、点滴淋沥涩痛为主症。此处小便如粟状，乃下焦湿热煎熬，久则结为有形之砂石，而为石淋。由于热结气滞，加之砂石阻滞尿道，厥阴之脉循阴器过少腹，波及肝肾。肝主疏泄，肾主闭藏，泄闭紊乱，故小腹拘急而痛引脐中。

〔指难〕本条为石淋主症，现称为结石。结石病位有在肾盂、在输尿管、在膀胱、在胆囊和胆管。其病理多由湿热郁滞而成，故多从湿热论治。

〔例案〕1. 钟某，男，38岁，巴中县曾口区供销社职工。左侧腰痛两月余，肉眼血尿。经某医院做静脉肾盂造影，诊断为左肾盂结石。曾用中西药治疗，疗效不显。于1973年10月3日求治。现症：左侧腰部疼痛，小便黄热短少，尿痛，饮食大减，形体消瘦。10月2日查小便常规：红细胞满视野。舌质红苔黄腻，脉细数而滑。此为湿热瘀滞伤阴之血淋和石淋。拟用甘寒养胃清热利湿、化瘀通淋之法主治：北沙参15g，知母12g，麦门冬15g，生谷芽21g，佩兰12g，豆卷30g，金钱草30g，满天星30g，瞿麦30g，蒲蓄15g，白茅根30g，琥珀末4.5g（分3次冲服）。嘱服2～10剂，并停西药。

10月25日二诊：病人服上方服10剂后，于10月14日早晨7时，小便时如针刺般剧痛，从尿道排出如米状物，排后自觉左侧腰部疼痛大减，饮食已正常。经某医做静脉肾盂造影检查，未发现结石和其他病变。尿常规亦正常。现仅觉左侧腰部酸痛，精力欠充沛，舌质红苔略黄腻，脉沉滑。患者要求回单位服药。拟方如下：北沙参15g，知母12g，麦门冬15g，生谷芽21g，桑寄生15g，川续断15g，杜仲15g，豆卷

30g。嘱服 2 ～ 15 剂，以善其后。

到 1981 年 8 月中旬，经我随访，病人服上方 10 剂后，诸症消失而停药，至今未复发。

2.李某，男，46 岁，川林灌运处工人。从 1975 年 12 月发现左侧腰痛，经某医院诊断为左侧输尿管结石。1979 年 12 月 5 日，经某医院照片，确诊为左侧输尿管下端阳性结石，伴左肾盂积水，使肾影扩大。尿常规：蛋白（＋），白细胞少许，红细胞（＋＋），脓球少许。于 12 月 17 日求诊。现症：左侧腰常痛，尿前茎中胀痛，尿后疼痛难受，牵引左大腿内侧阵性作痛，小便黄赤，头昏，便溏，舌质红苔薄润，脉缓滑。此脾虚湿热滞于下焦之石淋并血淋病。拟用甘淡实脾、清热利湿之法主治。薏苡仁 30g，怀山药 15g，茯苓 12g，泽泻 12g，金钱草 30g，左转藤 30g，鸡内金 10g（冲服），木通 12g，紫花地丁 30g，瞿麦 15g，萹蓄 15g。嘱服 2 ～ 30 剂。

1980 年 3 月 3 日复诊：病人服药不便，间断服 38 剂。服药期间小便混浊，有小砂石样物排出，尿前茎中胀痛，尿后左侧腰部不适；服至 30 剂时，即 2 月 11 日中午 12 时 30 分，尿时茎中刺痛，排出小黄豆大结石一粒，后疼痛逐渐消失，左侧大腿内侧陈性疼痛和头昏消失，胃纳正常。现左侧腰部时酸痛，小腿肌肉濡痛，心慌心跳，早晨口苦，舌质正常，苔少乏津，脉弦滑无力。此乃气阴不足、肾虚精亏之象，改用益气养阴、补肾填精之法：北沙参 15g，麦门冬 15g，百合 15g，菟丝子 12g，枸杞 12g，杜仲 15g，木瓜 10g，伸筋草 10g。

3 月 21 日三诊：病人服上方 20 剂后，左腰部疼痛减轻，仍酸痛，喜按，时有灼热感，其他均正常。舌质正常，舌根黄腻，脉弦滑。此乃脾肾两虚湿邪未尽，改用实脾补肾佐以利湿：薏苡仁 30g，茯苓 12g，怀山药 15g，泽泻 15g，菟丝子 15g，枸杞 12g，杜仲 15g，金钱草 30g。嘱服 2～30 剂。

4月13日四诊：病人服上方 20 剂后，尿常规正常，现仅左腰时而酸痛，其余正常。舌质正常，苔少津润，脉弦滑。此肾虚精亏，湿邪未尽。改用补肾填精、实脾利湿之法：杜仲 20g，菟丝子 15g，枸杞 12g，薏苡仁 30g，泽泻 12g，金钱草 30g，鸡内金 10g。嘱服 2～15 剂，以善其后。

以上两例，一为肾盂结石，一为输尿管结石，属石淋范围。人在运动后，结石损伤周围络脉，引出尿血，故石淋往往兼并血淋同时出现。其治法先应利湿通淋止血为主，佐以顾护脾胃。胃阴不足者，佐以甘寒养胃；脾气虚者，佐以甘淡实脾。利湿必伤阴精，故结石排出后，又须补肾填精为主，佐以利湿顾胃。

十三、淋家，不可发汗，发汗则必便血[①]。

①便血：此处指尿血。

〔论注〕此条为淋家禁汗。患淋病，久而不愈，多属肾阴不足，下焦有热，故不可妄用辛温发汗，再伤阴液而动营血，同时助热为患，阴络受伤，迫血妄行，故致尿血。

〔指难〕本条重点为淋家误治的变证。淋家禁汗之戒，历代注家虽论述有别，但属阴虚和津液先亏之看法则一。所以，不宜妄用辛温发汗以伤营阴。

巴蜀名医遗珍系列丛书

水气病脉证并治第十四

水气病基本上属于水肿，由于病变部位的不同，本篇分为风水、皮水、正水、石水、黄汗等五种。在论述中，又有五脏水、气分、血分的不同。黄汗曾在中风历节篇提及，由于病因和症状与水气病有共同之处，所以，列入本篇进行分型论治。本篇论述重点，还是以水气病为主。

水气病的病理，早见于《素问·水热穴论》："其本在肾，其末在肺。""肾者，胃之关也，关门不利，故聚水而从其类。"由于肾主水，肺主气，少阴肾脉，又上行贯膈入肺，如肾不能化水，水气随经脉上逆，又波及肺气通调水道之功能，可以形成水气病，故云其本肾，其末在肺。同时，肾主二阴，司二便，如肾气不化，则二便不利，胃气不和；脾之运化，又赖肾阳之温升，肾阳虚不足以上温脾土，于是脾阳虚而胃阳亦弱，故曰肾为胃之关。如关门不利，三焦决渎失职，水道失之通调，潴留体内，泛溢皮肤而为水气病。又如《素问·阴阳别论》说："三阴结，谓之水。"王冰注说，"三阴结，谓脾肺之脉俱寒结也。脾肺寒结，则气化为水。"水气病之形成，与肺脾肾三脏密切相关，如脾虚不能制水，肺气不能通调水道，肾虚不能化气行水，其中又以肾气为主。本篇以寸口、趺阳、少阴三部脉，阐发水气病的病理变化，是有深意的。

黄汗的病因，本篇指出："汗出入水中浴。"而本病的病因，又不仅仅如此。凡是水与热交蒸互结不解，郁滞肌腠者，皆可形成。黄汗的特点，是汗出沾衣，色如黄柏汁，身体浮肿；水气病虽肿而汗不黄，是两者不同之所在。

关于水气病的治法，篇内仅提出腰以上肿，当发其汗；腰以下肿，当利小便，以及逐水等法。再从方药看，体现有发汗、利水、温阳化水、调气利水等法则。据历代典籍记载和后世医家的发展，归纳起来有以下六大法则：①开鬼门：用发汗法以宣肺散水；②洁净府：用利水法使水从小便出；③去菀陈莝：用攻下法以峻逐水邪；④温阳化水：温肾阳以化气行水；⑤调气利水：调理气机以行水；⑥筑堤防：健脾制水。以上六大治法，只能应其常，不能应其变，临证时还需随机应变，以确定治法，方为至善。

一、师曰：病有风水，有皮水，有正水，有石水，有黄汗。风水其脉自浮，外证骨节疼痛，恶风；皮水其脉亦浮，外证胕肿①，按之没指，不恶风，其腹如鼓，不渴，当发其汗；正水其脉沉迟，外证自喘；石水其脉自沉，外证腹满不喘；黄汗其脉沉迟，身发热，胸满，四肢头面肿，久不愈，必致痈脓。

①胕肿：即皮肤浮肿。

〔论注〕此条总论水气的脉证和风水、皮水的治则，以及黄汗的病理转化。其中风水，是风与水气泛溢于经络，故脉自浮。其病理为风伤皮毛，水湿流于关节，风邪与水气相搏于表，故恶风而骨节疼痛。其中皮水，是水在皮间，外受湿邪，水湿之气，留滞于皮肤，其病在外，故脉亦浮。由于水湿之邪在肤表，故皮肤浮肿，按之没指；由于外感湿气，未感风邪，故不恶风。水湿之邪在皮肤，病邪在外，故腹部不肿不胀；同时气机尚未阻滞，里无热邪，故不渴。正如程云来所说；"风水与皮水相类，均属表。"二者的病位均在外，肺与皮毛相合，故其治法，应当发汗，使在表之风邪和水湿之邪，均从汗解而散。

正水，病变在脾肺肾，阳虚不能化气行水，故脉沉迟。足少阴脉络于肺，水气在里，随经脉上溢射肺故喘。徐忠可认为："其有不因风，三阴结（脾肺）而成水者，别之曰正水，谓当正治其水也。"其实正水，属肺脾肾三脏俱病。

石水，乃阴寒凝结在下焦，故其脉自沉，由于病变在下，未波及上焦，故腹满不喘。如《素问·大奇论》说："肝肾并沉为石水。"从病理来说，在于肾阳大虚，不能化气行水；肝气郁结，不能疏泄其下焦气机，为石水之主要机制。正水、石水的辨证论治，正水自喘，石水不喘，其水气均在里，故脉均沉迟，皆当从下温化也。

黄汗的成因，是汗出入水中浴而得，水湿滞于肌腠，以致营气被阻，故脉沉迟。其机理在于水湿久郁，与卫气相蒸故发热，水湿在肌腠，阻碍胸阳之展布，故胸满。此时脾阳被困，肺与三焦之决渎障碍，不足以运化在外之水湿，故四肢头面皆肿。若病久不愈，水湿郁滞化热，热毒蓄结，局部之营卫不通，热毒瘀结于分肉之间，可成为痈肿而化脓。如《素问·生气通天论》说："营气不从，逆于肉理，乃生痈肿。"

〔指难〕本条的重点有二：①水与人体的关系：人身之水不可须臾离也，亦不可须臾阻也。如气能化水，则洒陈六腑以生气，调和五脏以生血。如气不能化水，则水停而不流通，水停则滞气，故水病即气病，气病即水病，由于病因和病位不同，故以四水名之。②鉴别：黄汗与其他疾病的鉴别。与风水的鉴别，二者均有浮肿之症，风水恶风脉浮；黄汗不恶风，脉沉迟，而又以汗黄为特点。与历节的鉴别，黄汗乃湿邪占据阳位而胸满，阳气不能下达，身虽热而两胫冷；历节乃肝肾先虚，瘀血滞于关节，两胫发热，而又以关节肿大变形为特征。与黄疸相鉴别，黄汗，汗虽黄而身目不黄；黄疸，身目黄而汗不黄，是二者的不同点。

二、脉浮而洪，浮则为风，洪则为气，风气相搏，风强则为隐疹，身体为痒，痒为泄风①，久为痂癞②；气强则为水，难以俛仰。风气相击，身体洪肿，汗出乃愈。恶风则虚，此为风水；不恶风者，小便通利，上焦有寒，其口多涎，此为黄汗。

①泄风：身痒多汗，风邪外出之征，故称为泄风，属癞初起症状，双手肘关节外侧麻木为特点。

②痂癞：其症眉脱发少，甚则皮肤溃疡结痂，其溃疡处腥臭。

〔论注〕此条为风与气的病变、风水机理和黄汗初起的主症。脉浮主表属阳，风为阳邪，伤及卫分，故曰浮则为风。洪则为气，是指水湿之气，与风邪相合，又与卫气相争，故脉洪则为湿气。浮脉而兼洪象，为风与水湿之气俱盛，相互搏击于肤表之征，故曰风气相搏。其病理转化，可出现两种病变：如风比气强，风毒入血分，轻则发为瘾疹，而皮肤发痒，是风邪有向外之势，故曰痒为泄风；如经久不愈，风毒入于脉中，内攻营血，血分被风疬之毒侵淫，重则病痂癞而不病水肿。正如徐忠可所说："久则营气并风而生虫，为痂癞疬风之属，不成水也。"如《素问·风论》亦有："风寒客于脉中而不去，名曰疬风。"疬风即麻风，亦即痂癞是也。另一种病变，如水湿之气强，则风邪为水气所束缚，不得自泄于外，水湿之气，泛溢肤表而为水肿，肿甚则胀满，故难俯仰。此种证候多属湿气水肿，或湿热水肿。其次是风水之病理，在于风邪与水气相等，两者无偏盛，相互搏击于肤表，阻碍经络营卫之畅通，故身体浮肿。由于病邪在表，故宜用汗法，使玄府开，腠理疏，风与水气，随汗而解，故曰汗出乃愈。此处是风水与黄汗初起之症，风水是因风邪，卫阳虚所致，故曰恶风则虚，此为风水；黄汗是因湿邪，未感风邪，故不恶风。由于水湿在肌腠，寒湿在上焦，胸阳不布，中阳不运，不能敷布和约束津液，故其口多涎，此黄汗初起之症。

〔**指难**〕本条的重点在于风之含义。此处所论之风，有多种含义。它包括有风热入血分，成为风疹、风丹、丹毒之类；有风毒入于血分，而为破伤风；有风寒搏结于皮肤，而为硬皮病；有风疬之毒入血分，轻则为泄风，重则为痂癞之类；有风冷之邪与水气相并，则为风水。可见风之含义较广，故曰风为百病之长。

三、寸口脉沉而滑者，中有水气，面目肿大，有热，名曰风水。视人之目窠上微拥，如蚕新卧起状，其颈脉①动，时时咳，按其手足上，陷而不起者，风水。

①颈脉：系指足阳明人迎脉，在结喉两旁。

〔**论注**〕此条为水甚于风的风水脉证。风水其脉本浮，今脉沉滑，为风水脉证之变异也。中有水气，类似正水。然而面目肿大有热，高巅之上，唯风可到，风为阳邪故热，为水气盛而风邪轻之风水证，故名曰风水。

眼胞属脾胃所主，脾虚不能制水，水气泛溢，故目窠上微肿，如新卧起之状。颈脉属人迎，为心肺所主，水气上干心肺，故颈脉跳动而时时咳。此从望诊以判断水气偏盛之证，手足属脾所主，又为诸阳之本，如按其手足上，陷而不起者，多属脾虚而堤防不利，水气泛溢于四肢，已为水肿之重证。此从触诊以判断水气偏盛。而曰风水者，应兼有发热、恶风等症，方可判断为风水。

〔**指难**〕本条的重点有四：①从脉象辨风水：风水脉浮，为风邪甚于水气，其病在表；如水气甚于风邪，脉象多沉，其病偏于里，病情较重。②从病程辨风水：素无水肿病史，偶因外感而突发，全身浮肿者属风水。③从症状辨病证：本条的颈脉动时时咳，又兼下肢水肿，多属肺心病水肿，或风心病水肿。多属心脾肺俱虚，虚中夹瘀之重证，应以益气养心、实脾益肺为主，佐以化瘀利水，慎从风水论治，即或兼夹表证，亦应在益气养心、实脾益肺、化瘀利水之基础上，佐以解表。④触诊辨证候：肿病在临床上，一般分气肿、湿肿、水肿（虚肿在内）、风寒肿等类。气肿随按随起，湿肿按之暂时不起而皮厚，水肿按之没指而皮薄，风寒肿是浮肿按之无凹陷现象，以此为鉴别。

四、太阳病，脉浮而紧，法当骨节疼痛，反不疼，身体反重而痠，其人不渴，汗出则愈，此为风水。恶寒者，此为极虚，发汗得之。

渴而不恶寒者，此为皮水。

身重而冷，状如周痹，胸中窒，不能食，反聚痛，暮躁不得眠，此为黄汗，痛在骨节。

咳而喘，不渴者，此为脾胀^①，其状如肿，发汗则愈。

然诸病此者，渴而下利，小便数者，皆不可发汗。

①脾胀：《金匮玉函经二注》为"肺胀"，应从之。

〔论注〕此条为再论风水、皮水、黄汗和肺胀的辨证和治则。太阳病脉浮紧，为风寒两伤营卫，营卫不和当骨节疼痛，今脉虽浮紧而骨节不疼，身体反重而痠，当然不是太阳伤寒证，而是风与水湿外盛之候。病邪在表，里无热邪故不渴。风邪在表当汗，水气在表宜汗，故曰汗出乃愈。此为风水表实而正气不虚之正治法。汗为心之液，又生于气，气生于精。若精气不足，汗不得法或太过，风水未散，营卫之精气虚极，不能温腠理，故恶寒也。

皮水是水湿之气在皮肤，病因为外感湿邪，所以既不恶风也不恶寒。皮水第一条不渴，此处言渴，有两种可能：一是过用辛温之药发汗，耗伤津液，化燥而渴；二是素有郁热，感邪后湿与热合而致渴。故主治皮水，渴则从清热利水之法，不渴则从发汗散邪之法论治。

水湿在肌腠，郁遏卫阳不能达于外，故身肿而肤冷，两胫更甚，其外证虽如周痹，但本证水湿盛而寒不盛，故又不如周痹之随经脉上下游走疼痛无休止。周痹之病因病位，如《灵枢·周痹》说："风寒湿气，客于分肉之间……内不在脏，而外未发于皮，独居分肉之间，真气不能周，故命名曰周痹。"由于湿滞胸中，胸阳不振，故胸中窒塞不适；胃阳不振，不能消谷，进而上焦之气机不畅，湿气反聚而胸中痛，阳气不能运行，寒湿流注关节，阴邪甚于傍晚，故暮则关节痛甚，躁扰不安，影响睡眠。以上等症属黄汗初起，日久湿滞营卫，郁而为热，湿热郁蒸于肌腠，则酿成黄汗。

风水一般不咳喘，既咳且喘，多为寒邪袭肺，内有饮邪，肺气上逆所致。里饮外寒，津液未伤故不渴，此外寒引动内饮之肺胀。正因肺气不宣，寒气外浮，故外形似肿非肿。它与风水相类，其病邪在表，故可用汗法，使外寒内饮从汗而解。此段与肺痿肺痈咳嗽上气篇"上气喘而躁者，属肺胀，欲作风水，发汗则愈"基本相同。

最后指出诸病禁汗之戒。无论风水、皮水、肺胀、黄汗等病，如现口渴，其病变在里，内热或津液已伤；下利多属脾气已虚，不能转输水津以泌津液，或湿热在肠所致；小便频数，多为肾气已衰，精血虚少，不能摄纳制约水津。所以，皆不可发汗而更伤其正气和营血，以免造成气脱或气阴两竭之危证。

〔指难〕本条最后一段"渴下利，小便数者，皆不可发汗"是本条的重点，为主治肿病之总则。临证治疗肿病，无表证而小便不利者，多

从健脾利水，或补肾利水，或温肾阳以化水；下利或小便数者，多从
脾肾着手，均不可妄用汗法，以犯虚虚之戒。至于小便数，肿病少见，
需要从尿量的多少、尿色的清浊、尿感之热否，以辨虚实，采用或补
（肾）或清（清利下焦湿热）等治法。

五、趺阳脉当伏，今反紧，本自有寒，疝瘕，腹中痛，医反下之，
下之即胸满短气。

〔论注〕此为中焦素有陈寒而误下的病变，中焦阳虚而病水，水盛
则脉伏，其脉不伏而紧者，称为反，乃水盛于里，而且寒盛于中矣。由
于素有陈寒，寒凝气滞，故疝瘕而腹中时痛，其治法理应温阳祛寒，化
气行水，医者未辨清是寒，误用下法，阳气重伤，寒邪上逆，胸阳不
布，气机不畅，故胸满、短气矣。

〔指难〕本条的趺阳脉当伏，历代注家有两种看法：一种认为是
"平脉"，以尤在泾为代表；一种认为是"病脉"，以魏念庭为代表。两
种争论如何对待？我认为病脉为当。因趺阳为胃脉，据《辨脉法》说：
"趺阳脉迟而缓，胃气如经也。"此处为胃阳被水湿阴寒所阻滞，故阳明
之脉不出也。

六、趺阳脉当伏，今反数，本自有热，消谷，小便数，今反不利，
此欲作水。

〔论注〕此条为中焦素有伏热的病变。趺阳脉应当和缓，有水则脉
当伏，反见数脉，数则为热，自身之热非客热，中焦阳盛则消谷，胃热
既盛，脾气亦燥，不能为胃行津液，水谷之受纳增多，则当导致小便
数，大便坚之脾约证。今纳多而小便反不利，则水热互结不行，此将作

水肿之先兆。

〔**指难**〕以上两条重点，主要说明水气病的形成，既与脾胃有关，又与宿疾有关。其病理变化，中阳虚者，则水与湿聚而不化；阴气虚者，则水与热结而不行，此寒热之两端，在于体质而定。阴虚病水肿者难治，因养阴则碍湿，利水则伤阴。只有在养阴填精的基础上，佐以利水。

七、寸口脉浮而迟，浮脉则热，迟脉则潜，热潜相搏，名曰沉。趺阳脉浮而数，浮脉即热，数脉即止，热止相搏，名曰伏。沉伏相搏，名曰水。沉则络脉虚，伏则小便难，虚难相搏，水走皮肤，即为水矣。

〔**论注**〕此条为水与热搏之水肿病机。寸口属阳以候肺气，肺主卫气而卫外，浮脉主表亦属阳，热为阳邪，故曰浮脉则热，乃客热之热。迟脉属阴，为卫气阻滞，阴主潜藏，浮脉兼迟，为客热内潜，故曰迟则为潜。客热有内潜之势，而无外发之机，故曰热潜相搏，名曰沉。沉是上焦之肺气被滞，邪热沉潜，并非沉脉之沉。

趺阳之部位为阴，以候胃气，胃为阳土，浮脉主表属阳，数脉主热，浮数之脉兼见于趺阳，为邪热犯胃，故曰浮脉即热，仍为客热。所谓数脉即止，是指热邪有留滞之象，而无运行之道，并非数时一止之促脉，而是邪热伤气，气机运行阻滞之义。热留于内而不行，热则伤气，气滞而水热蓄伏于内，故曰热止相搏，名曰伏，并非伏脉之伏，而是"伏者为水"之义。

至于沉伏相搏，名曰水，是归纳寸口和趺阳之脉理，进一步阐发形成水肿之病理。上焦之客热沉潜，中焦之邪热内伏，两热相搏，热盛必饮水；肺气不能通调水道，脾气不能转输水津，水与热相搏而病水矣。

末四句是仲景自释沉伏的机理，阐发水肿形成的结果。络脉者，水火往来之道路，阴精阳气灌注之隧道。邪热沉潜，则阳气受伤，肺又不能敷水精以奉心化赤而濡络脉，则络脉虚；小便者，水道之所出也，热伏下焦，气化不利，则小便难。于是上焦之络脉虚，卫阳失司，不能散水于外，小便难不能行水于下，故曰虚难相搏，水无出路，浸溢皮肤而水肿成焉。

〔**指难**〕本条的重点有二：①脉证比较：本条寸口之脉，与消渴小便不利篇"寸口脉浮而迟，浮即为虚"，仅是"热"与"虚"之别，病因则不同。彼是自身之虚热，与卫气无碍；此是外来之客热影响肺卫之通调。本条趺阳之脉，与消渴小便不利篇"趺阳脉浮而数，浮即为气"，仅"热"与"气"一字之差，病因亦不同。彼是本身阳热之气过盛，只伤气液，气机未滞，所以消渴而不肿；此是邪热犯胃，肺胃合病，客热伤阴，气机阻滞，所以，渴饮则病肿。二者脉虽相同，但病理和病证则异。②水肿非纯寒：水为阴邪，性本阴凝，阳虚不化则病水，乃是一般规律。此乃水与热搏，气机阻滞，肺气被郁而病水，临证确有之。

〔**例案**〕苏某，男，45岁，巴中县中药材公司干部。1980年5月病水肿，求我诊治。两月前小便不利，逐渐全身浮肿，现小便短少，黄烫，胃纳减，精神抑郁不乐。近来全身水肿增剧，口干口苦，舌质红苔根黄腻，脉弦滑。此为湿热瘀滞下焦，肺气被郁之水肿证。拟以清热利湿、化瘀开肺之法。方药如下：黄柏15g，知母15g，桔梗30g，丹皮12g，泽泻20g，木通12g，生谷芽20g，瞿麦15g，萹蓄15g。嘱服2剂。

两日后复诊：病人服上方后，尿量增加，全身水肿减轻，其余同前。并经某医院确诊为前列腺肥大。尿常规为：白细胞少许，脓球（++）。自述尿时淋漓灼痛。上方加紫花地丁30g，琥珀末6g（分3次冲服）。嘱服 2 ～ 6 剂。

五日后三诊：病人服上方 4 剂，小便畅通，尿痛消失，仅有热感，全身水肿消失，纳可，精神爽快，口干不苦，舌红苔少乏津，脉虚数。患者要求回单位。改用甘寒养胃为主，佐以清利下焦瘀热，以善其后。痊愈后未复发。

患者病前曾感冒失治，客热郁滞肺卫，水之上源不清，下焦被湿热瘀滞而下源亦不清，以致水热互结而病水肿，故用以上治法而获效。

八、寸口脉弦而紧，弦则卫气不行，即恶寒，水不沾流^①走于肠间。少阴脉^②紧而沉，紧则为痛，沉则为水，小便即难。

①沾流：沾，作濡解，即濡养之义。流：流入膀胱而为小便。

②少阴脉：即太谿脉，在足内踝后 5 分，太谿穴上之动脉。

〔论注〕此条为水气之形成与肺肾有关。寸口以候肺，肺气者，一主卫外，一主通调水道，弦而紧见于寸口，为卫阳虚，无力以温分肉，肥腠理，故恶寒也。肺气虚寒，既不能敷布水精以濡形骸，又不能通调水道、气化而为尿，水走肠间。肠者，大肠也。大肠合肺，肺之失调，治节不行，则输化之职废。皮肤亦属肺所主，于是水溢皮肤而肿，乃肺之所属而为病耳。但脾肺母子关系，子病及母，所以脾虚水肿，往往大便稀溏，就在于斯矣。

少阴以候肾，沉紧皆属阴脉。紧脉主寒、主痛，沉脉主里、主水，沉紧之脉见于少阴，为肾阳不足，阴寒凝滞则腹痛。肾阳既不振，则气化不利，故小便难而为水气病。

〔指难〕以上两条的比较：上条是从寸口趺阳之脉理，阐发水热相搏，形成水肿之病理，实际属于湿热水肿之范围；本条是从寸口少阴之脉理，阐发水寒相搏，形成水肿之病理，实际为阳虚寒滞之水肿。一是客热为患，一是阳虚所致，属性迥别。

九、脉得诸沉，当责有水，身体肿重，水病脉出者，死。

〔论注〕此条为水肿的脉证和预后。诸沉：一是遍诊之寸口、少阳、趺阳；一是诊寸口之寸、关、尺三部脉皆沉。其水病脉沉：一是水属阴邪，阴盛碍阳，脉气不能鼓动；二是水在皮肤，经络营卫之气机被阻，故水肿脉沉，为自然之理。由于水在肌肤，阳气不运，故身肿而体重，乃水肿较重之证。

所谓水病脉出，并非浮脉之盛于上而弱于下，此乃暴出，盛大无根，即轻取而浮洪且大，重取无根或散乱，乃真气将绝，虚气外张，根本脱离，故主死。

〔指难〕本条为正水之脉证，非风水也。但无表证，或阳气不足，其脉亦沉，应有水肿见证，方可判断为水气病。至于脉暴出主死，不仅水气病如此，凡久病、重病，脉象骤然躁盛，或洪大无根者，亦多属危候。

十、夫水病人，目下有卧蚕，面目鲜泽，脉伏，其人消渴。病人腹大，小便不利，其脉沉绝者，有水，可下之。

〔论注〕此条为水肿之可下脉证。目下为胃脉之所至，脾气之所主。凡病水之人，水反侮土，脾气不健，故目下微肿如卧蚕之状。面目鲜泽，脉伏，乃水气太盛泛溢于皮肤，营卫之气机受阻，脉道不利所致。水气之为病，气机失调，气不化而津不布，津不布则渴饮；渴饮愈多而气化更不利，以致三焦决渎失职，小便不利，水无出路，故病腹水。其脉沉绝，并非脉绝，因水已停聚，气机不畅，脉气不达而脉沉伏。此为里水之重证，故可用逐水攻下之法以下其水。

〔指难〕本条的重点在于消渴。对渴、肿、小便不利之证，只提出攻下逐水之法，未出其方。历代注家有三种不同看法：《医宗金鉴》主张用十枣汤、神佑丸（即十枣汤加黑丑牛、大黄、轻粉、枣肉为丸），酌情选用；陈修园主张用真武汤加木通、防己、椒目，以温阳利水；《医碥》主张用浚川散（甘遂、丑牛、大黄、芒硝、木香、郁李仁）、舟车丸（即神佑丸加青皮、橘红、木香、槟榔），分轻重予以选用。我认为，《医宗金鉴》和《医碥》所提之方，适宜于阳水实证，体质不虚，因一时水热互结，起病骤然，小便不利者，可用十枣汤以峻泻水邪，如小便不利，大便不通或秘结者，可酌用浚川散、舟车丸和神佑丸，但两方的轻粉不可轻易内服。若属上燥下寒之证，用栝楼瞿麦丸（汤）以温阳化水，润燥生津，更符临证实际。

十一、问曰：病下利[①]后，渴饮水，小便不利，腹满因肿者，何也？答曰：此法当病水，若小便自利及汗出者，自当愈。

①下利：包括泄泻、痢疾。

〔论注〕此条为利后致水肿的病理和自愈转化。病下利后，脾胃受伤，津液耗损，故渴而饮水。同时下利后，不仅脾气虚不能转输水津，肾司二便，相应地肾气亦弱，不能化气行水，故小便不利。所饮之水，无从输出，水气日增，故腹满而病水。若脾肾之功能复，肾气复能化气行水，脾气复而营卫调达（营卫虽主宰于心肺而源于中焦），汗出则水散，气化正常，水有出路，虽不药则肿自消，而腹满亦愈。

〔指难〕本条的重点有二：①水病在于气化：水病的形成与自愈，

关键在于气化。如肺脾肾之气化紊乱，尤其是肾气，渴饮而水无出路则病水，不渴饮亦可病水。只要气化正常，虽一时渴饮而不病水，即或暴饮而暂时病水者，亦可不药而愈。②病泄泻治当利水：本条虽利后渴饮而病水，但在主治泄泻时，又必须利水。利之方法，应根据病情而定。有热则清热利水，有寒则温阳利水，脾虚则健脾利水等，不仅可提高疗效，且可促使气化正常，水道通调，并可预防利后病水。

十二、心水者，其人身重①而少气，不得卧，烦而躁，其人阴肿。

①身重：《备急千金要方》为"身肿"。

〔论注〕此条为心有病而产生水肿之证候。心为阳脏，化生气血，心气虚则水客于心，水气盛则身肿而少气，少气者，谓气短不足以言也。心为君火而主神明，心脏有病，心神不安，故不得卧；神明被扰，故烦而躁。前阴为肝肾经脉所过，肾脉上贯膈入肺而络心，故有心肾相交之说。心有病，则心火不能下交于肾以制水，或心气虚不能与肾相交以化气行水，故水溢于前阴而为肿。

〔指难〕本条之"躁"字，后世医家疑为"悸"字之误。据我临证所见，凡心脏有病者，性情多急躁，或病前性情过于急躁，形成心脏病变之先兆者，亦不少见。因此，应以"躁"字为当。

十三、肝水者，其腹大，不能自转侧，胁下腹痛，时时津液微生，小便续通。

〔论注〕此条为肝有病而为水肿的证候。肝之府在胁，其脉络布胁肋而抵少腹；肝病多传脾，脾主腹，故肝病水而腹肿大，胁下腹痛。如腹部水肿增剧，阻碍气机之往来，故不能自转侧，此肝病腹水之重证也。肝脉络胆而夹胃，肝既病则疏泄功能紊乱，升降之机亦失常。肝气时疏，则胃气畅而津液微生；时而气机下降则疏泄，小便又通利。所谓续通，是断续通利，时通时不通。此肝主疏泄之功能紊乱所致。

十四、肺水者，其身肿，小便难，时时鸭溏。

〔论注〕此条为肺病而为水肿的证候。肺主气而司治节，又为水之上源，肺病水，在于通调水道之功能紊乱，气化壅滞而小便难；水道不利，则营涩卫滞，所以水气泛溢于肤表而身浮肿。至于时时鸭溏，一是肺与大肠相表里，肺病波及所合之腑，传导失常所致；二是肺气病则不受脾气之上输，肺脾交困，故水与糟粕杂下如鸭粪也。

十五、脾水者，其腹大，四肢苦重，津液不生，但苦少气，小便难。

〔论注〕此条为脾病而为水肿的证候。脾主腹，四肢为诸阳之本，因脾病不能制水，不能运化水湿，故腹部肿大，四肢苦于重滞。同时气生于津（精），液源于气，化生于水谷，水谷运于脾，脾病不能输转精微，故津液不生，相应地宗气亦虚而少气；脾为水之堤防，脾病不运，则堤防不利，水道亦失通调，故小便难。

十六、肾水者，其腹大，脐肿，腰痛，不得溺，阴下湿如牛鼻上汗，其足逆冷，面反瘦。

〔论注〕此条为肾病而为水肿的证候。足少阴之脉起足心，循内踝，贯脊属肾络膀胱，为胃之关也。今水在肾，则关门不利，故聚水腹大脐肿。腰为身半以下，肾气主之。肾气虚而关门不利，水聚为病，肾阳更不能温煦化气，故腰痛，不得尿，同时阴盛于下，水气浸淫，故阴下湿；阳气不能下达，故足逆冷。面反瘦，与风水、皮水之面浮肿不同，如肾之功能病变而病水，上焦之气血随水性而下趋，故面反瘦。如肾脏本身损害而病水，又随经脉上行而反肿。

至于阴下湿，有湿热和寒湿之分。如湿热下注，小便多黄热，阴下湿稠黏而秽臭，甚则瘙痒起红疹；如寒湿下注，小便不黄不热，阴下湿不黏不秽臭。

〔指难〕以上五条所论五脏水，既与某脏与某腑所合有关，又与本脏所主有联系。如肝脉布胁肋、心与小肠相合、脾主腹主四肢、肺与大肠相合、腰为肾之府等，还有脏与脏之母子关系、生克关系等，均以五脏为基础，分为五种不同证候，对辨证有指导价值。其中肝水腹大、脾水腹大、肾水腹大和脐肿，均与脾肾有关。如腹水盛而脐心突出者，多为脾肾之真精将竭，属于危候。

本篇所论五脏水，与痰饮篇中所论水在心、水在肝、水在肺、水在脾、水在肾则不同。彼为水饮波及五脏之病变，或水饮留滞于某脏器所致之五种不同病证；本篇为本脏之功能虚衰，或本脏自病而产生病变。所以，彼不肿而此肿，为二者之不同点。

十七、师曰：诸有水者，腰以下肿，当利小便；腰以上肿，当发汗乃愈。

〔论注〕此条为水气病的一般治则。水气病需分上下、表里的不同，采用不同治法。腰以下属阴，水邪亦属阴，病位在下在里，肿在下而小便不利者，当用利水之法，使水从小便出；腰以上属阳，在上在表，若属风寒伤及皮毛，肺卫气滞而肿者，可用汗法以开腠理，宣通肺气，随汗解而愈。

〔**指难**〕本条的重点在于治法，即《内经》开鬼门、洁净府，上下分消之法也。只能用于阳证和实证，不可用于虚证和阴证。利水发汗，乃言其常，尚未及变，当审其实者施之以常法，审其虚者施之以变法。人体上下密切相关，有屡用利水而小便不利者，用升提肺气之法，使小便通利者，即下病取上之义。其机理在于肺为水之上源，又如橐龠（有底曰囊，无底曰橐。橐者外之椟，所以受龠也；龠者内之管，所以鼓橐也，犹今之风箱），在于肺气不降不升，则肾气不化，膀胱之浊窍不通耳。

又如心脾俱虚，或虚中夹瘀之证（风心病、肺心病等），肿势在下，每用补脾养心或补益心脾，佐以化瘀，促使心脾健运，不单纯利水而肿可消。如肾阳虚之肿势在上，用温阳化气之法，而肿可解，即上取下之义。总之，取上取下，视其病机而定。

十八、寸口脉沉而迟，沉则为水，迟则为寒，寒水相搏。趺阳脉伏，水谷不化，脾气衰则鹜溏，胃气衰则身肿。少阳①脉卑②，少阴脉细，男子则小便不利，女子则经水不通；经为血，血不利则为水，名曰血分。

①少阳：少阳之部位为和髎部位之脉。在上耳角根之前，鬓发之后，即耳门微前方。

②脉卑：王宇泰说："按之沉而无力，故谓之卑也。"

〔**论注**〕此条为肺脾肾三焦之病变所致水肿在气分、血分之分。寸口脉沉而迟，为肺气虚滞所致水肿之脉理和病理。寸口属阳以主肺气，其脉应浮而沉且迟，为水寒之气搏击肺气，肺气不宣，卫外之阳气不化，肺之治节不行，则水气泛溢而为肿。趺阳脉伏，为中焦阳虚之脉理，以致水肿之病理。趺阳以候胃，脾胃相合，脾胃阳虚故脉伏。胃主纳，脾主化，脾气衰不能运化，分清别浊，水谷随胃肠而下，而为鹜溏之便；胃之阳气衰，无力腐熟水谷和变化精微，既不能化而为营血，又不能把水谷悍热之气以温分肉，实腠理，不能把津液化而为气，反而为水，浸淫于肌肤而为身肿。其次是以少阳和少阴之脉理而致水肿之病理。少阳以候三焦之气，少阴以候肾气，三焦根于肾以司决渎。少阳之脉卑，少阴之脉细，不仅肾阳虚，精血亦不足，不能化气行水，而且三焦之气机失调，故男子则小便不利而病水；血海无余，女子则经水不通。经水之所以不通，在于因虚、积冷、结气所致。经为精血所化，因阳虚既不能化生精血而血少，又不能化气行水，以致经血不通而为水肿，故名曰血分。

〔指难〕本条的重点有二：①水肿在气分：主要在于肺脾。肺卫阳气不宣，或肺气郁滞，皆可病水。脾与胃为表里，脾胃阳虚，水谷悍热之气不生，则亦可致水肿。故唐容川说："然此两段，皆属气分，非血分也。"②水肿在血分：所谓血分，乃针对妇女而言。妇女生理特点之一是月经。因阳虚血少，形成经闭水肿。其治法不宜治水，应先治血，用温经补血，或佐以利水，或调理脾肾佐以利水，使阳复寒去，血足经通，水肿可消。

十九、问曰：病有血分水分，何也？师曰：经水前断，后病水，名曰血分，此病难治；先病水，后经水断，名曰水分，此病易治。何以故？水去，其经自下。

〔论注〕此条为血分与水分的辨证和治则。妇人病水，指出血分，是说月经先停闭，后产生水肿，血海不足，以致血不通调，则水不行，故曰难治。水分是指先病水肿，然后月经停闭，水易治，利其水而经可通，故曰易治。

〔指难〕本条的重点在于辨虚实，方能判断主治之难易。若属虚证，病势缓慢，多由月经后期而量少，由少而经闭，由经闭而水肿，或突然大出血后，以致经闭而水肿，此皆精气血大虚，属于难治。其治法以和脾胃、养肝肾为主，以缓图之。严禁破血耗气之攻伐，以免再伤元阳元阴。促使脾肾功能健旺，气血充沛，则经闭和水肿自愈。若属实证，精血本不虚，发病突然，小便不利，多系湿热水肿，气滞则月经停闭。治宜清热利湿，调气利水，湿热去而水道通调，水气行而气机调达，则肿消而月经亦通。

二十、问曰：病者苦水，面目身体四肢皆肿，小便不利，脉之，不言水，反言胸中痛，气上冲咽，状如炙肉，当微咳喘，审如师言，其脉何类？

师曰：寸口脉沉而紧，沉为水，紧为寒，沉紧相搏，结在关元，始时尚微，年盛不觉，阳衰之后，营卫相干，阳损阴盛，结寒微动，肾气上冲，喉咽塞噎，胁下急痛。医以为留饮而大下之，气击不去，其病不除。复重吐之，胃家虚烦，咽燥欲饮水，小便不利，水谷不化，面目手足浮肿。又与葶苈丸下其水，当时如小差，食饮过度，肿复如前，胸胁苦痛，象若奔豚，其水扬溢，则浮咳喘逆。当先攻击冲气，令止，乃治咳；咳止，其喘自差。先治新病，病当在后。

〔论注〕此条为水气与冲气并病和误治之变，以及新旧同病的治则。从外证全身皆肿，小便又不利，为水病所苦，已成水肿之重证。但脉之不言水肿，而反言胸中痛，气上冲咽，状如炙肉，乃冲气上冲，比水肿更急，故言此而不言彼。水气既盛，冲气上冲，肺气不降，故见微咳而喘，故问其脉何类？此水气与冲气并发的证候，故其脉寸口沉紧。沉则主水，紧则为寒，沉紧并见，为水寒之气在里，肾阳虚不能温化，中阳弱不能健运，脉气不能通调，阴寒积结于下焦关元，是导致并发的主要病理。其病变过程，在于阴寒初结关元，邪气尚微；年壮之时，阳气尚旺，亦为不觉。到年老阳衰之后，营卫亦虚，所伏寒邪，干忤营卫，于是元阳日损，阴寒愈盛，阳不能化阴，所结之寒，乘虚微动。足少阴之脉，上贯膈，入肺中。循喉咙，其支者从肺出络心，注胸中。故凡肾气上逆，冲气与之并行，经脉所过之处，即是冲气所到之处，此冲气上冲之所由来。

此时之治，理应温阳化气以平冲气。医者不治其本，认为胁下急痛，是留饮而为悬饮，用十枣汤之类以峻下饮邪，积寒之根蒂不去，其病故不除。又认为咽喉塞噎，是痰饮在上，复用吐法，一错再错，诛伐无过。误下不仅损伤中焦之气，而且伤胃中之津，误吐不仅使气机逆乱，而且伤胃中之液。不但冲气未平，反而假热浮动，故胃家虚烦，咽燥欲饮水，饮入之水，既得不到脾肺之运化通调，又得不到肾阳之化气行水，故小便不利。同时，吐下之后，脾胃已伤，所食水谷不能全部化为精微，反而为水，故面目手足浮肿。

症见浮肿，仍未从脾肾以治其本，又用葶苈丸（方佚）泻水以治其标，水虽暂去，肿势稍减，但脾气未健，胃气不强，饮食稍过度，水谷不能运化，故肿复如前。肾阳未复，寒结关元未散，阴寒之气随经脉上冲，中气虚不能抑制其上逆之气，所以胸胁苦痛，状如奔豚之阵性发作；同时水气扬溢上射于肺，则肺气失降，故为咳为喘。

关于主治方法和步骤，应先用温阳化气以平冲气，冲气平乃治咳嗽，咳止肺气已降，喘虽不治可自愈。但此病根深，难以骤除，故需先治其冲气和咳喘之新病，后治其水气。然关元结寒，肾气不化，则又为水气之本矣。

〔指难〕本条的重点有二：①病位：本病的病位在关元，在于阳虚水寒所结。关键又在肾阳虚，肾气不化。故以沉紧之脉理，阐发元阳日衰而形成水气病之病理。②病变和治则：此条水病积寒为根，又兼误治之变，与痰饮篇支饮服小青龙汤后之变冲气、变咳喘相同，但病证和病理则不同。彼为外寒引动内饮，用小青龙汤不得法，变为冲气，支饮而不肿，故用茯苓桂枝五味甘草汤以治其冲气；此是水气与冲气并发之证，又以冲气为急，而前方中之五味酸敛，则不适宜。徐忠可主张用苓桂术甘汤以治其冲气，可供参考。冲气平，而痰饮篇用苓甘五味姜辛汤，以治其咳喘。方中之五味对水肿亦不利，因此只可施其法，不可执方不变。新病之冲气平，咳喘止，水气之本病，虽未出方，又当根据寒结关元，肾气不化，为水气之根，当从温阳化气着手，以治其本。

二十一、风水恶风，一身悉肿，脉浮而渴，续自汗出，无大热，越婢汤主之。

麻黄 18g　　石膏 25g　　生姜 9g　　甘草 6g　　大枣 15 枚

上五味，以水 600mL，先煮麻黄，去上沫，内诸药，煮取 300mL，分温三服。恶风者，加附子 1 枚，炮；风水加白术 12g。《古今录验》

〔论注〕此条为风水夹热之证治。风水源于风邪，故恶风；风伤于卫，卫气滞而病水，水气溢于皮肤，故一身悉肿。脉浮，病邪在表；肺胃有热，则见口渴。风邪与水滞于经络，郁而为热，热逼汗出，由于汗出而热减，所以肤表无大热。续自汗出，是断续自汗，脉浮恶风，病邪仍在表。此为表气不透兼夹郁热之风水证，故用发越水气兼清郁热之法主治。

〔指难〕本条的重点有三：①方义：方中麻黄散水消肿，与石膏同伍，由辛温变为辛凉以透表，既散风邪于外，又清郁滞之热；生姜、甘草、大枣和中而调营卫，并监制石膏辛凉之性而不伤胃气。用其味之甘温，以入中土；用其气之寒热，以和阴阳；用其性之善走，以发越脾气，通行水道之义也。②方后加减："恶风者，加炮附子1枚"，意在壮阳以行水，借其剽悍之性以治周身之肿，现口渴，应察舌质之红淡、舌苔之津润与否，决定其运用。"风水，加白术12g"，意在里湿重，以助水之堤防而除里湿，与麻黄同伍以祛表湿，促使表里之水湿，俱无羁留之地矣。③讨论：至于"口渴"，据《素问·评热论》中"风水有口干若渴"之症，本篇说"其人不渴"，所以历代注家亦不尽同，有"不渴"和"而渴"之异，可见风水有口渴或不渴之不同，尤在泾认为口渴是越婢汤之主症，亦不尽然。总之，风邪甚于水邪而夹热者，为越婢汤证，是本条的重点所在。

二十二、风水，脉浮身重，汗出恶风者，防己黄芪汤主之。腹痛加芍药。^{方见湿病中。}

〔论注〕此条为风水表虚的证治。风水脉浮，病在肤表；身重，为水客分肉之间；汗出恶风，为表虚卫气不固。此为水甚于风，表虚之风水证，故用补气实表、利水除湿之法主治。若腹痛者，加芍药，以和阴血而止痛。

〔指难〕本条的重点有三：①与湿病22条比较：二者原文仅一字之

差，即易"湿"为"水"。彼为风湿，此为风水。其病证虽不同，水与湿之属性相同，故治法相同。②本方与上方比较：脉浮、汗出恶风是两者之相同点，其不同者在于：越婢汤证是一身悉肿，断续自汗，身热而渴，为表邪夹热之证；本方为身体重，或腰以下肿，表里皆无热象，为气虚夹湿之证。③本方临证运用：本方不仅主治风水表虚，还可主治气虚湿盛之慢性肾小球肾炎的水肿，酌加补肾利水之品而有效。

二十三、皮水为病，四肢肿，水气在皮肤中，四肢聂聂动①者，防己茯苓汤主之。

防己 9g　茯苓 18g　黄芪 9g　桂枝 9g　甘草 6g

上五味，以水 600mL，煮取 200mL，分温三服。

①聂聂动：形容其动轻微。

〔论注〕此条为皮水的证治。皮水是指水湿之邪浸淫于皮肤之中而病水。脾阳不运，水气归于四肢，故四肢肿；肿则卫阳被遏，卫气与水气相争，故四肢肿处微动。其病理在于脾肺气虚，卫阳虚滞，不能运化和敷布水湿所致。此为气虚水滞之皮水证，故用补气健脾、通阳利水之法主治。

〔指难〕本条的重点有三：①证候和方义：皮水之证，既不恶风，也不恶寒，表里皆无热象，乃水湿之气泛溢皮肤所致。方中防己、茯苓善利水湿，桂枝通阳，黄芪、甘草益卫气而健脾气。桂枝得茯苓、防己化气利水；桂枝与黄芪同伍，不仅助卫阳而宣滞，且增强防己、茯苓利皮中之水气，此相互为用，补利兼施之法也。②两方比较：防己黄芪汤主治风水，风水之湿在经络近内，土气不发，故用姜、枣以发之，白术以燥其中气也。此为皮水，皮水之湿，在皮肤近外，手太阴不宣，故用茯苓易白术，桂枝、甘草易生姜、大枣，辛甘淡渗以宣行营卫也。从两方药物分量看，防己黄芪汤之防己为12g，黄芪为15g；防己茯苓汤之防己9g，黄芪9g，且多茯苓18g。足见本证之水气更盛。同时本方中桂枝、黄芪等量，是值得重视的配伍方法。因为黄芪助卫气，实腠理；桂枝通阳化气，不仅补而不滞，意在助卫化气，使皮肤之阳气得以化导，卫阳之温化，皮肤之水湿自去。③临证运用：用此方加减，可用于气虚不运、水湿不化之肾炎水肿。

二十四、厥而皮水者，蒲灰散主之。^{方见消渴小便不利中。}

〔**论注**〕此条为皮水厥逆的证治。皮水而厥，为水气盛于外，湿热壅于内，阻碍胸中之阳，气机不能布达，故四肢厥冷而肿。此证之厥，乃因于水，非责之阳虚。此为湿热较盛之皮水证，故可用辛开化湿、清热利水之法主治。

〔**指难**〕本方之蒲灰，应用大叶菖蒲，味辛能开，性温能化，方合病机。其证应是小便短少而黄热、舌苔黄腻等湿热证候，方可用本方以清决其下流，肿消厥自回。与阳虚肢厥之小便色清不同，故不宜桂、附以化气回阳。

二十五、里水^①者，一身面目黄肿^②，其脉沉，小便不利，故令病水。假如小便自利，此亡津液，故令渴也。越婢加术汤主之^③。^{方见中风篇中。}

①里水：《脉经》注：一云皮水。《外台秘要》引《古今录验》说："皮水，越婢加术汤主之。"可见里水是皮水之误。

②黄肿：《脉经》作"洪肿"，即浮肿。

③越婢加术汤主之：应在"故令病水"之下。

巴蜀名医遗珍系列丛书

〔**论注**〕此条为皮水的证治和虚实的鉴别。皮水的病理，在于脾气滞，不能运化水气，肺气郁不能通调水道，以致水湿之气阻遏于皮肤，影响营卫之通畅，毛窍闭塞不能为汗，表气闭塞，则三焦之气化亦阻滞，故小便不利；水无出路，故一身面目浮肿。水气浸溢于皮肤太盛，脉气不能鼓动于外，故沉取乃见，其脉多沉滑，与石水之结于少阴，其脉沉细不同。皮水第一条其脉浮，为皮水之轻证；此为皮水夹郁热之重证，故用发汗散水、清热除湿之法主治。

如小便自利而渴，此伤津液之渴，并非本方所宜，而越婢加术汤乃治其水，非治其渴也。

〔**指难**〕本条的重点有二：①本方的意义：越婢汤在于发越水气，开发腠理，兼清郁热。加白术以健脾除湿，促使脾气运，肺气开，腠理疏，水气随汗而解。于是表气透，肺气利，三焦之决渎自然通调，则小便自利。②辨虚实：实证特点，起病骤然，小便不利，全身浮肿，舌质正常，苔白黄而润，或薄白而润，脉沉滑。多因暴饮而外感湿邪，影响脾肺运布所致，为本方所宜。虚证特点，来势缓慢，体质虚弱，多由下肢浮肿，逐渐肿至全身，小便先自利，肿甚则不利，舌质淡苔薄而润，脉象沉缓无力。多为脾肾两虚，精血不足之重证，治宜实脾补肾，养血填精，如口干口渴，舌淡苔少乏津，脉象细数者，又为胃阴不足、精血虚竭之证，治宜甘寒养胃，填补精血，只要胃气复而能食者，尚可缓图之。如现镜面舌，脉象细数而弱，为真精枯竭，纳差者，预后多不良。

〔**例案**〕

1. 齐某，女，35岁。1965年6月因半年前生小孩后乳汁过多，逐渐水肿，经治无效，前来就诊。近两月来，前医用八珍或归脾汤加减治疗，乳汁益多，每日除哺乳外，还自流出乳汁1500～2000mL。面色苍白，胃纳极差，精神欠佳，心慌心跳，口干不思饮，大便干燥，小便不利，全身水肿，唇舌淡苔中心灰腻，脉象虚数。此气阴不足，血热夹湿之乳汁过多，而致精血大虚之水肿。拟以甘寒养胃，凉血止血，佐以化湿利水之法。北沙参20g，麦门冬20g，石斛15g，生谷芽20g，炒麦芽120g，佩兰15g，豆卷30g，女贞30g，旱莲草30g。嘱服6剂。

五日后复诊：病人服上方4剂后，乳汁减少一半，胃纳增加，水肿大减，精神好转，苔少乏津，余症同前。中焦湿浊已化，去佩兰，加淡泽泻20g。再进6剂。

七日后三诊：病人服上方6剂后，乳汁已不流出，水肿消失，胃纳正常，心慌心跳大减，面色、唇色基本正常。现仅口干，大便略干燥，舌质淡红苔少乏津，脉象细数。拟方如下：北沙参20g，麦门冬20g，石斛15g，火麻仁33g，枸杞20g，生谷芽20g。嘱服2～6剂，以资巩固。

2. 刘某，女，40岁，1962年4月，因漏下、水肿就诊。患者漏下半年左右逐渐水肿加重，先由下肢渐至全身。胃纳极差，小便不利，面色萎黄，精神萎靡不振。镜面舌（如猪肾剥去薄膜一般），脉细数无力。此气虚真精枯竭之漏下水肿危候，拟用补气填精、止漏护胃之法。泡参30g，生谷芽30g，枸杞120g，鹿胶30g（另包，熔化冲服），阿胶30g（另包，熔化冲服）。嘱服2剂，以救垂危。

三日后复诊：病人服上方2剂后，漏下消失，水肿大减，胃纳基本正常，精神大振，能自行到诊室。舌质淡苔薄微润，脉虚缓。气精初复，已转危为安，将上方加神曲9g，再进2剂。

三日后三诊：病人服上方2剂后，全身水肿消失，仅精神欠佳，面色亦好转，唇淡红，舌质淡红苔少津润，脉缓无力。此胃气和精血基本恢复，改用实脾饮（方见肺痈附案中）加枸杞蒸鸡或肉吃，以补肾填精而善其后。

以上两例同属虚肿，其虚之因，前者为乳汁过多，后者为漏下久不止，同是失血过多。任脉通，太冲脉盛，月事以时下，上为乳汁，下为月经。前者哺乳期月经虽停止，因血热上扰而致乳汁过多，体属阴虚，血分之虚热妄动，兼夹湿热之邪，故用甘寒养胃，凉血止血为主，佐以化湿利水而获效。方中之麦芽生用可疏肝和胃，炒用可回乳健胃，乳汁正常，胃阴复，饮食正常，不补气血而气血自生，气血渐旺而肿自消耳。后者为真精枯竭，气血将脱之候，故重用益气填精之法以挽救垂危，尤其是鹿胶、阿胶血肉有情之品，以补血肉有形之体。此乃"形不足者，补之以气；精不足者，补之以味"是也。正气复，精血充，不止血而漏自止，气为血帅也；不利水而肿自消，气旺则水自化耳。更重要的是，出现镜面舌，分利和行气之品必须禁用，因精气血将脱故也。

二十六、里水①，越婢加术汤主之；甘草麻黄汤亦主之。

越婢加术汤方：方见上，于内加白术12g，又见中风中。

甘草麻黄汤方：

甘草 6g　麻黄 12g

上二味，以水 500mL，先煮麻黄，去上沫，内甘草，煮取 300mL，温服 100mL，重复汗出，不汗，再服。慎风寒。

①里水：《外台秘要》引范汪作"皮水"。"皮水，一身面目悉肿，甘草麻黄汤主之。"

〔论注〕里水是皮水之误也。岂有里水而用麻黄之理，乃传写之误也。若表实无汗夹热者，越婢加术汤所宜也；若无热者，甘草麻黄汤发其汗，使水从汗解也。

〔指难〕皮水一证而二方，理应辨证选用。如 25 条之越婢加术汤证，应有全身浮肿，小便不利，舌质略红苔薄白，脉沉滑，恶风寒而无汗，口干或微渴等表实夹热之皮水证，才适宜越婢加术汤，以发越脾气，除湿清热，发越腠理。

甘草麻黄汤证，全身浮肿，无汗，恶风寒，口不干不渴，舌质淡苔薄白，脉浮等脉证，其病理为水寒之气滞于肺卫，肺气被郁，进而水滞于皮肤，不得外泄而致肿。此为表实之皮水证，宜本方以宣肺散水。总之，以上两方同是新病，为正气不虚者所宜。

二十七、水之为病，其脉沉小，属少阴，浮者为风。无水虚胀者，为气。水发其汗即已，脉沉者，宜麻黄附子汤；浮者，宜杏子汤。

麻黄附子汤方：

麻黄 9g　甘草 6g　附子 1 枚（炮）

上三味，以水 700mL，先煮麻黄，去上沫，内诸药，煮取 250mL，温服 80mL，日三服。

杏子汤方：未见。

〔论注〕此条为正水与风水的辨治、水肿和虚胀的区别。水病，脉现沉小，属少阴之脉，乃足少阴之肾阳虚，不能化气行水，水气泛溢而为肿，此为正水。如病水恶风而脉浮者为风水，系风伤肺卫，卫阳被困，肺气滞而致水，其病邪在肺，故脉浮。若主症虽有腹胀，无水肿之按之没指，多属中气不足，脾气不运之虚气作胀。如水气在经在表者，可发汗而愈。发汗方法，又当根据脉证而定，若脉沉小，兼喘，为少阴阴寒之正水，宜温经发汗，可用麻黄附子汤主治；若脉浮而兼咳者属风水，宜发汗利肺，可用杏子汤主治。

〔指难〕本条的重点有三：①水气和气病的区别：水病在表者，浮肿；在里者，按之没指。在表者可汗，在里者宜利。若属气虚作胀，大便多溏薄；若属气虚水肿，多肿在下肢，其小便自利，或夜尿多为特点，只宜实脾填精，不可发汗。②方义：关于麻黄附子汤，即《伤寒论》少阴病篇的麻黄附子甘草汤，药物相同，分量不同，主治有异，故药同而方名不同。麻黄附子甘草汤，是麻黄、甘草等量（各6g），是主治"少阴病，得之二三日无里证，故微发汗也"。无里证，即无吐利、厥逆等症。乃少阴感寒之治法，以温经为主，发汗次之。本方麻黄重于甘草，是以发汗为主，温经次之，以促使肾阳温化，肺气得开，阴淫之水气可解矣。但临证时，必须是肾阳虚，而精气血不虚者，方可运用本方。③探讨：杏子汤方已散佚，历代注家有四种看法：a)《医宗金鉴》认为是甘草麻黄汤加杏子；b）尤氏认为是麻杏石甘汤；c）曹颖甫认为是麻杏薏甘汤；d）以辨证的看法。如魏念庭认为："内水湿而外风寒，其夹热者，可用麻杏石甘汤也；如不夹热者，莫妙于前言甘草麻黄汤加杏子，今之三拗汤矣。"我颇赞同魏氏之说，如风水肺热重，发热恶风，浮肿而喘，舌红苔薄黄少津，脉浮滑，可用麻杏石甘汤以宣肺清热；如风水表里无热象，浮肿而喘，舌质淡苔薄白津润，脉浮紧，可用三拗汤以宣肺散水而平喘。

二十八、黄汗之病，两胫自冷；假令发热，此属历节。食已汗出，又身常暮卧盗汗出者，此劳气也。若汗出已反发热者，久久其身必甲错；发热不止者，必生恶疮。

若身重，汗出已辄轻者，久久必身𥆨，𥆨即胸中痛，又从腰以上必汗出，下无汗，腰髋弛痛，如有物在皮中状，剧者不能食，烦躁，小便不利，此为黄汗，桂枝加黄芪汤主之。

桂枝 9g　芍药 9g　甘草 6g　生姜 9g　大枣 12 枚　黄芪 6g

上六味，以水 800mL，煮取 300mL，温服 100mL，须臾饮热稀粥 150mL 余，以助药力，温服取微汗；若不汗，更服。

〔论注〕此条为黄汗、历节、虚劳、恶疮的鉴别和黄汗证治。黄汗为水湿之邪，郁滞于分肉之间，营卫失调，湿喜趋下，阳气不能下达，故两胫自冷；历节为肝肾先虚，风湿瘀结于关节，郁而为热，故关节变形而两胫发热，此为黄汗与历节的鉴别。食已汗出为自汗，多为阳热旺盛，或中气虚馁两种证候，而胃气外泄之机理则一也。暮卧出汗为盗汗，多属营阴耗伤，阴气不敛所致。由劳伤真阴，阴气不能固密，故曰此劳气也。如外感之发热，汗出当脉静身凉，热邪随汗解耳；假如热不为汗衰，仍发热者，故称之曰反，多为热毒壅滞，津液不能灌注，故其身局部必甲错；如发热久不解，多为热毒瘀结于局部之气血而生恶疮。此从自汗、盗汗，发热出汗而热不减，为虚劳与恶疮的鉴别。

至于黄汗的转化，初起为湿蒸，湿盛则身重，汗出湿减则身快。但湿虽从汗去，正气必受伤，如此长久，汗出过多，必耗诸阳和精血，故身瞤；上焦阳虚，胸阳不振而胸痛，而且腰以上出汗；湿性就下，阳气郁滞不能下达，故下无汗而腰髋弛痛。如有物在皮中状者，乃湿滞肌腠，郁热乘之以流走也。若其病转剧，未经汗解，湿滞中焦不能食，壅于肉理则身疼痛，郁于心则烦躁，闭于下则小便不利也。其主要病理，在于湿滞肉理，阻碍营卫之运行，影响脾胃，干及膀胱气化不利。此营卫不和、卫气虚滞之黄汗证，故用调和营卫、补气实卫之法主治。

〔指难〕本条的重点有二：①病证的鉴别：四种病证均有汗和热的

主症，又各有特征。如黄汗初起，身虽微热而两胫自冷，汗黄多在腋下，而身目不黄；历节身虽不热，而两胫热，或关节肿痛处觉热；虚劳之热为潮热，子午尤甚，汗是盗汗；恶疮之热，热势无休止，汗出而热不减。此四者之不同也。②方义和适应证：方用桂枝汤，解肌而和营卫，加黄芪以助卫阳，啜热稀粥以助药力而取微汗，促使中阳健运，以解肌散邪，宣发郁滞之水湿。适应证：身体疼重，口淡不欲食，小便不利，或恶风，舌淡苔薄润，脉沉迟，为本方所宜。或桂枝汤证，病久失治，恶风仍在，脉浮缓，卫气虚甚者，亦可用本方主治。

二十九、问曰：黄汗之为病，身体肿^{一作重}。发热汗出而渴，状如风水，汗沾衣，色正黄如柏汁，脉自沉，何以得之？师曰：以汗出入水中浴，水从汗孔入得之，宜芪芍桂酒汤主之。

黄芪 15g　芍药 9g　桂枝 9g

上三味，以苦酒①100mL，水 700mL，相和，煮取 300mL，温服100mL，当心烦，服至六七日乃解。若心烦不止者，以苦酒阻故也。

①苦酒：即酒醋，乃低度之酒，储存半月左右，产生酸味，为农家常用醋，与麸醋不同。

〔论注〕此条为风水与黄汗的鉴别，黄汗的成因和证治。风水与黄汗的鉴别，身体浮肿，发热汗出而渴，是二者的共同点。风水脉浮，黄汗脉沉；风水恶风，黄汗不恶风；风水之汗不黄，黄汗之汗出沾衣，色如黄柏汁，是二者的不同点。在病因病理方面，风水为外感风邪，肺卫气滞而病水；黄汗因汗出腠疏，水寒之气，浸遏于分肉之间，阳气不能宣达，水滞为湿，气郁为热，湿与热交蒸互郁而为病。病位在肌腠，影响营卫之调和所致。此为营卫失调之黄汗证，故用调卫摄营之法主治。

〔**指难**〕本条的重点有三：①黄汗的成因：黄汗的形成，关键在于营卫的强弱，营卫气强，虽汗出入水中浴，能鼓荡水邪外泄，则不病黄汗。如营卫气弱，虽不入水中浴，凡水湿之邪郁遏于肌腠，皆可形成。②方义和适应证：方中的黄芪、桂枝性味辛甘，以温卫阳而宣滞；芍药、苦酒性味酸寒，以摄营而敛汗；桂枝与白芍同伍，以调和营卫，促使卫气固，营气敛，黄汗可愈。方中苦酒味极酸，酸主敛而不主泄，虽名苦酒，其味非苦，故方后注说："若心烦不止者，以苦酒阻故也。"乃酸敛所致，但非都有此反应。其适应证，汗淡黄，身浮肿，舌质淡，苔薄而润，脉沉迟等一派寒湿郁滞之证者，方为本方所宜。③两方的比较：两方同治寒湿黄汗，前方为主治寒湿黄汗初起，后方主治湿甚于热之黄汗已成。若患者不喜食酸，宜去苦酒，加茯苓、茵陈以利湿退黄。

此外，临证常见多属湿热为患，在于素有郁热，虽不入冷水中浴，汗出当风，或劳汗衣里冷湿，与内在之郁热相合，久郁营卫而为黄汗。主症为汗黄沾衣，心中烦闷，小便黄，或微发热，舌红苔黄腻，脉沉滑等脉证，此为湿热郁滞之黄汗证，可用茯苓渗湿汤（茯苓、猪苓、泽泻、茵陈、苍术、白术、黄连、栀子、陈皮、秦艽、防己、葛根）加减主治。

三十、师曰：寸口脉迟而涩，迟则为寒，涩为血不足。趺阳脉微而迟，微则为气，迟则为寒。寒气不足，则手足逆冷；手足逆冷，则营卫不利；营卫不利，则腹满肠鸣相逐；气转膀胱，营卫俱劳；阳气不通即身冷，阴气不通即骨疼；阳前通则恶寒，阴前通则痹不仁；阴阳相得，其气乃行，大气①一转，其气乃散；实则失气，虚则遗溺，名曰气分。

①大气：即膻中之宗气。

巴蜀名医遗珍系列丛书

〔**论注**〕此条为合诊寸口、趺阳以论气血不足和阳虚气滞的病变在气分。寸口以候气血，其脉迟涩，迟则为寒，涩为血不足，其机理在于阳气不足，阳虚生内寒，故曰迟则为寒；血虽属阴，又须赖阳气的化生、温化、运行，血既不足，阳气的运行力弱，于是脉来迟涩而不流利，故曰涩为血不足，此阳虚血少之脉理，非阳虚寒滞之血瘀也。

趺阳以候脾胃，脾胃虚弱，可以影响营卫阴阳失调的病变。脉现微迟的脉理，为中焦阳气虚微的病理，故曰微则为气，阳虚内寒自生，故曰迟则为寒。所谓寒气不足，是指中州之阴寒过盛，阳气不足，故手足逆冷；手足之所以逆冷，责在营卫之运行不利。营卫之所以不利，又在于脾胃阳虚，因卫源于胃，营源于脾之故耳。由于脾胃阳虚，则寒气横逆，故腹满肠鸣并作。营卫既由中焦所主，中气不足，不仅营卫俱虚，而且矢气、遗尿之症作矣。营卫虚，卫阳不足以温分肉，故身冷；营阴不足以营筋充骨，故骨酸疼，所谓不通，言其虚甚不通达之意。此趺阳脉微而迟的脉理，阐发脾胃俱虚，以致营卫俱虚的病理。其次是阴阳相失而不相得的病变，如阳气先（前）通，孤阳独至，缺乏真阴（精血）与之灌注，故仍恶寒；如阴气（真阴）先（前）通，孤阴独至，缺乏阳气与之温煦，故麻痹不仁。最后是论阴阳相得的病理转化，如阴阳相得，则阴阳相随，于是营气，卫气内外上下运行，畅通无阻，故曰其气乃行。其气机之所以运行，关键又在于宗气，即胸中大气转输有力，其横逆之虚气自散，气机畅达，则不病水。膻中之气，转输充沛，正气不虚者，则腹满肠鸣横逆之气，从矢气而出；正气虚者，不足以摄纳制约，则为遗尿，此皆气机为病，故名曰气分。

〔**指难**〕本条的重点有三：①人身阴阳协调的重要性：人身之营卫、气血、阴阳是维持机能活动的物质基础。因营从乎血，卫从乎气；血生于气，气化于血；阳根于阴，阴舍于阳，而阴阳又为营卫气血之总司，故阴阳相得相随，则气血充沛，营卫和谐，精神乃治。②气分的重要含义：所谓气分，其中还包含着气机和气化。此处的气机，一方面指心肺之气，即心气和肺气旺盛，则不病水，另一方面人身之气机要调达，气机调达，亦不病水。所谓气化，是指肺气、脾气、肾气，尤其是肾气更为重要。因三焦根于肾系，肾之气化功能正常，则三焦之决渎有权，则不病水。③调理阴阳相失的方法：本条腹满肠鸣，身冷，骨节酸疼，恶寒，不仁等病证，在于阴阳相失而不相得所出现的病理变化，卫不能卫，营不能营，又在于精气血的虚所导致。要解决精气血之虚，又当从脾胃肾着手，以治后天之本，或先后天同时论治，可使阴阳相失，达到阴阳相得之病理转化。

三十一、气分，心下坚，大如盘，边如旋杯①，水饮所作，桂枝去芍药加麻辛附子汤主之。

桂枝9g　生姜9g　甘草6g　大枣12枚　麻黄6g　细辛6g　附子1枚（炮）

上七味，以水700mL，煮麻黄，去上沫，内诸药，煮取200mL，分温三服，当汗出，如虫行皮中，即愈。

①旋杯：《灵枢·邪气脏腑病形》《难经·五十六难》均作"覆杯"，形状中高边低，外虽坚而中空无物。

〔论注〕此条为寒饮滞于气分之证治。所谓气分，是说胸中的大气不转，其气不散，阳虚不能化阴，阴寒之邪，滞于气分，故心下痞坚，自觉大如盘，边如覆杯之状。其病理为阳虚寒滞，阴寒与水饮搏结所致。此为阳虚饮滞之寒痞证，故用温阳化气、宣饮散痞之法主治。

〔**指难**〕本条的重点有二：①病证：本条是从上条气分病而立方，应兼有手足逆冷、恶寒、骨节疼痛、舌淡苔细白而滑、脉沉细等表里俱寒之证。②方义和适应证：本方简称桂甘姜枣麻辛附子汤，方中桂枝、甘草辛甘，以通心阳而化气；附子壮肾阳而化阴寒，姜、枣调中而和营卫，麻、辛之辛温以散外寒而祛陈寒，使阳复饮消，阴阳相得，营卫协调，大气一转，水饮自散耳。故方后说"当汗出如虫行皮中即愈"，正是阳气通达，寒饮宣散，营卫运行畅通，阴阳相得之趋势。此方不仅可治阳虚饮结之心下痞，还可主治阳虚水泛之正水或石水之证。

三十二、心下坚，大如盘，边如旋盘，水饮所作，枳术汤主之。

枳实 7 枚　白术 6g

上二味，以水 500mL，煮取 300mL 分温三服，腹中软即当散也。

〔**论注**〕此条为水饮滞于气分之证治。心下，胃之上脘也。脾虚湿滞，则运化转输不利，水谷不能化为精微，反而为水饮，水饮聚于心下，故自觉心下痞坚，大如盘，边如覆盘之状。其病理多为一时性之停水，脾虚胃不强，运化不及，水饮停聚，气机不畅所致。此为脾虚气滞饮结之痞证，故用健脾燥湿、行气消痞之法主治。

〔**指难**〕本条需要掌握的有两点：①方义：方中枳实理气去胀，导滞消痞，苦以泄之也，白术甘温健脾，强胃祛湿，温以燥之也。后世张元素治痞，用枳术丸，即从此汤发展而来。方后注说："腹中软即当散也。"此又阴阳相得，其气乃行，大气一转，其气乃散耳。②两条的比较：两条主症相同，本条少"气分"二字，是省笔法。其治法和方药大异也，因其体质和病理及兼症不同所致。上条为阳气大虚，不能运化温煦，以致阴寒水饮凝聚而成，故以温阳化气、散寒化饮为主。本条是中阳不虚，气滞水结所致，故以苦泄开结为主，此二者不同之所在也。临床值得注意的是，即或是阳虚水肿，如用温阳化气利水，其效不显者，往往再佐以调气而获效，乃拨转气机，气行则水行矣。

黄疸病脉证并治第十五

本篇对疸病做了分类，有黄疸、谷疸、酒疸、女劳疸、黑疸等五种。故张景岳谓："古有五疸之辨……然总不出阴阳二证，大都阳证多实，阴证多虚，虚实弗失，得其要矣。"五疸之辨，即指本篇而言。篇内还有其他病变所致之黄病，以及黄病之兼症论治，以便比较鉴别。

病因和病机，在《素问·六元正纪大论》中有"湿热相搏，民病黄疸"的记载。从本篇而论，在于胃热脾湿，影响肝胆，肝胆气郁，湿热郁蒸入于血分，以致瘀热以行而发黄。从病理而论，有两种转化：如湿从火化，肝胆郁热与胃热相并，胆汁走泄，与湿热郁蒸于外，则面目鲜黄如橘色，即元代罗天益、明代张景岳称为阳黄。篇中之黄疸、谷疸、酒疸，属于阳黄的范围；如湿从寒化，脾阳不运，肝胆气郁，胆汁走泄与脾湿相并，浸溢于肌肉皮肤，面色晦黄，即罗天益、张景岳称为阴黄，本篇尚缺阴黄之论治。而女劳疸和黑疸，则属虚黄的范围。

一、寸口脉浮而缓，浮则为风，缓则为痹。痹非中风，四肢苦烦，脾色必黄，瘀热以行。

〔论注〕此条是从脉理阐发黄疸病总的病理。寸口脉浮而缓，为湿热滞于脾经之象。从脉理而论，脉浮属阳，风为阳邪，故曰脉浮为风，但此"风"字，应作热字来理解；缓脉应脾，脾为阴土，喜燥恶湿，热与湿合，痹于脾经，湿性呆滞，脉络不利故脉缓。缓则为痹，是谓湿邪滞于脾，尚未化热，脾阳痹塞之病理转化。由于湿邪痹在脾经，蕴而为湿热，脾主四肢，故四肢苦于烦热，已为退热郁蒸之象，并非太阳中风之表虚证，其脉浮缓。同时脾统血而主肌肉，湿热入于血分，滞而为瘀热，瘀热由脾气以行于肌肤，则成为黄疸病之病理所在。

〔指难〕本条的重点在于瘀热。因为湿热在脾胃或肝胆，湿热入于血分，则成为黄疸病，化而为瘀热，瘀热滞于肝胆，是阳黄的主要病理。因此，瘀热不仅是本条的重点，也是阳黄重点的重点。所以主治阳黄，不仅在于清热利湿，还要注意疏肝化瘀，以免留下肝大的后遗症，是主治黄疸病的关键所在。

二、趺阳脉紧而数，数则为热，热则消谷，紧则为寒，食即为满。尺脉浮为伤肾，趺阳脉紧为伤脾。风寒相搏，食谷即眩，谷气不消，胃中苦浊①，浊气下流，小便不通，阴被其寒，热流膀胱，身体尽黄，名曰谷疸。

额上黑，微汗出，手足中热，薄暮即发，膀胱急，小便自利，名曰女劳疸；腹如水状不治。

心中懊憹而热，不能食，时欲吐，名曰酒疸。

①苦浊：胃中苦于湿热浊邪。

〔论注〕此条为综述谷疸、女劳疸、酒疸的病理和主症。趺阳脉数，为胃有伏热，胃热则腐熟快，故能消谷，但趺阳脉紧，紧则为寒，是指脾寒，脾寒不能运化水谷精微，湿自内生，故食即为满，于是胃热脾湿，湿热郁蒸，干及肝胆，而致谷疸，此胃热脾寒而形成谷疸之病理之一。尺脉以候肾，肾脉宜沉不宜浮，尺脉浮为热伤肾之象，紧为寒伤脾，形成肾热脾湿，于是热与湿相搏，脾湿则清阳不升，肾热则关门不利，浊阴不降，食后谷气与浊气相并而上逆，故食谷则头眩。由于脾气不健，既不能运化水谷而谷气不消，又不能为胃行其转输之能，故胃中苦于湿热浊邪，湿热浊邪之气下流，肾热而气化不利，故小便不通。阴被其寒，是谓太阴脾经被寒生湿，郁滞为热，湿热下流壅滞膀胱，膀胱既主一身之肤表，又为阳腑而司水道，病邪无出路（小便不通），内随三焦而干及肝胆，以致瘀热郁蒸，外随膀胱之经而溢于肤表，故身体尽黄，源于谷气不化，故名曰谷疸。此脾湿胃肾俱热形成谷疸的病理变化。

额上黑，微汗出，是女劳疸特有的症状，源于肾精耗伤。黑为肾之本色，额上为心之部位，肾精亏而虚火浮动，心肾相交，随经脉上浮，故额上呈黑色。微汗出，是谓头部微汗，乃虚火迫其津液外泄所致。至于手足中热，薄暮即发，亦是肾虚水不济火之征，因为手心属心，足心属肾，阴虚不能制阳所致。肾精亏耗，瘀热下迫，虽小腹拘急不适，并非湿热蕴于膀胱，所以小便自利，此女劳疸初起与湿热所致之黄疸病不同之所在。若腹部胀满，似有腹水而非水肿，乃脾肾双败，肝失条达之能，不仅肾精大亏，脾肾之气亦虚，以致肝郁血瘀，虚中夹瘀之病变，所以难治。

最后为酒疸主症。由于酒热积于胃，故心中烦闷而热。湿热在脾胃，运化失常，故不欲食；胃热上逆故欲呕。其致病的原因，由嗜酒所致，因酒气独归于胆，共性标热本湿，湿热既伤肝胆，又影响脾胃，以致肝郁血滞，疏泄不利而为黄疸病，故名为酒疸。

〔指难〕本条的主要精神，是论述三种黄疸病的病理变化和主要证候。其中重点有二：①尺脉浮为伤肾：此处不仅为肾热，更重要的是病久穷必及肾，凡湿热所致之阳黄，清利湿热过久，必然耗伤肾精，所以治疗湿热黄疸后期，必须填补肾精，以免导致不良后果。②女劳疸的形成：其病因是房劳损伤而成，如《诸病源候论·女劳疸候》说："由大劳大热而交接，交接竟入水所致也。"我认为房劳固然是一个因素，但过用清利湿热之品，损伤脾气和肾精亦可形成。

三、阳明病，脉迟者，食难用饱，饱则发烦头眩，小便必难，此欲作谷疸。虽下之，腹满如故，所以然者，脉迟故也。

〔论注〕此条为湿从寒化将作谷疸的脉证。阳明病，若属胃家热，其脉当数，今脉迟者，非阳明热邪为患，乃寒湿在中焦，为足太阴虚寒证，故现食难用饱，饱则发烦头眩；由于脾阳不运，寒不消谷，运化不及，胃中苦于湿浊，则烦闷不安；湿浊上蒸则头眩；湿浊下流，乏阳以施化，气化不利，故小便必难。于是升降失利，肝胆疏泄失职，清浊不分，将作谷疸之征。此时中焦被寒湿阻滞，运化转输不利而腹满；若误为阳明实热而下之，更伤其胃气，腹满如故，其所以如故者，以脉迟寒湿故也。

〔指难〕本条的重点，是太阴寒湿与阳明腹满的区别。其区别有以下四点：①辨饮食：前者不能食，即或能食不能饱食；热甚于湿者，能食，能消谷；湿热俱盛者，能食不易饥。②辨发烦头眩：寒湿，心中郁闷不适，头昏而重；湿热俱盛者，心中烦热，头昏而不重；热甚于湿者，心中烦躁不安，头眩而热。③辨小便难：寒湿小便难，尿色淡黄，且无热感；湿热小便难，尿短少而黄，黄如浓茶，热甚于湿者，并有灼热感。④辨脉：寒湿脉迟，是沉迟无力；阳明之湿热脉迟，是迟滑有神；阳明之实热脉迟，是迟而有力，必兼有潮热、便硬等症。

四、夫病酒黄疸，必小便不利，其候心中热，足下热，是其证也。

〔论注〕此条为再补酒疸的主症。酒疸本是湿热内蕴所致，肝胆疏泄不利，三焦决渎不畅，故小便不利，所谓不利，是指小便短少且黄而不畅利。其候心中热、足下热之机理，在于小便不利，则热滞于胃而心中热；胃脉贯膈下足跗而足下热，同时下滞膀胱，膀胱与肾为表里，影响到肾，足心属肾，故足下热。总由湿热无从排泄，郁蒸于胆胃，以致心中热和足下热，是酒疸主要证候之一。

五、酒黄疸者，或无热，靖言了了，腹满，欲吐，鼻燥。其脉浮者，先吐之；沉弦者，先下之。

〔论注〕此条为酒疸的变证从脉以施治。或无热，是指无心中热和足下热，并非内无湿热。靖与静同，是谓心中安静，热邪未干心神，故言语不乱。腹满是湿热滞于肠胃所致；胆胃之热上逆，故欲吐而鼻干燥。此时欲吐当吐，腹满当下，出现施治中的矛盾，故不能不取决于脉。若脉浮者，又兼欲吐，湿热在胃之上脘者，则先用吐法以越在上之热邪；若脉沉弦有力，又见腹满、便秘可下之证，则先用下法，以泄肠胃的热结。

六、酒疸，心中热，欲吐者，吐之愈。

〔论注〕此条为酒疸可吐之证。酒疸本是湿热郁蒸于胆胃，胃中苦于热浊，故心中热；热浊之气上熏故欲吐。欲吐者乃病邪有上越之势，故古人认为可用吐法，以去其病邪，病邪去其病可愈。

〔指难〕以上三条应当弄清楚的有四点：①嗜酒不病酒疸：此类人脾胃健旺，肝胆素无郁热，所饮之酒，脾胃能健运，下行或外达，酒气虽归于肝胆，不致郁滞为热，故虽饮酒既不病酒疸，也不病湿热。②嗜酒病湿热，不病酒疸：主要在于肝胆素无郁热，肝胆功能健旺，酒性标热本湿，脾虽失之健运，湿热只在气分而不入血分，所以只病湿热而不病酒疸。③酒疸是否戒酒：疸病既成，肝胆的郁热和湿热为患，已难于疏泄条达，酒气又独归于胆，促使胆胃和肝胆之湿热增加，只有害而无益，所以肝胆有病，必须戒酒。④吐下法：吐法和下法虽能用于热证和实证，但酒疸湿热蕴结成实者，可用下法以泄热逐瘀，吐法不适宜。因为吐法促使胃气上逆，损伤胃气，所以不用为当。

七、酒疸下之，久久为黑疸，目青面黑，心中如啖蒜齑状^①，大便正黑，皮肤爪之不仁^②，其脉浮弱，虽黑微黄，故知之。

①啖蒜齑状：如吃蒜和盐菜样，均形容辛辣不适之感。

②爪之不仁：言其搔抓皮肤，麻木不知痛痒。

〔论注〕此条为酒疸误下可变黑疸的脉证。酒疸下之，久久变为黑疸之因，在于酒疸虽属湿热，尚未蕴结成实，不可妄用攻下。若误下之，则湿热乘虚更加陷入血分，故现目青（青蓝色）面黑，为黑疸的主症。但湿热未尽，郁蒸于胆胃，故心中如啖蒜齑状之辛辣不适。下后脾气益虚，脾失统血，瘀血下行，故大便色黑；血既瘀滞，营气精血不营于皮肤，故爪之麻木不仁。其脉浮弱，乃气血俱虚之脉；其色虽黑微黄，是湿热未尽而上蒸，黑疸初成之象。

〔指难〕本条需要掌握的两点：①黑疸的形成：本条认为是酒疸误下而成，但据临证所见，久患疸病，未经攻下而变为黑者，多因清利太过，或未从实脾论治，后天虚损不足以养先天，耗伤肾精，肾气大亏，肾之真色现于面部者，较常有之。②未病疸病病黑疸：素无疸病史，因其他疾病，或用脑过度，或房室不节，以致肾气大虚，元阳不足，肾之真色现于面部者，亦不少见。

巴蜀名医遗珍系列丛书

八、师曰：病黄疸，发热烦喘，胸满口燥者，以病发时火劫其汗，两热所得。然黄家所得，从湿得之。一身尽发热而黄，肚热，热在里，当下之。

〔论注〕此条为黄疸病误用火劫发汗而致里实的病变和治法。黄疸初起，湿热蒸发于外而发热，只宜清热利湿，不宜辛温发汗，更不可用火灸发汗，以免伤津液而助热邪。正因火劫其汗，致使湿邪化燥化热，热淫于内，肝胆更郁而胸满，津液伤则口干燥而心烦，肺失清润，气上逆而喘，皆因内在之热与误治之热，两热相合而为之变证也。然黄家所得，从湿得之，言其久病黄家多湿，新病黄疸多热而为比较。本证为热甚于湿的黄疸病，肝胆之郁热蒸发于外，则一身尽发热而黄，肚热、热在里，乃热结在胆胃之腑，故当下之。

〔指难〕本条需要掌握的有三点：①黄疸（阳黄）初起见证和治则：黄疸初起，症现发热，面色鲜黄，目不甚黄，头昏，闷油（厌油腻），小便短少而黄如浓茶，舌红苔黄，脉象滑数或浮数，只宜清热利湿，疏肝化瘀，或佐以实脾运脾，严禁攻表。②黄疸与黄家的鉴别：黄疸起病较急，发病骤然，面目鲜黄，其病理为湿热瘀滞肝胆；黄家为久病，面色多萎黄而目不黄，其病理为脾虚夹湿，或脾虚精亏，肝郁血瘀，而以虚瘀为主，舌脉无热象。③下之脉证：兼腹满便结，小便短黄，身目鲜黄，精神未衰，形气充实，舌红苔黄燥，脉实有力等湿热内结成实之黄疸里实证者，方可议下。至于方药，沈明宗主张用栀子大黄汤加丹参、郁金，以疏肝化瘀。但下法不宜久用。

九、脉沉，渴欲饮水，小便不利者，皆发黄。

〔论注〕此条为湿热瘀滞发黄的病理转化。脉沉为湿热在里；热甚于湿则渴欲饮水；湿热瘀滞于肝胆，疏泄失常，故小便不利。其病理在于热与湿交蒸互郁入于血分，无从排泄，以致渴欲饮水为热瘀也，小便不利为湿郁也；瘀热湿郁于肝胆，胆汁走泄，故发黄也。

十、腹满，舌萎黄①，躁不得睡，属黄家。

①舌萎黄："舌"字，诸注为"身"字，非也。应是"面"字之误，为面色萎黄，方符望诊的规律。

〔论注〕此条为寒湿发黄的证候。腹满乃湿滞于中，脾阳失运所致。至于躁不得睡，注家有两大见解：一种认为是热，一种认为是阴证。我认为属阴证和虚躁之证。因为脾病则胃不和，胃不和则夜不安；同时病久则血虚不营，血不养心，心神不安，则虚躁不得眠，故曰属黄家。黄家病程已久，湿滞脾胃，脾精不足，营血不足，故面色萎黄。

〔指难〕以上两条的重点在于阳黄和阴黄、虚黄的鉴别。阳黄的脉证，有心中烦热，或口渴，舌红苔黄，小便短黄，黄如浓茶，脉数，面目鲜黄如橘色；阴黄的脉证，手足欠温或逆冷，舌淡苔白，脉沉迟无力，面色晦暗；虚黄的脉证，少气乏力，舌淡苔少津润，脉象虚弱，面色萎黄。总之，阳黄小便必不利，尿色深黄，精神尚可；阴黄小便亦不利，尿色淡黄，精神萎靡不振；虚黄小便清长，夜尿多，精神欠佳，以此为辨。

十一、黄疸之为病，当以十八日为一期，治之十日以上瘥，反剧为难治。

〔论注〕此条是从时间以判断黄疸的预后。黄疸之为病，当以 18 日为期，在于黄疸病，主要是发黄。黄为土之色，土无定位，寄旺于四季

巴蜀名医遗珍系列丛书

之末各 18 日。古人认为土旺之数，则脾气至，虚者当复，实者亦当通也，故以 18 日为治愈期。治之 10 日以上瘥，在于初病，正气尚强，能任攻伐以祛病邪，如治疗得法，故 10 日以上病当瘥；如 10 日以上反而增剧，为邪盛正虚，难任攻伐，故为难治。

〔**指难**〕关于黄疸愈期主要有两点：①施治：治疗黄疸，在于治法得当。初起湿热盛者，以清热利湿为主，又必须疏肝化瘀；肝病传脾，又不可忘记实脾和运脾，这是治疗阳黄必须掌握的基本原则。②肝郁程度：黄疸的病位，主要在肝胆，病理又是湿热瘀滞，如肝郁不盛，瘀滞较轻，治法得当，愈期较短，10 日左右，黄疸可以消失；如湿热瘀滞太盛，肝气郁结较重，胆道阻塞不通，愈期较长，又需实脾疏肝、化瘀利胆，以缓图之。

〔**例案**〕曾某，女，40 岁，成都市南光机械厂工人。于 1974 年 6 月，患黄疸病求治。全身面目发黄已 2 月余，经治疗无效，疑为肝癌，后经某医院确诊为阻塞性黄疸性肝炎。面目鲜黄，小便黄少如浓茶，精神尚可，右胁刺痛灼痛，纳差便溏，口干不渴，舌质红苔黄腻，脉弦滑而数。此脾虚湿热瘀滞肝胆之黄疸病。拟以实脾利湿、清热疏肝化瘀之法主治。方用：薏苡仁 30g，茯苓 12g，麦芽 20g，生谷芽 20g，郁金 12g，丹参 15g，栀子 15g，茵陈 30g，佩兰 12g，豆卷 30g。并以此为主，进行加减。肝区灼痛加丹皮 12g，便溏加怀山 30g；苔不黄腻，去佩兰，豆卷，加金钱草 30g；大便正常加鸡内金 10g（冲服）。服药 60 天左右，面色正常，胃纳正常，肝区灼痛消失，偶尔胀痛。复查肝功，黄疸指数由 70 单位下降到 6 个单位，谷丙转氨酶由 280 单位下降到 35 单位，其他均正常，仅 TT 为 16 个单位。现口干思饮，睡眠欠佳，大便干燥，舌质红苔少乏津，脉弦细而数。此脾气已复，心胃阴虚，肝郁血瘀之胁痛，拟以甘寒养阴、疏肝化瘀之法主治。方用：北沙参 15g，百合 30g，知母 12g，麦门冬 20g，麦芽 20g，郁金 12g，丹参 15g，柏子仁 30g，合欢皮 15g，炒枣仁 15g（睡前服）。病人服上方 30 剂后，诸症消失，后未复发。

从本病例看来，湿热黄疸治法，在清热利湿、疏肝化瘀的基础上，必须照顾脾胃，以甘淡实脾，或甘寒养胃，根据病理转化或体质而定，即或黄疸退尽，还不能算痊愈。同时清热利湿，虽能退黄，多耗伤阴液和肾精又是不可忽略的病理转化。

十二、疸而渴者，其疸难治；疸而不渴者，其疸可治。发于阴部，其人必呕；阳部，其人振寒而发热也。

〔论注〕此条从症状以判断疸病的预后和病位。疸病口渴，为湿从热化，热甚于湿，津液耗伤，求救于水而津润，热方炽而湿且日增，故曰难治，此从渴与不渴来预测治疗的难易。阴部、阳部是指内、外而言。阴部，言其病变在内，湿热滞于胆胃，胆胃气逆则呕，其病邪有内蕴之势。阳部，病变反应在外，湿热在肝胆，肝木侮肺，故振寒而发热，其病变虽表现在外，其病位仍在肝胆。

〔指难〕关于疸病的治疗难易，主要在于正气的强弱，病邪的轻重而定，尤其是肝胆郁滞的程度更为重要。至于渴与不渴仅可作为辨热甚于湿，或湿甚于热的参考，作为施治的原则而已。

十三、谷疸之为病，寒热不食，食即头眩，心胸不安，久久发黄为谷疸，茵陈蒿汤主之。

茵陈蒿 18g　栀子 14 枚　大黄 6g

上三味，以水1000mL，先煮茵陈，减600mL，内二味，煮取300mL，去滓，分温三服。小便当利，尿如皂角汁状，色正赤。一宿腹减，黄从小便去也。

〔论注〕此条为谷疸的病变和证治。谷疸之为病，是胃热脾湿，湿热郁滞，则谷气不消，胃气被壅，故不能食。由于湿热相搏于中焦，营卫之源壅而不利，则作寒热，而不是表证。进而湿热滞于胆胃，食入之气长气于阳，湿热随胆胃上扰，则食谷即眩，心胸不安。其病理为谷疸初起，胃热脾湿，谷气不消，进而湿热滞于肝胆，郁蒸于血分，如此久久浸溢于肌肤而发黄。此为湿热内结之谷疸证，故用泄热利湿之法主治。

〔指难〕本条应当注意的有两点：①方义：方中茵陈、栀子清热利湿而除黄；大黄泄瘀热而去满，大黄与茵陈同伍，专泄胆胃湿热，尤其是茵陈用量为大黄的3倍，功专利胆泄热，使胆胃之湿热，从大小便而出。由于谷疸小便不通或不利，故重用茵陈和先熬茵陈，以清利湿热，使湿热从小便而出。②本方适应证：本条原文所论是谷疸过程中的病变反应，并非本方所宜。应有腹满便秘，右胁灼痛，面目鲜黄，小便不通或不利，苔黄不腻，脉象弦数，精神不衰等脉证，方为本方所宜。同时方中大黄不宜久用，以防伤正。

十四、酒黄疸，心中懊憹或热痛，栀子大黄汤主之。
栀子14枚　大黄3g　枳实5枚　豉15g
上四味，以水600mL，煮取200mL，分温三服。

〔论注〕此条为酒疸的证治。酒疸在前面已论述，病理为湿热郁蒸于胆胃，进而积热在胃，故心中烦闷不安或热痛。此热甚于湿之酒疸证，故用泄热除烦之法主治。

〔**指难**〕本条应当掌握的有两点：①方义：方中栀子、香豉清郁热而除烦；大黄、枳实泄积热而导滞，共奏泄热除烦、宽中导滞之功。②本方适应证：除本条外，应兼有足热、腹满能食、面目鲜黄、大便秘结、小便深黄、舌质红苔黄、脉实有力等症。

十五、黄疸病，茵陈五苓散主之。

茵陈蒿末 3g　　五苓散 1.5g

上二物和，先食饮 4g，日三服。

〔**论注**〕此条为湿甚于热之黄疸证治。本条论述虽略，而以黄疸冠之，其主症已具备。如《素问·平人气象论》有"目黄，溺黄赤，安卧者曰黄疸"的记载。其病理为湿热郁蒸，波及脾胃和肝胆，脾之运化，肝胆疏泄均失常，湿热入于肝经血分，肝郁胆滞而发黄。此为湿甚于热之证，故用利湿清热之法主治。

〔**指难**〕本条应当掌握的有两点：①方义：茵陈五苓散的配伍，茵陈 3g，五苓散 1.5g，茵陈用量为五苓散的 2 倍，可见本方是主治黄疸，面目黄、小便黄不利、苔黄腻、脉濡数等脉证，为本方所宜。但在临证运用时，方中之桂枝辛温，有燥血之弊；白术甘温燥湿，有满中之患，可易薏苡仁，加郁金、丹参，以益脾利湿，疏肝化瘀，其效更佳。②本方功用：大多数注家认为，本方是表里双解，我认为不是。方中的五苓散，在痰饮篇中主治脐下有悸、吐涎沫、颠眩等症，多饮暖水，以取微汗，才是表里双解法。此处的五苓散，分量极小，借其化气利水，与大量的茵陈配伍，利湿清热之功用多，助热之弊弱矣。但茵陈清热之功用小，所以，方中之术、桂，尤其是桂枝不适宜。

巴蜀名医遗珍系列丛书

十六、黄疸腹满，小便不利而赤，自汗出，此为表和里实，当下之，宜大黄硝石汤。

大黄 12g　黄柏 12g　硝石 12g　栀子 15 枚

上四味，以水 600mL，煮取 200mL，去滓，内硝，更煮取 100mL，顿服。

〔论注〕此条为瘀热的黄疸证治。黄疸本由湿热而成，兼见腹满、小便不利而赤，乃湿已化热，里热壅滞，不仅滞于肠胃而腹满，更使三焦肝胆郁结，故小便不利而赤。自汗出，是热邪外蒸所致。此为表和里实，阐明表气和而无外邪，纯属瘀热在里之实证，故用下法主治。应兼有心中烦热、大便秘结、脉实等脉证。其病理为湿已化热，热邪充斥于三焦、肝胆、肠胃，以致瘀热内结。此为瘀热里实之黄疸证，故用泄热逐瘀之法主治。

〔指难〕本条应当掌握的重点有二：①方义：方中黄柏、栀子以清上下焦之热邪；大黄以泄胆胃之瘀热而除中焦之滞；硝石寓于苦寒泄热之中，以逐瘀消坚，使三焦之热邪从大便而出，为泄下之重剂。②以上四方比较：以上四方分别主治谷疸、酒疸、黄疸等疸黄病，同属阳黄的范围。其中茵陈五苓散为主治湿甚于热之阳黄，症现头昏头重，精神欠佳，倦怠少食，闷油便溏，舌淡苔黄腻，脉象缓滑等脉证者，用之适宜。茵陈蒿汤为主治湿热俱盛之阳黄，症现胃纳欠佳，恶油，头昏而热，心胸烦闷，小便短赤，大便不畅，舌红苔黄微腻，脉象滑数等脉证者宜之。栀子大黄汤和大黄硝石汤，为主治热甚于湿之阳黄，症现心中烦热，足下热，或口渴，小便短黄，精神尚佳，大便秘结，舌红苔黄燥，脉数有力等脉证，胃中热痛者，栀子大黄汤；大便不通者，大黄硝石汤为所宜。总之，茵陈蒿汤泄热除黄，则优于以上三方；除烦和胃泄热，则栀子大黄汤又强于茵陈蒿汤；泄热逐瘀通便，大黄硝石汤为最峻；利湿运脾，又为茵陈五苓散。但以上四方，均需予以加减，临证应用更为妥当。

〔**例案**〕陶某，男，简阳县三星区委干部。于 1978 年 5 月 6 日就诊。自 1976 年 2 月，始患急性黄疸型肝炎，经当地中西医治疗，曾用茵陈蒿汤、茵陈五苓散等方加减治疗。由于休息不佳，曾复发两次。现在我附院检查肝功，TT16 单位，CCF（＋＋），谷丙转氨酶 260 单位（标准 70）。肝肋下 3cm，剑突下 5cm，质中等硬；脾大 1cm。现症：肋下时隐痛，精神欠佳，身倦乏力，嗜睡眠差，胃纳欠佳，口干喜饮，尿黄，舌质紫暗有瘀点，苔粗白，脉弦。此乃脾虚肝郁、血瘀湿热化毒之胁痛，拟以甘淡实脾疏肝、化瘀利湿解毒之法主治。方用：太子参 15g，薏苡仁 30g，茯苓 12g，生谷芽 15g，豆卷 30g，茵陈 30g，郁金 12g，丹参 15g，丹皮 12g，白茅根 30g，大青叶 15g，板蓝根 15g。嘱服 2～6 剂。

5 月 20 日复诊：病人服上方 8 剂后，诸症显著减轻。现仍纳差，便溏每天一次，精神欠佳，噩梦多，下肢转筋，尿黄，口干不渴，舌淡红苔薄白，脉弦。效不更方，仍宗上方法加减。太子参 15g，薏苡仁 30g，生谷芽 15g，郁金 12g，丹参 15g，丹皮 12g，白茅根 30g，佩兰 12g，豆卷 30g，金钱草 30g，茵陈 15g，大青叶 15g，板蓝根 15g，菟丝子 12g，木瓜 12g。嘱服 2～30 剂。

8 月 12 日三诊：病人经某医院检查，肝功全部正常，仅 TT8 单位，脾不大，肝肋下未扪及，剑下 1.5cm。胁痛基本消失，胃纳、大便已正常，精神已恢复正常。仅睡眠欠佳，舌质正常，苔薄白，脉弦滑。仍宗前法加入软坚散结、补肾填精之品。方用：北沙参 15g，薏苡仁 30g，茯苓 12g，生谷芽 15g，郁金 12g，丹参 15g，茵陈 30g，制鳖甲 15g，枸杞 12g，大青叶 15g，板蓝根 15g。嘱服 2～30 剂，以资巩固。

从此病例看来，肝胆疾病必多传脾，所以应当肝脾同治。利湿热不忘实脾，疏肝不忘化瘀；湿热去后，又不忘补肾填精，这是治疗黄疸的基本方法。

十七、黄家，日晡所发热，而反恶寒，此为女劳得之。膀胱急，少腹满，身尽黄，额上黑，足下热，因作黑疸。其腹胀如水状，大便必黑，时溏，此女劳之病，非水也。腹满者，难治。硝石矾石散主之。

硝石　矾石（烧）等分

上二味，为散，以大麦粥汁和服 4g，日三服。病随大小便去，小便正黄，大便正黑，是候也。

〔论注〕此条为黄疸、女劳疸与黑疸的鉴别，以及女劳疸的证治。黄家其黄病虽久，但日晡所发热，乃湿热发黄之象，因为湿热滞于阳明，阳明旺于申酉时（日晡），故日晡时发热，为湿热发黄之黄疸病。若日晡时不发热而反恶寒，为肾精耗伤，肾气虚而卫阳不卫，与阳明无关，其恶寒并非表证，故称为反，"此为女劳得之"。

膀胱急，少腹满，乃瘀热为患，所以小便自利（二条）。身尽黄而目不黄，以示与谷疸、酒疸有别。额上黑，是肾虚而肾之本色上乘；足下热，乃瘀热下流所致。肾阳虚而阳不化阴，故作黑疸。其腹胀如水状，大便必黑，时溏，一是脾虚失运，脾肾双虚；二是瘀血下行之象，故曰"此女劳之病，非水也"。腹满者，此女劳伤肾，势必及肝，肝肾俱病，虚中夹瘀，故曰难治。主要病理在于肝经素有湿热，加之肾精耗伤，精血不足，肝郁血瘀，虚中夹瘀之结果。此为血虚夹湿夹瘀之女劳疸，故用补血化瘀燥湿之法主治。

〔**指难**〕本条需要掌握的有三点：①方义和制法：方中硝石味苦寒咸，入血分，以消坚，专攻瘀热之结；矾石味腥咸，入血分以胜湿，且有补血之功；用大麦粥和服，取谷气以固胃气，使瘀热湿邪从二便出。本方制法，硝石熬黄，矾石烧红，其中矾石越烧红越好。一般用铁锅久炒，研细炒红，以除铁腥味；如果未炒红，服下胃中极不适，胃气弱者，多致呕吐。②女劳疸究属何病？从方药测病证，若属于钩虫病，上方加榧子、榔片、使君子肉、薏苡仁、党参、当归、茵陈等，共为细末成丸，名为煅红丸。我于1956年治疗钩虫病患者，凡服西药无效或反应太大，用此方治疗300例，均有效而且无副作用，并能驱出钩虫、蛔虫，一般服药两月左右而康复。凡属血虚夹湿夹瘀均有效。③黑疸治则：黑乃肾之本色，黑色现于面部，多属肾阳偏虚，阳不化阴，阴寒之气上蒸于面所致。因此温养肾阳，是主治黑疸的基本原则。

〔**例案**〕徐某，女，35岁，北川县川剧团演员，1973年元月10日初诊。近两年来，面部色素沉着，逐渐加深，先由晦暗逐渐变为黑色，腰酸腿软，性欲消失，头昏便溏，精神疲倦，舌淡苔少津润，脉象沉缓。1972年6月，先后在某地区医院、某医院诊断为尼尔氏黑变病，治疗无效，特来求治。此为脾肾阳虚之黑疸，拟用实脾温肾之法主治。方药如下：薏苡仁30g，茯苓12g，怀山30g，仙茅15g，淫羊藿15g，杭巴戟15g，枸杞15g，覆盆子15g。嘱停西药，服2～30剂。

2月20日复诊：病人服上方35剂后，面色略有好转，两颧显红色，其余面部黑色转淡；精神好转，其余同上。效不更方，仍宗前法。汤剂改用丸剂。薏苡仁120g，茯苓60g，怀山120g，仙茅120g，淫羊藿120g，杭巴戟120g，宁枸杞120g，韭子120g，制香附30g，菟丝子120g。以上共为细末，炼蜜成丸 10g 重，日服三次，每次 1 丸，连服 2 剂。

5 月 25 日三诊：病人服上方丸剂 2 剂，诸症基本消失，精力较充沛，仅耳门两侧略呈晦暗色，舌质正常、苔少津润，脉象和缓。仍将上方再进丸剂 1 剂，以资巩固。从此治愈，以后未复发。

此例说明，黑疸不是其他疸病形成的，临床较为多见，但也有黄疸误治而成黑疸者。由于两者病因和病理不同，其治法亦有异。若属黄疸误治而为黑疸者，在温肾扶脾的基础上，必须佐以疏肝化瘀，又为其基本治则；若属其他疾病或其他原因而病黑疸者，仅从温肾扶脾论治可也。

十八、诸病黄家，但利其小便；假令脉浮，当以汗解之，宜桂枝加黄芪汤主之。_{方见水气病中。}

〔论注〕此条为黄病分表里的不同治法。黄病属于湿热在里。小便不利者，当利其小便，使湿热从小便出，是对黄病之正治法。即或是寒湿发黄，在温运脾阳之基础上，也要佐以渗湿，故曰诸病黄家，但利其小便。假如气血俱虚，脾精不荣之虚黄，又兼外感，内无湿邪，出现恶风而脉浮缓者，此为虚黄伤风之证，故宜补虚托邪，调和营卫之法，取微汗以解之。

〔指难〕本条要特别注意的是，《金匮要略选读》认为："如表实无汗而内热又重者，宜仿《外台秘要》许仁则疗急黄，麻黄等五味汤，发汗以泄黄势。"我认为不是。急黄多属热毒郁滞肝胆，影响脾肾真精之重证、急证、危证，决不能用此方此法主治。只宜实脾填精、清热解毒为主，佐以疏肝化瘀，或有挽救之可能。

十九、诸黄，猪膏发煎主之。

猪膏 50g　乱发如鸡子大 3 枚

上二味，和膏中煎之，发消药成，分再服。病从小便出。

〔**论注**〕此条为虚黄的证治。所谓诸黄，是指多种原因所致的虚黄，可用本方主治，尚缺主证，据《备急千金要方》《外台秘要》记载，应有小腹满急、大便秘结等症，再以药测证，有面色萎黄，而目不黄，小便自利等主症。其病理为血虚精少，内不足以濡润脏腑，外不足以泽肌肤，肠胃津液枯乏而形成之虚燥。此为虚黄便燥之证，适宜润燥通便之法主治。

〔**指难**〕本条的重点在于方药和适应证。方中猪膏润燥，填精血而益脏腑；乱发养血而化瘀，共有润燥通便，滋养脏腑之功用，可使气血畅利而不瘀滞，病邪从大小便去。凡属湿热发黄，本方绝非所宜。因此"诸黄"二字，应当活看。

二十、黄疸病，小便色不变，欲自利，腹满而喘，不可除热，热除必哕。哕者，小半夏汤主之。<small>方见痰饮中。</small>

〔**论注**〕此条为黄疸误治致哕之救逆治法。小便色不变，是小便不黄不赤，在于肝胆无湿热；欲自利，中焦无湿热蕴结，虽有腹满为脾虚失运所致，并非里实腹满的大便秘结。喘乃肺气虚所致，并非气盛之实喘。此非湿热内结之黄疸病，乃脾阳虚之寒湿发黄，其治法只宜温运脾阳而燥湿，不可妄用栀子、大黄之类以除热。热除必哕之机理，在于苦寒更伤阳气，寒气动膈所致。此为寒气呃逆，故用散寒降逆之法主治。

〔**指难**〕本条的重点有三：①辨证：小便正常，欲自利，是辨证的重点。虽有腹满，多属脾虚失运，并非里实。②施治：小半夏汤是用于黄疸误治伤阳致哕之救逆治法，并非小半夏汤能治黄疸病。③适应证：小半夏汤治哕，只能主治寒气动膈之哕证才有效，夹热者则须予以加减。

二十一、诸黄，腹痛而呕者，宜柴胡汤。

〔论注〕此条为黄病兼呕痛的证治。腹痛而呕，为肝郁气滞犯胃所致，故宜用柴胡汤，以解郁而定痛止呕。所谓诸黄，是说诸黄所并发的柴胡证，并非柴胡汤能治诸黄病。

〔指难〕本条的重点在于对方药的探讨。未指明某柴胡汤，是有深意的。历代注家亦有两种见解：一以赵以德为代表，认为是小柴胡汤，是从呕为少阳本证而来；一以程云来为代表，认为是大柴胡汤，是从腹痛而出发。但从临证来说，应根据辨证予以选用。如见潮热或恶寒发热，大便秘结，心中烦热，胁腹剧痛而呕吐，甚至呕吐黄水，舌红苔黄，脉象弦数等脉证者，为胆胃热结之证，则宜用大柴胡汤以泄胆胃热结；如见呕吐，往来寒热，口苦目眩，胸胁苦闷，舌尖红苔半黄半白而润，脉弦等脉证，为胆胃郁热之证，则宜用小柴胡汤以清胆胃郁热。

二十二、男子黄，小便自利，当与虚劳小建中汤。 ^{方见虚劳中。}

〔论注〕此条为虚劳萎黄的证治。所谓男子黄，是有意义的。因为妇女有月经、胎产所致血虚之暂时萎黄，故以男子目之。小便自利，亦是辨别虚黄和湿热发黄的关键。此处小便自利，当然是面色萎黄而目不黄，此为精血俱虚之虚劳萎黄证，故用虚劳之小建中汤以建立中气，使中焦健运，纳谷增加，精血渐充，萎黄渐愈。

〔指难〕本条的重点有：从小便辨证：据本篇所论谷疸小便不通，

酒疸小便不利，黄疸小便黄赤，凡属湿热发黄，瘀热在肝胆，均有小便不利之主症。惟有女劳疸、黑疸和本条才有小便自利的叙述，可见女劳疸和本条属于虚黄的范围。黑疸本篇有论无方，应从肾着手，或脾肾双治，总以温养为主，慎用滋阴。因黑疸属肾阴虚者，吾未见之。

附方一：

瓜蒂汤，治诸黄^{方见喝}^{病中。}

〔**指难**〕本方出自《外台秘要》诸黄门。据本方药物功用，只能主治湿邪滞于上脘、烦满而温温欲吐者，用此方吐之，以祛其湿邪，并不能主治诸黄病。

附方二：《备急千金要方》麻黄醇酒汤治黄疸。

麻黄 9g

上一味，以美清酒 500mL，煮取 200mL，顿服尽。冬月用酒，春月用水煮之。

〔**指难**〕本方出自《备急千金要方》："治伤寒热在表，发黄疸。"再据本方功用，本方只能主治风寒在表，寒郁发黄，并不能主治湿热在表之黄疸发黄。若属湿热黄疸，只能清热利湿，绝非本方所宜。

巴蜀名医遗珍系列丛书

惊悸吐衄下血胸满瘀血病脉证治第十六

从本篇篇名看，似乎包括惊、悸、吐血、衄血、下血、胸满、瘀血等七种病证。其实内容仅有吐衄、下血两方面的血证论治，惊和悸与心有关，它与血证并论，其重点在于血证。篇名所列胸满，是瘀血中之一个症状，并非是一个病证；瘀血又是血证中之病理之一，所以合篇论述。

惊和悸是两种病证，惊是受外界突然刺激而引起的惊恐；悸是心中悸动不宁，自觉跳动不安，本是截然不同的病证。但突然受惊又必然导致心悸，心悸又易出现惊恐，故又常以惊悸并称。

本篇所论血证，有吐血、衄血、下血和瘀血，同属血证范围。有关瘀血之说始于此，《内经》仅有"血泣"和"恶血"等记载，对瘀血的辨证和多种治法，要以本书为鼻祖。

一、寸口脉动而弱，动即为惊，弱即为悸。

〔论注〕此条为从脉以别惊与悸。脉动而弱，是两个脉象，推测两个病证。"动即为惊"，从脉象而论，动者形如豆粒之转动，往来流利之脉，动在关中求；从症状来说，是闻声惕然而惊曰惊；从病理来说，惊则气不敛，神不宁，气乱则脉动，故曰"动即为惊"。

弱即为悸，弱是按之无力为弱脉，属气血两虚之脉象，故脉气无力鼓动；悸之症状，是筑筑然而跳动不安曰悸。从部位来说，有心中悸、心下悸、脐下悸之分，前者多属血虚，心主血脉，血虚则心失所养而心中悸动不宁；后两者多属水饮妄动，阳气不化所致，故曰弱即为悸。

〔指难〕本条的重点有三：①切诊取寸口的意义：寸口为脉之大会，

心肺之动脉所主，五脏六腑之精气皆汇于此，它能候人身阴阳气血的正常和异常脉象，从而推测其病理变化，故脉法多取于寸口。②惊悸之病因病理：惊与悸之因，惊从外来，悸自内生；从病理而论，心气虚则易惊恐，心血虚则现心悸，但也有虚中夹瘀之心悸，从症状有区别，实与内在有关。总之，气血充沛，心神有主宰，则不易产生惊和悸，即或偶有所触，也不致出现惊恐而心悸，即或出现也较轻微。③动的含义：本条动即为惊之"动"，并非纯指动脉，应理解为脉象之变动。因为突然大惊卒恐，则心无所主，神无所定，气血暂时逆乱，脉象必然暂时变动，并非易患惊恐之人，平时的脉象都是动脉。

二、火邪者，桂枝去芍药加蜀漆牡蛎龙骨救逆汤主之。

桂枝 9g（去皮）　甘草 6g（炙）　生姜 9g　大枣 12 枚　蜀漆 9g（洗去腥）　牡蛎 15g（熬）　龙骨 12g

上为末，以水 1200mL，先煮蜀漆，减 200mL，内诸药，煮取300mL，去滓，温服 100mL。

〔论注〕此条为火邪致惊的救逆治法。所谓火邪，是指误用艾灸，温针等致病。尚缺主证，根据《伤寒论》太阳病篇说："伤寒脉浮，医以火迫劫之，亡阳，必惊狂，起卧不安者，桂枝去芍药加蜀漆牡蛎龙骨救逆汤主之。""太阳伤寒者，加温针必惊也。"从以上所论和篇名看，本证是惊，其病理在于体质阳虚，火劫发汗，损伤心阳，心脾阳虚，运化不足，易于生痰，痰饮为患，扰乱心神而为惊恐、起卧不安等症。此为心脾阳虚、痰扰心神之惊证，故用通阳祛痰、安神平惊之法主治。

〔指难〕本条需要弄清楚的有两点：①辨病证：惊和狂是两种截然不同之病证。一般来说，惊恐多属虚或虚中夹痰；狂证多属热，稍久多属阴虚夹痰，决不可混淆。②方义和适应证：方中桂枝、甘草辛甘化阳，以温通心阳；姜枣之甘温和中以资其化源；蜀漆辛温以祛痰，牡蛎、龙骨镇惊以安神，共达中阳健运而痰饮去，心阳不虚而痰邪不扰，则神自宁，于是惊恐可愈。本方只能用于心脾阳虚夹痰之惊证或悸证，决不能用于心火旺盛之狂证。其次方中蜀漆不仅有截疟之功，而且有祛痰之效，但有涌吐之弊，必须用生姜先煮，可制约其涌吐之弊，且可和胃散饮。

〔**例案**〕何某，男，35 岁，巴中县甘泉公社农民。1958 年 3 月因患病卧床 3 月左右，邀吾诊治。3 月前因感冒，先恶寒后恶风，经治疗恶寒解，恶风仍在，常惊恐如人将捕之状，心下悸动不宁，卧床不能起，偶尔起卧不安，倦怠乏力，不能下床行走。纳差，面色浮白，舌淡苔白腻，脉缓滑无力。此心脾阳虚、饮留心下、痰扰心神之惊悸证，拟以通阳祛痰、镇惊化饮之法主治。方用：桂枝 9g，生姜 9g，大枣 15g，龙骨 12g，牡蛎 12g，甘草 3g，常山 9g（另包，生姜水先炒）。嘱服 2 剂。

由于家属不识字，药房又嘱咐不清，将常山两剂 18g，不仅没有依法炮制，反而一剂煎服。患者服后半小时左右，发生剧烈呕吐，吐出痰涎 500mL 左右，并出微汗。因此患者即急邀复诊。呕吐已止，自觉全身舒适，惊恐、心下悸已减大半，要求进食，别无他恙。嘱将另一剂（无常山）服后再诊。

三日后复诊：病人服上方后，精神倍增，恶风消失，惊恐、心下悸基本消失，胃纳基本正常，已能行走，舌脉同上。拟以健脾通阳、祛痰化饮之法主治。方用：茯苓 15g，桂枝 9g，白术 12g，生姜 12g，法夏 12g，制南星 12g。嘱服 2 剂。

三日后来诊：病人服上方 2 剂后，饮食正常，惊悸消失，面色亦趋正常，仅精神稍差，舌淡苔少津润，脉象和缓。患者心阳已复，痰饮将尽，拟以六君子汤健脾祛痰，以善其后。

该患者体质阳虚，外感风寒，汗后寒邪虽解，风邪仍滞营卫，营气不足，故恶寒去而恶风仍在。同时汗后不仅损伤心阳，脾胃亦受其累，脾阳失运，心脾阳虚，阳气不化，聚湿生痰，痰饮停留心下，故出现一派心脾阳虚夹痰饮的证候。第一次服药后，呕吐大量痰涎，并出微汗，寒饮去风邪解，故尔当即病减大半。由于抓住心脾阳虚、痰饮为患之本，故用通阳祛痰、健脾化饮而获效。由于吐出痰涎，故收效很快，可见吐法之重要性。由于心阳复、留饮去，正气尚虚，故用补脾益气祛痰之法，以全其功。

三、心下悸者，半夏麻黄丸主之。

半夏　麻黄等分

上二味，末之，炼蜜和丸小豆大，饮服3丸，日三服。

〔论注〕此条为心下悸的证治。心下悸，多属水饮为患；以药测证，又是寒饮所致。除心下悸外，每兼有咳唾清稀涎沫，或喘或呕，或面现浮白等症。此为寒饮之心下悸，故用散寒蠲饮之法主治。

〔指难〕本条的重点有二：①几种常见悸证的鉴别：如水饮之心下悸，与血虚之心中悸不同。血虚之心中悸，每兼怔忡不宁，面色萎黄或苍白，脉象虚弱；心脾气虚而夹血瘀之心中悸，或心胃阴虚而夹血瘀之心中悸，心中悸动不宁，行走则气短心慌，或胸闷，两颧常紫赤，其则下肢浮肿，脉象多结或促；气虚之心中悸，有气短神倦，精神不振，脉象多虚缓；水饮之心下悸，其兼症不同，脉象多缓滑。②方义和适应证：方中半夏降逆祛痰，麻黄散寒平喘，共达温肺散饮，和胃止呕之效。用蜜为丸，意在缓图。同时蜂蜜善制麻黄之辛散，麻黄得蜜不仅温而发，而且有敛汗之功，足使肺气得温，胃气得和，饮消痰去而悸可除，此治病求因之法也。此方是寒饮为患，以致肺胃不和，除心下悸外，尚有喘呕之症者宜之。

四、夫酒客咳者，必致吐血，此因极饮过度所致也。

〔论注〕此条为吐血的病因之一。嗜酒之人称酒客，其导致咳嗽吐血的机理，在于酒性标热，嗜酒而积热在胃，上熏于肺，因而致咳，咳则振动肺气，肺气已伤，加之极饮过量过度，酒热再熏于肺，肺络被热邪再度损伤，故致吐血。

〔指难〕本条应当弄清楚的有三点：①嗜酒病吐血：嗜酒而咳嗽，咳久可以导致吐血。已患咳嗽，必须戒酒，以免肺气损伤，咳嗽增剧，甚则肺络损伤而咳血。②嗜酒不病吐血：在于肺胃素无郁热，健运有力，所饮之酒，不致成热邪，即或过度，热不上熏于肺，也不致咳，即或致咳，肺络未伤，热减咳平，也不致咳血。③辨病位：咳血病位在肺，吐血病位在胃，是属一般规律。如咳嗽痰中带血，病位在肺；咳则吐血，病位亦多在肺；不咳而吐血，病位在胃；胃中疼痛而吐血，病位显然在胃。

五、病人面无色①，无寒热。脉沉弦者，衄；浮弱，手按之绝者，下血；烦咳者，必吐血。

①面无色：是本赵本而来。据《经脉》《巢氏病源》《备急千金要方》《外台秘要》等书记载，均作"面无血色"。

〔论注〕此条为望色从脉以测内伤失血。病人面无血色，言其面色苍白或萎黄，无正常红润之色泽，乃血虚不荣、失血的象征。无寒热，突出无表证，以示与外感无关，属内伤之候。再从脉理而论，如脉沉弦，沉脉属肾，弦脉属肝，乃肝肾虚火上炎，损伤上焦之络脉，从清道而出，则为衄血。若脉浮弱，手按之绝者，系指脉象浮弱无力，按之若无也，为气虚之脉，气虚不能摄血，下焦之营阴不能内守，故主下血。若脉浮弱而数，出现烦咳不止，又多因虚火上炎，肺金受刑，以致潮热咳嗽；肺络损伤，其血外溢，故致吐血，多属阴虚肺劳之证。

〔指难〕本条为内伤失血的总纲。其中重点有三：①衄血的脉沉弦：既含有病后之脉象，又概括致衄的病机和治则。若脉沉弦而数，乃肝肾之虚火上炎，暗示从滋阴降火、宁络止血着手。虚火潜营阴敛，则衄血可止。②下血而脉浮弱：如浮弱而缓，多属中气不足，虚气外张之象，气虚不摄之下血，意味着从培补中气着手。中气足而血有所统，则下血可愈。③烦咳吐血：如脉象虚数，多属阴虚肺劳，劳热为患，治宜润肺彻热为主，佐以填肺止血。肺得滋润而肃降，烦咳平而吐血可止。

〔例案〕苟某，女，30岁，巴中县鞋帽厂工人。1981年4月10日，因月经前咳嗽吐血7个月求治。主诉自1980年6月做节育术后，从9月起，每次月经前咳嗽吐血，约500mL，后月经来潮，咳止吐血亦止，平时无此现象。经某医院诊断为右肺支气管扩张出血。现症：两颧潮红，手足心潮热，全身略浮肿，精神尚佳，纳差便燥，口干唇干，唇红，舌质红苔少乏津，脉象虚数。此为虚火刑金，迫血妄行之经前咳吐。拟以养阴润肺，填肺止血，佐以引血化瘀。方用：北沙参15g，麦门冬15g，百合30g，白及30g，生谷芽15g，鱼腥草30g，火麻仁30g，百部15g，花蕊石30g（火煅醋浸研细，分三次冲服）。嘱服2～6剂。

4月16日复诊：病人服上方6剂后，胃纳好转，大便正常，其余同上。效不更方，仍宗前法。上方去火麻仁，加女贞 30g，旱莲草 30g。嘱服 6 剂。

4 月 24 日三诊：病人服上方 7 剂后，即月经来潮，第一天下血如黑色药汁，约 800mL，第二天量色正常，四天经净。此次经前咳嗽吐血均消失，颧红、潮热、浮肿均消失，舌质正常苔少微润，脉略虚数，无其他不适。患者要求回本地服药，将第二诊方带回。嘱每月经前服 2～6 剂，连服三个经期。她于 8 月 25 日来信说，上方服两次经期后，即告痊愈。

本例病人因体质阴虚，加之冲任损伤，冲任伏火，任脉不能任养，到经前冲任之伏火扰动，随冲任之脉上扰肺金，故至经期而咳嗽吐血，月经至冲任之伏火下行，故经期和经后，既不咳嗽，也不吐血。由于抓住冲任伏火，阴虚血热之病理，故用养阴润肺、填肺止血、凉血滋冲、引血化瘀之法主治，收到意料不到之效。

六、衄家不可汗，汗出必额上陷脉①紧急，直视不能眴②，不得眠。

①额上陷脉：谓额上两旁陷中之脉。

②不能眴："眴"同"瞬"，谓眼珠不能转动。

〔论注〕此条为衄家误汗之恶果。衄家不宜发汗之因，在于汗为心液，汗血同源，心神必赖以养。衄家营阴已虚，津液已损，若再误汗，更使营阴耗伤，可能出现变证。在脉象变化方面，由于误汗而阴精重伤，阴血不荣，营阴失之濡养，则脉失柔和之象而现紧急。在证候变化方面，亦出现恶候，如阴精亏损，不足以上注于目，故目睛直视不能眴，属阴虚之至，阳亢之极，肝风内动之危候。正因肝风内动，阴虚而阳不潜，则目直视不合，故不能闭目而眠。

〔**指难**〕本条难点有二：①额上陷脉：历代注家有两大争论：一是认为额上凹陷；二是认为是额上陷中之脉。我认为以后者为当。因为古代诊人迎、气口、跌阳等三部，并分九候，即遍诊法。如《素问·三部九候论》中说："上部尺，两额之动脉。"王冰注说："在额两旁，动应于手。"至于陷，并非陷下不起，而是"陷中之脉"，相当于少阳穴之动脉，即额两旁之动脉处，其部位于平人两侧头部之下，两颧之上，本身就略微低陷，并非衄家误汗而低陷，是衄家误汗而陷中之脉紧急。②机理：至于形成陷脉紧急之机理，有七种解释：a）徐忠可认为是"伤阴阳馁"；b）程郊倩认为是"伤阳"；c）尤在泾认为是"伤血"；d）黄树曾认为是"伤气"；e）唐容川认为是"伤气津"；f）成无己认为是"伤津液"；g）陈修园认为是"伤阴热灼"。我认为以后者可从。因为衄家阴血本虚，又因外感热邪，加之误用辛温发汗，必伤阴液而热邪更盛，以致阴伤热灼其筋脉，故陷脉紧急。如温热病毒所致之高热致痉的患儿，陷脉紧急，望诊可见。此条之目直视不能眴，皆望诊也。

七、亡血不可发其表，汗出即寒栗而振。

〔**论注**〕此条为亡血误汗之变证。所说亡血家，是泛指一切内伤失血和久患血虚之患者而论也。此类血虚患者，即或有表证，皆不可单纯发汗以攻表。因为血虚而气亦虚，再令出汗，迫使气分之津更伤，血分之液更损，阳津阴液耗伤，气血更不足以温煦濡养形体，以致卫外之卫气虚极，故寒栗而振战也。

〔**指难**〕以上两条的重点在于误汗之戒。不分衄家、亡血家，皆不可误用辛温发汗，以致不良病变。两者的病理变化有所不同，如体质阴虚，或外感温热，加之误汗，可以导致亡阴之危候，如上条之"直视不能眴"，乃亡阴之征兆；如体质阳虚，再加误汗，可以导致亡阳之险证，本条之"寒栗而振"，乃亡阳之表现。总之，不分亡阴或亡阳，均有阴阳离决之危势，所以在论治血虚之病证时，即或有表证，切不可单纯攻表。

八、师曰：夫①脉浮，目睛晕黄②，衄未止，晕黄去，目睛慧了③，知衄今止。

①"夫"赵本及俞乔本并作"夫"，程氏和《医宗金鉴》亦同。其余大多数版本均作"尺"，应改之。

②目睛晕黄：一是望诊见患者目睛晕黄；二是患者视物晕黄不清。

③目睛慧了：谓目睛清晰。

〔论注〕此条从望切诊以判断衄血的预后。尺脉以候肾，肾脉宜沉不宜浮，尺脉浮为肾阴虚、相火不潜之征。目窍于肝，目睛晕黄，为肝经有蓄热。肝肾同源，母子关系，生我和我生之脏，衄血有此证脉，乃肝肾浮游之虚火妄动，故可知衄未止。慧了，清爽之意。如晕黄去，目睛已清晰，乃下焦之虚热已潜，肝经之蓄热已降，尺脉亦不浮，故可知衄止。

〔指难〕本条必须弄清楚的有三点：①衄血的含义：衄血一般多指鼻衄，其实还包括鼻、齿、舌、耳等多种出血病证。如产后篇之附方内补当归建中汤，方后注说："若去血过多，崩伤内衄不止，加地黄19g，阿胶6g。"②鼻衄证治：新病多属实火上炎，多责之于心肺之热邪太盛，迫血上溢，治宜清热凉血。久病多属虚火上扰，多责之于肝肾阴虚，治宜滋阴养营；也有脾虚不能摄血，而血外溢者，治宜补脾摄血。③预后判断：鼻衄的预后，脉宜缓小，不宜洪大。"目睛晕黄"和"目睛慧了"，仅可作为参考。

九、又曰：从春至夏，衄者太阳；从秋至冬，衄者阳明。

〔论注〕此条为从四时变化以别衄血所属。太阳为开，主一身之表，春升夏长，阳气外浮，多从外热所迫，故春夏衄者属太阳。阳明为阖，主一身之里，秋收冬藏，阳气内敛，热自内迫，从阳明来，故秋冬衄者属阳明。

〔指难〕本条的难点有二：①致衄原因：人身阳气之升降浮沉，虽与四时气候变化有关，但春夏衄者，属太阳外感之因；秋冬衄者，属阳明内伤之因，而又不可拘泥。②衄血从阳经立论：为何衄血只言太阳、阳明，不提少阳和三阴？尤氏认为："血从阴经并冲任而出者，则为吐；从阳经并督脉而出者，则为衄，故衄病皆在阳经……少阳之脉，不入鼻额，故不主衄也。"因为太阳、阳明二经之脉，上交鼻额，故以太阳、阳明二经立论也。盖衄以阳经立论，前条言尺脉浮，目睛晕黄，非阴中事乎？我认为前言火自阴中出，非谓衄从阴中来也。

十、夫吐血，咳逆上气，其脉数而有热，不得卧者，死。

〔论注〕此条为咳血之危候。吐血是因咳逆，咳逆而致吐血，多由阴虚火旺，火克肺金，肺络损伤所致。上气，乃肺气上逆。肺气之所以上逆，在于火升灼肺，肺气不能归根所形成。其脉数而有热，其热为劳热，非外感之发热，此乃水不济火，阴不潜阳，虚阳独亢之象。由于真阴大虚，肺失清润、肃降，咳嗽剧，故不得卧。此处之咳剧，不得平卧，乃真阴枯竭，肾不纳气，肺肾将绝，故曰主死。

〔指难〕本条的重点有二：①精血在人体的重要性：血乃阴精，生命之本，充沛者康，匮乏者殃；内守者存，妄行者可亡。因此，凡任何失血（吐血、衄血、便血及各种出血）之病证，应予高度重视。②病证和预后：如见干咳少痰，烦咳咯血，潮热盗汗，舌红少苔乏津，脉象虚数者，为肺络损伤、阴虚劳热之咳血。治宜滋阴润肺，彻热止血，佐以填肺化瘀。如胃强能食，治法得当，尚可救治；如现骨枯肌脱，高热不休，夜甚于昼，烦咳无痰，或烦咳咯血，脉象洪大而数，重按无根者，为真阴已竭，金水俱病，劳热至极，多属阴虚劳瘵后期，预后多不良。

十一、吐血不止者，柏叶汤主之。

柏叶 9g　干姜 9g　艾叶 9g

上三味，以水 500mL，取马通汁 100mL，合煮取 100mL，分温再服。

〔论注〕此条为虚寒吐血的证治。一般咳血多系肺，吐血多系胃。所谓吐血不止，并非势如涌泉而吐血不止，多系病程较久，或用寒凉止血药而仍不止，非血热所致，故无效矣。再以药测证，见面色萎黄，精神不振，吐出之血色淡红，舌淡苔薄而润，脉缓无力等脉证者宜之。其病理为胃气虚寒，营阴不敛，阴血不能内守而妄行。此为胃气虚寒之吐血证，故用温中止血之法主治。

〔指难〕本条的重点有二：①方义和运用：方中侧柏叶味苦，以折上逆之势，凉血止血；干姜温胃和中，《本经》载有止吐血之效；艾叶温经摄血；马通汁（马粪化水滤过取汁）一般以童便代之，取其止血化瘀，以浊导浊，共达引血归经、温中止血之效。在临证运用时，方中艾叶为焦艾、干姜为炮姜炭，则温经止血之功更强。此二味炮制后，由辛温变为苦温，则温而不散，止而不凝，其效更佳。②吐血三大治则：一是止血。止血方法，不是见血止血，要在辨证的基础上，进行施治。如热盛迫血，宜泄热凉血，或清热凉血；劳伤血脉，不夹热者，以理气化瘀，佐以补虚益损。二是化瘀。因为离经之血，既与好血不相合，反与好血不相循，不化去之，反而致病。也可以说，在止血之基础上，佐以化瘀，以免瘀血不去，新血不能归经。三是补虚。此种治法，久病更为重要。至于补法，阴虚补阴，阳虚补阳，气虚补气，气为血之帅也。以上三大治法，不能截然划分，可一法运用、两法并用、三法合用。总之，以随病理变化而权衡用之。

十二、心气不足^①，吐血，衄血，泻心汤主之。

大黄 6g　黄连 3g　黄芩 3g

上三味，以水 300mL，煮取 100mL，顿服之。

① "不足"，《备急千金要方》作"不定"，即心烦不安。

〔论注〕此条为热盛吐衄的证治。所谓心气不足，是指心之阴气不足，阴不足则阳热独盛，阳热盛则热扰心胃，以致胃中烦热不安。其病理为热盛则火升，火升则迫血妄行，以致吐血或衄血。此为实火上炎之吐衄证，故用泻火清热之法主治。

〔指难〕本条的重点有二：①病机和证治：心为君火，化生血液，血生于火，火主于心，故火升则血升，火降则血降。用本方者，正如唐氏所说"泻心即是泻火，泻火即是止血"之义。方中大黄以直泻上炎之火，迫使逆折而下；佐以芩、连之苦寒，与猛降之大黄同伍，以损阳和阴。使气之逆者，不能不顺；火之升者，不敢不降，火降气顺，则血自宁。所以，主治实火上炎之吐血，确实有效。在辨证方面，必须是暴病、新病，心中烦热或热痛，精神不衰，面红，唇红，吐出之血色鲜红，舌红苔黄，脉数有力等脉证者宜之。②两点注意：一是服药次数。

本方属于苦寒泄热剂，又是吐血证，虽然邪火有余，阴血已耗，相应地正气亦伤，所以本方主治实火上炎之吐血，往往服一两次，不宜多服，以防伤正。二是善后处理。本方主治吐血，多系胃上脘出血，血止以后，立即采用甘寒养胃之法，以益气阴而善其后。

〔**例案**〕王某，男，28岁，巴中县金碑公社农民。1958年8月因抬木料用力过猛，又正值中午炎热，突然出现吐血，血色鲜红；胃上脘灼热刺痛，口苦口渴喜冷饮，精神尚可，特来求诊。昨日中午到今晨吐血4次，每次约50mL，在吐血之前，即感胃上脘热痛，并觉热气上涌，即吐出鲜红血夹块。面色红，唇红，舌红苔薄乏津，脉象洪数有力。此为实火上炎夹瘀血之吐血证，拟以泄热化瘀凉血止血。方用：大黄9g，黄连6g，黄芩12g，丹皮12g，田七3g（磨水兑服）。嘱浓煎兑童便冲服，分三次服，血止即停。

第二天复诊：病人服上方2次，吐血即止，昨晚服3次，大便畅通，饮食正常，精神仍未衰，胃脘仍灼热刺痛，但热气不上涌，口干口苦，口渴减轻，舌红苔少微润，脉洪略数。此证实火已平，瘀热未清。拟用清热化瘀、凉血止血之法主治。方用：黄连6g，黄芩12g，田七3g（磨水兑服），童便兑药冲服。嘱服2剂，即告痊愈。

本例患者年壮体实，素无吐血史，属阳热旺盛之体；又值炎热之际，用力过猛损伤阳络，阳络之损伤，首先伤气，气机逆乱，气乱血不治，气逆则火升而迫血妄行，离经之血易于瘀滞，故出现一派瘀热阻滞、实火上炎的证候。尤其是吐血而精神不衰，自觉热气上涌，乃实火上炎的主要特征，故先用泄热化瘀、凉血止血而显效，继用清热化瘀、凉血止血而愈，在于药中病机之故。

十三、下血，先便后血，此远血也，黄土汤主之。亦主吐血衄血。

甘草 9g 干地黄 9g 白术 9g 附子 9g 阿胶 9g 黄芩 9g 灶中黄土 25g

上七味，以水 800mL，煮取 300mL，分温二服。

〔论注〕此条为虚寒便血的证治。所谓先便后血，是指先大便，便后下血，其血之来，离肛门较远，故称为远血。从药测证，其病理为阳虚不能温脾，脾元不足，不能统血，血为之不守也。此为脾气虚寒之便血证，故用温脾摄血之法主治。

〔指难〕本条的重点有二：①辨证：辨证的要点，在于辨大便的溏燥、便前之腹痛与否，便时肛门有无灼热感、有无里急后重等，以及舌脉合参，方可做出较确切的判断。②方义和运用：方中灶黄土又名伏龙肝，为主药，与白术、甘草同伍，以温补脾土而涩肠止血；炮附子虽壮元阳而取其上温脾阳，与术、草同伍以温复中气；地黄、阿胶滋养已虚之血而止血，辅以黄芩以为反佐，防制温燥之太过，促使脾土健旺，统摄有权，血自内守矣。临证见大便稀溏，便前腹不痛，肛门无热感，无里急后重，面色萎黄，舌淡苔少津润，脉沉细或虚缓等脉证者宜之。如现心慌气短，中气虚甚者，可加人参、黄芪之类，以补气摄血。

十四、下血，先血后便，此近血也，赤小豆当归散主之。方见狐惑中。

〔论注〕此条为湿热便血的证治。所论先便血而后大便，出血的部位离肛门较近，故称为近血。本病多由湿热化毒，蕴结于肛门，便时用力迫血下行，后世称为脏毒、痔疮、肠风下血之类。其血色多紫暗或鲜红，大便多干燥等。此为湿热瘀结于肛门之便血证，故用清热利湿、解毒活血之法主治。

〔**指难**〕本条的重点有三：①两证比较：两证为一寒一热，前者为脾气虚寒，故治法当温其气；本证为湿热，故治法当清其热，一温一清，治法迥异，病理不同耳。②本方运用：在临证运用时，多随症予以加味。如大便燥结者，加火麻仁、蜂蜜（冲服）之类，以润肠通便；有痔疮而热重者，加马齿苋、槐花、地榆、黄芩之类，以清热解毒，凉血止血，其效更佳。③止血不忘益气：便血病变虽在大肠，多属湿热为患，在止血的基础上，不忘润肠，保持大便畅通，又不可忘记益气。

〔**例案**〕任某，男，42岁，阆中县新华书店干部。便血3年多，于1972年4月15日求诊。3年前开始不明原因大便带血，又常带黏滞，大便次数增多，在当地医治无效。近两月来，每天大便十多次，带鲜血和黏滞，大便滞而不畅，有后重感，腹不痛，胃纳差（原有痔疮已手术痊愈，此次经某医院诊断为直肠溃疡），慢性病容，面色萎黄，舌质淡苔薄黄少津，脉沉细而数。此为湿热滞于大肠化毒，损伤阴络，气阴不足之便血，拟以益气止血，清热解毒，方用：北沙参21g，知母12g，麦门冬12g，槐花15g，炒地榆30g，白及30g，秦皮12g，白头翁30g，金银花15g，大蓟12g，小蓟12g。嘱服2剂。

4月20日复诊：病人服上方2剂后，大便每天5～6次，但仍滞涩不爽，其余同上。仍宗上方加减，上方去白头翁、大蓟、小蓟，加野菊花15g，旱莲草30g，柏子仁30g，郁李仁15g，甘草1.5g，蜂蜜60g（冲服）。嘱服2～6剂。

5月2日三诊：病人服上方6剂后，每日大便仅2次，但便中仍带血，大便畅通，面色转好，体重增加，胃纳正常，精神好转，舌苔正常，脉细弱。方用：生黄芪15g，北沙参21g，麦门冬15g，女贞子30g，旱莲草30g，炒地榆30g，槐花15g，柏子仁30g，郁李仁15g，甘草 1.5g，蜂蜜 30g（冲服），神曲 9g。嘱服 2～6 剂。

5 月 8 日四诊：病人服上方 4 剂后，大便正常，不带血，仅带少许黏滞；诸症大减，舌脉亦正常。上方去女贞子、旱莲草，加秦皮 12g，白头翁 30g。嘱服 2～6 剂。

5 月 19 五诊：病人服上方 5 剂后，诸症消失，仅大便略干燥，舌质微红苔薄微润，脉象和缓有神。患者要求回当地治疗，于第四诊方中，加松子仁 30g。嘱服 2～10 剂，以善其后。

本例患者便血日久，必然导致血虚，血虚气亦虚，津亏液乏，湿热化毒，损伤阴络之复杂证候，所以采用益气止血、润肠通便、清热解毒多种治法而获效，在于临证之变化。

十五、寸口脉弦而大，弦则为减，大则为芤；减则为寒，芤则为虚，寒虚相搏，此名曰革。妇人则半产漏下，男子则亡血。

〔指难〕本条已见血痹虚劳篇，是以论述虚劳为主。本篇是讨论血证为重点，故少"失精"二字。复列于此，其意义有两点：①从脉主病。正如徐氏所说："此段言下血之脉，非言吐血之脉也。"从"妇人则半产漏下，男子则亡血"来看，确言之有理。②证候。从吐血、咳血、衄血、便血等病证，一般多属阴虚，阴虚则真阴不足而生内热，虚热妄动，或火热过盛，热伤阳络，迫血妄行，则为吐血或衄血；热伤阴络，迫血妄行，则为下血。但也有中气虚寒，不能统血摄血，营阴不内守，而血妄行者亦有之。如黄坤载说："亡血之病，无不由虚寒，虚寒之原，无不由于中气之败。"正是如此。

十六、病人胸满，唇痿舌青，口燥，但欲漱水不欲咽，无寒热，脉

巴蜀名医遗珍系列丛书

微大来迟，腹不满，其人言我满，为有瘀血。

〔论注〕此条为从脉证以诊断瘀血。病人胸满之因，在于瘀血阻滞，瘀血阻滞气机，气机被壅所致，故出现以下脉证。唇痿并非唇色枯萎，乃瘀血内阻，气机不利，新血不能荣润，唇色多现紫暗色。舌乃心之苗，心主血脉，瘀血既阻，则血行不畅，故舌质多青紫，或现青紫斑点。至于口燥，但欲漱水不欲咽，是瘀在血分而气分无热，仅影响津液之濡润，故口虽干燥，只欲漱水而不欲吞咽。瘀血之病变在血脉，并非外感为患，故无寒热之表证。从脉来说，其脉势虽有微大之象，但往来不流利，是迟涩之脉，乃瘀血阻滞之征。其次是腹本不胀满，而自觉腹满，知其血积在阴（下）而非气壅在阳（上）也，故曰为有瘀血。

〔**指难**〕本条的重点有二：①几种胸满的鉴别：如表实无汗，胸满而喘者，风寒之胸满也；面目浮肿，胸满不得卧者，停饮之胸满也；呼吸不畅，胸满太息而舒者，气滞之胸满也；唇舌紫暗，胸满或刺痛，乃瘀血之胸满也。②几种腹满的鉴别：如实热或宿食腹满，多满痛交加，满痛在脐腹部，大便秘结或不通为主症；水热互结于膀胱之腹满，以小腹满为主，又以小便不利或不通为特点；瘀血在下焦之腹满，以小腹满为主，有疼痛拒按或刺痛，以小便自利和大便虽硬而反快为其特征。总之，瘀血之病位不仅局限于胸部，腹部，内而脏腑、外而经络肌肤均可导致。

十七、病者如热状，烦满，口干燥而渴，其脉反无热，此为阴伏，是瘀血也，当下之。

〔论注〕此条为瘀血化热的辨证和治法。病人如热状，即下文所说烦满，口干燥而渴，并非有发热之症也。由于瘀滞化热，热则烦，滞则满，瘀热既滞，以致津液不化不布，故口干燥而渴；诊其脉反无洪大数之热象，在于瘀血积在血分，郁热伏在阴分，故曰此为阴伏。血属阴，瘀血胶滞在里，故非下之不为功也。

〔**指难**〕本条的重点有二：①瘀血化热之特征：瘀血阻滞，病变虽在血分，血与气紧密相关，血瘀气必滞，气郁易化热。但瘀热之渴不引饮，瘀热之脉多涩而有力。②治法：瘀热治法，提出当下之，虽未出方，如大黄䗪虫丸之治干血成劳、鳖甲煎丸之治疟母，皆属攻下瘀热方法。在妇人病篇，活血化瘀之方剂更为突出，瘀血之多种治法要以本书为鼻祖。

呕吐哕下利病脉证治第十七

本篇所论有呕吐，有哕、有下利等几种常见疾病。由于以上几种病证，除哕证而外，均系胃肠病变，故为一篇论述。

呕与吐，其病位均在胃，由于呕与吐往往互见，故多以呕吐并称。哕即呃逆，是以膈间呃呃有声，吸气作响，病变在膈。下利，包括溏泄、水泻、洞泻、痢疾等几种疾病，病变均在肠。总之，呕吐在中焦，哕在上焦，下利虽在肠，同属脾胃病也。哕在膈间，并非胃气上逆，仅与中焦脾胃有关。

其次，本篇与《伤寒论》的重复条文较多，同时与本书痰饮篇也有联系。其中把《伤寒论》中的条文复列于此，以便了解《伤寒论》与杂病既有关系，又有所不同，两者互参，以便比较区别。

一、先呕却渴者，此为欲解；先渴却呕者，为水停心下，此属饮家。

呕家本渴，今反不渴，以心下有支饮故也。此属支饮。

〔论注〕此条是从呕渴之先后以判断预后。呕与渴之先后，可以判断水饮之去留。如先呕吐而后渴饮，可以测知水饮已去，饮去津伤，胃气已复，故呕吐将解；如先渴而饮水，水不为热所消，不能容水，而致呕吐，乃素有饮病，阻碍脾肺之输布，气不化津而渴，胃气不降，水饮格拒上逆所致。如呕吐而渴，渴饮而呕吐，如此反复，皆水饮为患，故曰此属饮家。

呕吐久不愈，称为呕家，久则津液必伤，应当作渴。反而不渴者，为支饮在心下，停滞于膈，升降之机紊乱，寒饮上逆所致。

〔**指难**〕本条与痰饮篇的小半夏加茯苓汤证和小半夏汤证，基本相同，应予互参。应当掌握的重点有二：①辨呕吐物：如呕吐清水，或吐清涎，多属水饮为患。②辨饮水：如喜饮热，不喜饮冷，饮热亦不多饮，属水饮的特征。应当治饮，饮邪去则胃气和降，呕吐可愈。

二、问曰：病人脉数，数为热，当消谷引食，而反吐者，何也？师曰：以发其汗，令阳微，膈气虚，脉乃数。数为客热，不能消谷，胃中虚冷，故也。

脉弦者，虚也，胃气无余，朝食暮吐，变为胃反。寒在于上，医反下之，令脉反弦，故名曰虚。

〔**论注**〕此条为汗后误下之胃反证。既病脉数，数为热，其热有膈热和胃热之分、有假热和真热之不同。若属胃热，胃气能降，则应当消谷引食而不吐，其反吐之因，在于辛温发汗，一方面本身阳微，另一方面膈间之阴气耗伤，邪热滞于膈，故脉乃数；数是由辛温发汗而遗其客热——假热，由于中阳虚，胃阳不足，脉虽数不能消谷而反吐故也。

以上本为中阳虚，汗后客热滞膈，以致形成膈热胃寒之病理变化。医者不察虚实，见脉数而吐，误认为实热而妄下之，中阳重伤，胃气更损，胃中之阳气无余，以致胃气失降，脾气失运，故形成朝食暮吐，变为胃反证。至于寒在于上，亦是误下后的相应病变。下之膈间之客热虽去，膈间之阳气必伤，阳伤生寒也。在脉象由数变弦，弦脉主寒，故称为反。由于胃气虚寒，当降失降，以致朝食暮吐，是胃反之病理之一，故称为虚，此为汗后误下的变证、变脉也。

〔**指难**〕本条的重点有二：①虚寒胃反的病理：在于脾胃虚寒，脾虚不能消磨水谷，胃寒不能腐熟水谷，胃气失降，脾气失运，以致朝食暮吐，暮食朝吐之胃反证。②数脉辨证：阳旺之胃热脉数，多数而有力，能消谷引食，多转化为胃家实，少致呕吐；若体质阴虚，汗后脉数，余热未尽，脉多洪数；如邪热虽尽，津液必伤，胃阴不足，虚热为患者，脉多虚数，其治则只宜调和脾胃（包括滋、清、开、健），慎用攻伐。

三、寸口脉微而数，微则无气，无气则营虚，营虚则血不足，血不足则胸中冷。

〔论注〕此条为再论微数之脉非热属虚。寸口脉微而数，乃数而微弱无力之脉。从病理而论，微为真气虚，数为客热非真热，故微则无气。所谓无气，是言其真气（阴阳之精气）匮乏，并非无气，乃言其营气虚耳。气者营之主，真气虚故营虚；营者血之源，营虚则血不足，血不足则胸中冷。其机理在于血为心火所化，血足则温温少火以生气，血不足则火衰，火衰则胸中之宗气不温，故血不足则胸中冷。

〔指难〕本条的重点有二：①证候：本条为血少气虚，胃气弱而不降，虚气上逆之胃反证，多属胃反久不愈所导致。②汗后治则：以上两条所论，正如尤氏所说："客热固非真热，不可以寒治之；胸中冷亦非真冷，不可以热治之，当以温养真气为主。"凡属汗后，无论过汗与否，必有所伤，根据体质而定，采用甘温、甘淡、甘寒等法以培养胃气，胃气复则真气自旺而康复。既不宜过于温热之品以助余邪，又不宜过于苦寒之品以伤阳气。此外感汗后之治则。

四、趺阳脉浮涩，浮则为虚，涩则伤脾，脾伤则不磨，朝食暮吐，暮食朝吐，宿谷不化，名曰胃反。脉紧而涩，其病难治。

〔论注〕此条为脾胃俱虚之胃反证。趺阳以候胃气，胃气以下行为顺，脉宜和缓有神方为正常。今脉浮而涩，乃脾胃俱虚之象，故曰浮则为虚，涩则伤脾。至于浮则为虚，一是脉象之浮虚无力，二是病理之胃气虚而失降；涩则伤脾，一是脉象滞涩而不流利，二是病理之脾精匮乏。脾精之所以匮乏，在于脾主运化之功能受伤，不能消磨水谷而变化精微，故曰脾伤则不磨。于是中焦之健运和升降功能衰惫，宿谷于胃，不能变化而转输于大肠，故形成朝食暮吐、暮食朝吐之胃反证。

至于脉紧而涩，从脉理与病理而论，紧则为胃气虚寒，涩则脾精不足，后天之生化渐废，精血日益衰少。在治法上，欲温阳祛寒，则伤精血；欲滋养精血，又碍阳滞寒，故曰难治。

〔指难〕本条的重点在于难治。此证属病久失治，大肠缺乏精血之濡养，大便燥结如羊粪者，确属难治。如后世崔紫虚认为"呕吐反胃，浮滑者昌，弦数紧涩，结肠者亡"。但从润导和内服，内外结合，尚可治愈。

五、夫呕家有痈脓，不可治呕，脓尽自愈。

〔论注〕此条为治呕须察病因。既称呕家，病程已久，久呕不愈，须察致病之因，不可见呕治呕，因为呕多属水饮，不可错认为饮邪而误治。同时呕之病位在胃，咳之病位在肺，如有痈脓，在胃则呕，在肺则咳，乃一般病变规律。如痈脓在胃，应当治其痈脓，脓尽痈消，不治呕而呕可愈。

〔指难〕本条的重点有三：①胃痈的病理：痈脓的病所和病因，如《素问·病能论》说："热聚于胃口不行，故胃脘为痈。"可见热毒瘀结，为致痈肿的主要病理。②胃痈判断：首先是发热自汗，汗出热不减，胃脘疼日益增剧为主症。痈在上脘者，胃上脘疼痛，食时则痛剧，食后则痛稍轻；痈在下脘者，食时不甚痛，食后则痛增。痈成则呕秽臭气，脉象滑数；溃后则吐脓血（上脘），脉象虚数。③胃痈治法：初起以泄热逐瘀为主，佐以解毒理气，可以借用大黄牡丹皮汤加减；痈成已溃，呕吐脓血者，应以排脓消痈为主，可借用"疮痈肠痈"篇中附方之排脓散加减主治。

六、病人欲吐者，不可下之。

〔**论注**〕此条为防止误下。病人欲吐者，胃气上逆也。胃气之所以上逆，必有原因。如有可吐之证者，邪在上因而越之可也；如无可吐之证者，则须降逆止呕，治之使无吐也，切不可妄用攻下，以损伤胃气。

〔**指难**〕本条的重点，不仅是重申误下之戒，还在于欲吐的治则。如痰饮上泛欲吐者，治宜降逆祛痰；胃寒上逆欲吐者，治宜温胃和中；胃热上逆欲吐者，治宜清热和胃；肝胃不和欲吐者，治宜调肝和胃；宿食在上脘欲吐者，可用吐法，或消食导滞，均无攻下之理。

七、哕而腹满，视其前后，知何部不利，利之则愈。

〔**论注**〕此条为哕兼腹满的辨治。哕证见腹满，当视其前后二便之利与不利，以决定其治法。如腹满属实证，大便不通，属实热者，当以腹满为本，呃逆为标，当通其大便，以治腹满之本。大便通而腹满自愈，腹满之本愈，标病可缓解。如小便不利，则小便不利为本，呃逆亦为标，当先利其小便，小便通利，病之本愈，标病亦可缓解。

〔**指难**〕本条的重点在于辨证施治。本条的治法，只适宜实证、热证，不适宜虚证、寒证。若属虚证和寒证，纵有腹满，绝不宜攻下。尤其是久病体虚，或大吐大泻之后，出现呃逆者，多属脾肾双败，膈间虚气横逆之危候，应从脾肾论治为主，佐以解逆开结，尚有挽救之可能。

八、呕而胸满者，茱萸汤主之。

茱萸汤方：吴茱萸15g　人参9g　生姜18g　大枣12枚

上四味，以水500mL，煮取300mL，温服70mL，日三服。

九、干呕①，吐涎沫②，头痛者，茱萸汤主之。

①干呕：谓呕而有声无物。

②吐涎沫：系吐白色黏液物。

〔论注〕以上两条为阴寒上逆的证治。胸为阳位，脾为阴土，胃气不足，虚寒之气上逆则呕；寒邪上乘阳位，胸阳不展，寒气凝滞则胸满。

由于中阳不健，寒邪犯胃，饮邪上逆，故吐涎沫。厥阴之脉上通巅顶，厥阴之阴寒之气，随经上逆故头痛。其病理为脾胃虚弱，厥阴之阴寒上乘阳位和巅顶，木郁犯胃所致。此为胃虚寒逆之呕满证，故用散寒降逆、补益胃气之法主治。

〔指难〕以上两条的重点有二：①方义：方中吴茱萸、生姜降逆散寒，温阳宣饮；人参、大枣益气补虚，培养脾胃；吴茱萸、生姜之大辛大温，与人参、大枣甘润同伍，以达温而不燥，补而不滞之功，是本《素问·至真要大论》中"寒淫于内，治以甘热，佐以苦辛"之义。②适应证：症现口淡，干呕，或吐清水，或唾清冷涎沫，胃脘自觉有冷感，或冷痛，头顶冷痛，舌淡苔细白，脉沉缓或弦滑无力等虚寒证脉者宜之。

巴蜀名医遗珍系列丛书

十、呕而肠鸣，心下痞者，半夏泻心汤主之。

半夏 75g（洗）　黄芩 9g　黄连 3g　人参 9g　干姜 9g　大枣 12 枚　甘草 9g（炙）

上七味，以水 1000mL，煮取 600mL，去滓，再煮取 300mL，温服 100mL，日三服。

〔论注〕此条为寒热错杂的证治。由于中气素虚，客邪乘虚内陷，热气上逆则呕；寒气下迫则肠鸣；寒热交结于中，则心下痞。此为中气虚滞、寒热交结之证，故用益气温中、清热开结之法主治。

〔指难〕本条的重点在于"心下痞"。其病理为中气不足，寒热交结于中焦，升降不利，阴阳不分所致。形成上呕而下肠鸣。中气为上下之枢，故不治上下，而治其中州。方中黄芩、黄连之苦以折之，半夏之辛以开之，苦辛同伍，以调阴阳而降逆开痞；人参、甘草、大枣之甘，与干姜同伍，养中气而温胃阳，促使中州之枢机利，升降有权，痞结散则上下交通，呕逆肠鸣可愈。但临证所见，又以心下痞为主，上呕而下肠鸣次之。

〔例案〕曾某，女，46 岁，成都中医学院教师，于 1981 年 4 月 1 日初诊。心下痞闷不适半月，极其难受，按之略痛；睡眠欠佳，舌尖痛，手指厥冷，胃纳大小便正常，形体较瘦，舌尖略红，舌质淡红胖大，苔中心薄白而润，脉缓无力。此为中气不足、寒热交结之心下痞，拟以益气温中，清热散痞。方用：泡沙参 15g，干姜 12g，半夏 12g，黄连 10g，黄芩 12g，大枣 12g，甘草 1.5g。嘱服 2～4 剂。

4 月 8 日复诊：病人服上方 4 剂后，心下痞闷减轻，难受感亦好转。问其五味，不喜甜食，其余同上。效不更法，仍宗上方加减。北沙参 15g，干姜 12g，半夏 12g，吴茱萸 1.5g，黄连 10g，黄芩 12g，厚朴花

10g。嘱服 2～4 剂。

4 月 18 日三诊：病人服上方 4 剂后，心下痞闷和难受消失，按之亦不痛；手指转温，舌尖痛消失，舌脉同上。药中病机，效不更方。于上方去吴茱萸之苦温，加生甘草 1.5g，以复胃气。服 2～4 剂，以资巩固。

本例患者素体偏虚，正气不足，病前过吃辛辣，郁滞于中，滞而为郁热，因胃阳虚馁而生内寒，客热与内寒交结，虚中夹滞，寒热互见之证在心下，故从中焦论治。但初诊来问清不喜甜味，方中大枣味甘而满中，服后虽见效但不满意，故于二诊时去大枣之甘缓，易吴茱萸之苦温，加厚朴花以运脾宽中，药中病机而获效。可见用仲景方，一在辨证准确，二在执法不可执方，随证加减，因人制宜，方为善矣。

十一、干呕而利者，黄芩加半夏生姜汤主之。

黄芩 9g　芍药 6g　甘草 6g（炙）　半夏 7.5g　生姜 9g　大枣 12 枚

上六味，以水 1000mL，煮取 300mL，去滓，温服 100mL，日再夜一服。

〔论注〕此条为利呕并见的证治。此处之干呕，在于寒邪犯胃，中焦不和，胃气上逆所致；下利是因热遍于肠所形成。此为热利胃气不和之证，故用清热和胃之法主治。

〔指难〕本条的重点是方义和适应证。方中黄芩、白芍清热而止痛；生姜、半夏散寒而和胃，降逆以止呕；甘草、大枣之甘，亦取中州之义，促使热邪去，中焦健运有权而呕利可止。本证之下利，虽属热迫下泄，但里急后重不明显，亦不兼脓血；干呕，口不干、不渴，舌质淡红，苔中心白腻，乃寒邪犯胃所致。此热邪滞于肠，下利兼黏浊而腹痛，或腹痛即下利，而寒饮犯胃之证者宜之。

十二、诸呕吐，谷不得下者，小半夏汤主之。_{方见痰} _{饮中。}

〔论注〕此条为寒饮的呕吐证治。所谓诸呕吐，是泛指一切呕吐，均属胃气不降不和，胃气上逆，为呕、为吐。由于呕吐较剧，胃气上逆而不降，胃气不和不能纳，故谷不得下。此为寒饮上逆之呕吐证，故用散寒蠲饮之法主治。

〔指难〕本条的重点在于辨证。呕吐有寒有热、有虚有实，不可一概而论也。小半夏汤功专温散寒饮，降逆和胃，促使寒饮化，胃气方能和降，胃气和降，则呕吐自止。因此，本方只能主治寒饮滞胃、胃气上逆之呕吐，并非能主治一切呕吐证。

十三、呕吐而病在膈上，后思水者，解，急与之。思水者，猪苓散主之。

猪苓　茯苓　白术各等分

上三味，杵为散，饮服4g，日三服。

〔论注〕此条为水饮的呕吐证治。呕吐病位在胃，而言病在膈上，乃先因膈热而饮水，胃无燥热而不消，于是膈热与水饮相搏，胃气上逆则呕吐；呕吐后而思水，是饮去阳复之征，故曰可解；所以急少与饮之，以滋其虚燥，令胃气和则愈。其病理为膈热脾虚，脾虚既不足以运化精微，又不能为胃行其津液，于是水饮上逆而呕吐，吐后水饮虽去，相应地胃气燥，故呕吐后而思水。此脾虚水饮之呕吐证，故用健脾利水之法主治。

〔指难〕本条的重点在于后思水。①先因饮水而致呕吐，呕吐后而思水；②思水，不是渴饮，是运用本方的着眼处。本证为脾虚胃弱，阳明无热邪，多属新饮为患，舌质淡红苔薄少津、脉象虚缓等脉证者宜之。

十四、呕而发热，小柴胡汤主之。

柴胡25g　黄芩9g　人参9g　甘草9g　半夏7.5g　生姜9g　大枣
12枚

上七味，以水1200mL，煮取600mL，去滓，再煮取300mL，温服
100mL，日三服。

〔论注〕此条为邪热致呕的证治。呕而发热，乃邪在少阳所致，因
胆胃不和则呕；枢机不利，表里不和故发热。《伤寒论》说："有柴胡证，
但见一证便是，不必悉具。"此为少阳邪热犯胃之证，故用和解少阳之
法主治。

〔指难〕本条的重点是本方的适应证。本方为和解少阳之正治也，
而少阳经病有往来寒热，胸胁苦满，默默不欲食，喜呕，口苦，目眩等
症，尤其是舌质淡或淡红，苔半黄半白而润，脉弦或弦数，乃本方运用
的特征。

〔例案〕张某，男，40岁，成都中医学院教师。1971年12月12日
因眩晕呕吐1天，邀我诊治。前几天右牙龈肿痛，今晨眩晕，晕倒在地
（血压90/60mmHg），扶床上休息，两餐未进食。现仍目眩，右侧头痛，
口苦，不欲食，右牙龈仍肿而不痛，舌红、苔右黄左白，脉弦略数。此
为少阳之枢机不利，胆热犯胃夹风痰上扰之证，拟以和解少阳清热和
胃祛痰息风之法主治。方用：柴胡10g，黄芩12g，半夏12g，北沙参
15g，石膏20g，薏苡仁20g，天麻12g，钩藤12g，甘草3g。嘱服2剂。
服上方1剂后，眩晕呕吐消失，头昏痛亦减轻，当晚进稀粥约2两。2
剂服完后，诸症消失，能上班坚持工作。

本例患者先因胃火上炎，加之外感邪热，邪热滞于少阳，胆与肝相表里，肝经之风痰上扰，胆胃不和，邪在半表半里之证，故用上法治之而获效。

十五、呕而脉弱，小便复利，身有微热，见厥者，难治，四逆汤主之。

附子1枚（生用）　干姜4.5g　甘草（炙）6g

上三味，以水300mL，煮取120mL，去滓，分温再服。强人可用大附子1枚，干姜9g。

〔论注〕此条为阳虚呕厥的证治。呕而脉弱，为胃气大虚；小便复利，为肾气不固。上呕则小便多不利，既呕而小便又利，故曰复利，乃上下将脱之象。身有微热，为阴盛格阳之假热；见厥者，为阳虚不能温达，阴寒内盛之真寒，此乃阴阳介于离决之趋势，故曰难治。其病理为胃阳大衰，肾阳亦微，阴寒内盛，阴盛格阳所致。此为阳虚阴盛之寒厥证，故用回阳救逆之法主治。

〔指难〕本条重点有二：①方义：方中附子大热，其性味剽悍，取其壮元阳而回厥；干姜辛温，取其温胃阳而止呕；炙甘草缓中和内外，且助心脾之阳，是本《素问·至真要大论》"寒淫于内，治以甘热"之义。至于方后注说："强人可用大附子1枚，干姜9g。"我认为附子、干姜的用量，不在体质的强弱，而以阳虚的程度而定。②辨证：四肢厥冷而掌心亦厥，是辨寒厥的关键。舌质淡、苔细白而滑、脉沉细，乃本方的适应证。本方之运用，不在于呕，而在于寒厥。

〔例案〕李某，男，20岁，彭县军屯公社农民。因上山采猪草，天热饮冷，当天下午返家，贪凉洗冷水浴，晚上恶寒发热，咳嗽，左肩胛疼痛，随即左胸亦痛。当即到某医院住院治疗。经医院检查，确诊为中毒性肺炎。于 1970 年 7 月 16 日，邀我会诊。症见神昏不语，偶尔咳嗽，四肢厥逆，掌心亦冷，呼吸微弱，面色苍白，目闭，手撒，唇淡，舌淡苔薄白而润，六脉沉细、至数欠清（血压 70/48mmHg）。此为阳虚气脱之寒厥危证，急用救逆回阳之法主治。建议停用抗生素等药，方用：北沙参（因缺人参）60g，制附片（姜水先煎熬熟）15g，炙甘草15g。嘱浓煎少少服之，半小时服一次。

7 月 17 日复诊：病人神志已清醒，能言谈，四肢微温，掌心仍冷，眼、手已复常。面色略好转，舌质淡苔薄津润，脉沉细、至数分明（血压 90/62mmHg），呼吸仍微弱，吃米粥约 1 两。此阳气初回之兆，仍将上方，再进 1 剂。当天上午 10 点左右，病势突变，脉证与昨晚基本相同，问其因有 3 小时未服药之故。嘱急服上方，浓煎半小时，少少服一次。到晚上 8 点，患者基本脱险，床上起坐自理，面色正常，晚餐吃干饭 4 两，谈笑自如，舌质略红，苔少津润，脉滑（血压 110/70mmHg）。嘱继服第 2 剂。

7 月 18 日三诊：病人精神和食欲基本正常，能下床行走，仅偶尔咳嗽，咳唾铁锈痰，头时略昏，口干不欲饮，舌脉亦基本正常。此阳气已复，郁热滞肺，痰热为患。改用益脾润肺、清热祛痰之法，用麦门冬汤加减。三日体力复常，痊愈出院。

本例患者虽年壮，但劳力过度，自汗和药后出汗，一天多未进食，正气大耗，阳气大亏，故出现阳气将脱之寒厥险证，用益气回阳而获效。阳复厥回，病理必然变化，应随其变化而辨证施治。

十六、胃反呕吐者，大半夏汤主之。《备急千金要方》云：治胃反不受食，食入即吐。《外台秘要》云：治心下癖硬者。

半夏30g（洗完用）　人参9g　白蜜15g

上三味，以水1200mL，和蜜扬之240遍，煮药，取250mL，温服100mL，余分再服。

〔论注〕此条为气虚津伤之胃反证治。呕吐既是病名，也是症状。此为胃反呕吐，有朝食暮吐，暮食朝吐，大便秘结，脉象虚缓等脉证，方能吻合。其病理为胃气虚弱，虽能纳而不能化，当降失降，宿谷于胃，水谷不能转输于大肠，大肠津液匮乏，虚气上逆所致。此为胃气虚弱、津液不足之胃反证，故用益气生津、降逆润肠之法主治。

〔指难〕本条的重点为方义和临证运用。方中人参益气养胃而生津液；半夏功专降逆开痞而止呕吐；白蜜入水扬之，使甘味散入水中，水与蜜合为一体，以润肠而通腑气，腑气通胃气得降而胃反可愈。在临证运用时，如久病血亏而大便如羊粪者，加当归首（麻油炒）、火麻仁、郁李仁，以养血润肠通便；如郁久化热伤阴，热伤阴络而便血，兼见口干口苦者，加黄芩、麦门冬、白及，以清热养阴，宁络止血；如上腹隐痛，饿痛，大便色黑而无热者，为气虚便血之征，加生黄芪、白及，以补气摄血。

十七、胃反，吐而渴欲饮水者，茯苓泽泻汤主之。《外台秘要》治消渴脉绝胃吐食者，有小麦15g。

茯苓25g　泽泻12g　桂枝6g　白术9g　生姜12g　甘草6g

上六味，以水1000mL，煮取300mL，内泽泻，再煮取250mL，温服80mL，日三服。

〔论注〕此条为水饮胃反之证治。其致病之因，在于水饮。其病理为脾虚失运，转输无权，水饮留滞于中，胃气失降，水谷精微不能运化，于是水饮与食物停滞于胃，胃气上逆则呕吐。由于所食水谷，不能化津液而津润，胃中又虚燥，所以欲饮水以滋其燥。此为脾虚水饮停滞于胃之胃反证，故用健脾利水、化气散饮之法主治。

〔指难〕本条的重点有二：①方义：本方即五苓散去猪苓加生姜、甘草组成，用于健脾利水，化气散饮。脾之健运正常，则胃气冲和，升降有权，水饮化而胃反可愈。方中之桂枝是火交于水以化气，气化则水行；生姜温胃以散饮，和胃以止吐；与猪苓散之不同者在于此。②本证特点：不定时呕吐，吐出物水饮与食物混杂，有时水多食物少，有时水少食物多，不酸，不苦；精神不振，胃纳正常，大便溏或正常，病久则显浮肿，口淡，舌质淡或微红苔薄润，脉缓滑等证脉，乃是其证也。

〔例案〕苟某，男，42岁，巴中县金碑公社农民。于1964年8月，患呕吐而丧失劳动力，故来求诊。自诉：呕吐已两年多，经某医院诊断为慢性胃炎。其呕吐时间不定，多每天吐一次，或两天吐一次，吐出物水饮与食物混杂，有时水多食物少，有时食物多而水少，不酸臭不苦；口不干、不渴、不思水，胃纳正常，精神不振，全身浮肿，面色苍白，大便稀溏，口淡无味，舌质淡苔薄白而润，脉象缓滑。此为脾虚水饮之胃反证，拟以健脾利水化气散饮。方用：茯苓15g，泽泻12g，白术12g，桂枝9g，生姜12g，甘草3g。嘱服2剂，严禁生冷食物。

三天后复诊：病人服上方2剂后，呕吐消失，饮食倍增，精神仍差，浮肿大减，大便略溏，舌质淡苔薄白而润，脉虚缓。效不更法，仍服原方2～6剂，以资巩固。1965年8月随访，服上方4剂后，诸症基本消失，呕吐未复发，调养一月左右已参加生产劳动。

2. 张某，男，40岁，某军区干部。于1981年6月14日，因呕吐3天求诊。主诉：因患感冒，经西医治疗，感冒虽愈，随之出现呕吐，吐出物水多食物少，每天吐 1～2 次，食少头昏，精神不振，大便正常，舌淡略胖，苔薄白津润，脉缓滑。此为脾虚水饮停滞，夹风痰上扰之胃反证。拟以健脾利水，化气散饮，佐以息风祛痰。方用：茯苓 20g，泽泻 20g，白术 12g，桂枝 10g，生姜 10g，天麻 12g，半夏 12g，甘草 1.5g。嘱服 2 剂。

6月16日复诊：病人服上方 2 剂后，自觉舒适，呕吐即止，其余同上。效不更方，仍宗前法。于上方加蔓荆 10g，以祛风。

6月20日三诊：病人服上方 3 剂后，食欲正常，精神好转，仅头略昏，其余正常，舌脉同上。此水饮已化，风痰之余邪未尽，改用二陈汤加味。嘱服 2～6 剂，以善其后。

以上两例患者，病变均在脾胃，前者脾阳不足，脾主运化之功能减弱，所食水谷不能全部化为精微，化赤而为血，反而化为水饮，水饮滞于中焦，胃主下降之功能紊乱，日久精血亦虚，故出现一派气血大虚之象。但病之本在脾胃虚寒，水饮不化所致。后例在于脾胃素虚，加之外感失治，不仅损伤脾气之运化，更损伤胃阳之腐熟，以致水饮滞于胃，脾胃升降之功能障碍，同时水湿滞而为痰，风邪未尽，风痰上扰，清阳不清所致。两者病理相同，前者是旧饮为患，后者乃新饮致病，兼症略异，故均用健脾利水，化气散饮，和胃止吐而获效。

十八、食已即吐者，大黄甘草汤主之。

大黄 12g　甘草 3g

上二味，以水 300mL，煮取 100mL，分温再服。

〔论注〕此条为暂时积热之呕吐证。所谓食已即吐，是每餐刚食完而即吐出。其病理为阳明积热不降，胃虽能纳而不能留，食入于胃，长气于阳，助长阳明邪热之气，于是所食之物，随胃热上冲而即吐。此积热在胃的吐证，故用荡热和胃之法主治。

〔指难〕本条的重点是方义和适应证。方中大黄荡热而通腑；甘草甘缓而固胃，使积热从大肠而出，胃气冲和而胃气下降，则吐自愈。本证的特点是食已即吐，平时不吐，不食不吐，胃脘热痛或热胀，大便秘结或不畅，舌红苔黄少津，脉实等。

〔例案〕

1. 李某，男，20岁，彭县关口镇农具社工人，1974年11月10日初诊。近半月呕吐，胃脘热痛，大便干燥，舌红苔薄黄少津，脉实有力、右关脉滑，精神尚佳，平时喜食烙饼。初认为是肺胃不和，肺热移胃，胃热上逆之呕吐。拟以清热和胃之法主治，用苏连饮加竹茹、甘草。嘱服2剂。

11月12日复诊：病人服上方无效。细问病情，每餐吃完即吐（平时不吐），并伴口臭，胃脘灼热胀痛，大便3天未解，小便短黄，舌红苔薄黄少津，脉滑有力。此系积热在胃，腑气不通，胃热上冲之吐证。改用荡热和胃之法。方用：大黄12g，甘草3g。嘱服2剂。

11月16日到家随访。病人服上方1剂后，食已不吐，大便畅通；服完2剂，诸症消失。

2. 王某，女，25岁，已婚，彭县军屯公社农民，1975年8月22日因呕吐2天求诊。2天前出工干农活时，气候炎热，自觉口苦，口臭，头昏头痛，胃脘热胀，不发烧，食已即吐（不食不吐），吐出原食物；全身酸软乏力，精神尚可，大便不畅，小便短黄，舌红苔薄黄少津，脉滑有力。此系胃脘积热，胃失和降，胃热气逆之吐证。拟以荡热和胃。用大黄12g，甘草3g。1剂，入院观察治疗。

8月23日复诊：病人上方浓煎服2次，4小时一次，服后大便畅通，胃脘热胀消失，当晚吃稀粥2碗，食已不吐，饮食正常，头昏头痛亦大减，惟口干，舌红无苔乏津，脉细数。此胃中积热已去，胃阴不足之象。拟用甘寒养胃之益胃汤加减。2剂，带回家服，以善其后。

8月29日随访，病人服药后，即可参加生产劳动。

3.曹某，男，17岁，成都市18中学生，1978年3月31日初诊。因起居不慎，感冒发热，某医院用辛温发汗后，发烧退，随之出现食已即吐，吐出原食物，吐后渴饮，饮水不吐，吐2天后求诊。胃脘热胀，精神尚可，两天未大便，小便短黄，舌红苔薄黄少津，脉弦滑有力。此系热邪入里，积热在胃，胃热上冲之吐证。拟用荡热和胃。方用：大黄12g，甘草3g。嘱服2剂，大便畅通，不吐即停服。

4月29日，因外感又来门诊，说服上方1剂，大便通畅，食已不吐；2剂后，诸症消失。

以上三例患者，病因虽不同，病理为积热在胃，青年、新病、同属阳热旺盛之体则一也，故均用本方而获效。

十九、吐后，渴欲得水而贪饮者，文蛤汤主之。兼主微风，脉紧头痛。

文蛤15g　麻黄9g　甘草9g　生姜9g　石膏15g　杏仁50枚　大枣12枚

上七味，以水600mL，煮取200mL，温服100mL，汗出则愈。

〔论注〕此条为热盛津伤和里热外寒的不同证治。如其他原因所致呕吐，吐后伤津而渴，饮水以自救，不致再吐，是原无水饮的一般规律。此言贪饮，未说再吐，与消渴篇之"渴欲饮水不止者"相同。若无表证，为里热盛，热盛伤津之消渴证，宜用文蛤散（五倍子），以生津止渴。如兼表证，其病因为风邪，脉紧属寒，风寒在表故头痛；里有热邪故口渴，此为风寒在表而夹里热之证，故宜用透表清热之文蛤汤主治。

〔指难〕本条的重点是方义和适应证。本方即大青龙汤去桂枝，加文蛤组成。方中文蛤感寒生津止渴，清热于内；麻杏石甘汤透表于外；姜、枣和中而调营卫，促使表邪透，里热清而头痛口渴可解，故方后注说："汗出即愈。"可见本方为外寒里热之证而设。若纯属吐后伤津，里热口渴贪饮者，并非本方之所宜。

二十、干呕，吐逆，吐涎沫，半夏干姜散主之。

半夏　干姜等分

上二味，杵为散，取 4g，浆水 150mL，煮取 70mL，顿服之。

〔论注〕此条为虚寒呕吐的证治。所论干呕，吐逆，吐涎沫，是说其时而干呕，时而呕吐，时而吐涎沫，三者也可同时出现。其病理为中焦阳虚，运化无力，胃气失于和降，虚寒之气上逆所致。此为胃阳虚弱之呕逆证，故用温胃降逆之法主治。

〔指难〕本条的重点是浆水的运用。同是浆水，一用生浆水之酸凉，以助赤小豆、当归散清热解毒而和胃；此用熟浆水之甘酸，以助半夏、干姜散而安中。同一浆水分生熟不同用法，则功效有别。如此辨证用药之精，应当施其法度。

二十一、病人胸中似喘不喘，似呕不呕，似哕不哕，彻心中愦愦然无奈①者，生姜半夏汤主之。

生姜汁 15g　半夏 7.5g

上二味，以水 300mL，煮取半夏 200mL，内生姜汁，煮取 150mL，小冷，分四服，日三夜一服。止，停后服。

①彻心中愦愦然无奈：谓牵引到胃中苦闷不堪，如物扰心之状。

〔论注〕此条为寒饮搏于胸胃的证治。胸中为气之海，人身之阳位，心肺所居，呼吸往来之道，清气出入之所。由于寒饮滞于胸中，气机被阻，故似喘不喘；饮邪上扰，故似呕不呕；胸阳不展，故似哕不哕，皆寒饮与气相互搏击之征也。其病势乃欲出而不能，欲降而不得，以致波及到胃，故胃中有苦闷不堪、无可奈何之感。其病理为寒饮滞于胸中，与正气相搏，阻碍胸胃之气机所致。此为寒饮滞胸波胃之证，故用散寒宣饮之法主治。

〔指难〕本条的重点是服法。方后注说："小冷，分四服。"有其实践意义。因为寒饮搏滞，恐拒热药而不纳，反致呕吐，是本《素问·五常政大论》"治寒以热，凉而行之"的反佐法，是服法中的重要法则之一。分四服，即"日三夜一"，在于寒饮滞胸，难于骤消，故服量不宜过大，使药量小能起持续作用，以逐渐宣散胸中之寒饮；同时生姜用汁，量小力强，可使上焦之寒饮散，胸阳开朗，胸胃之气机舒展，诸症可平。

二十二、干呕，哕，若手足厥者，橘皮汤主之。

橘皮汤方：橘皮 12g　生姜 25g

上二味，以水 700mL，煮取 300mL，温服 100mL，下咽即愈。

〔论注〕此条为呕哕的证治。干呕与哕，既是两个症状，又是两个病证；均是有声无物，但有区别。干呕为气上逆而呕，出气有声；哕乃吸气不能下达，气触膈间而作响，病证虽不同，寒气搏于膈间则一也。由于上焦阳气阻滞，阳气不能布达，故手足厥。其病理为寒气滞于膈间，胸阳不能伸展，寒气上逆则呕，隔气横逆则哕。此为寒气滞膈之呕哕证，故用理气散寒之法主治。

〔**指难**〕本条的重点有二：①辨厥：本证之手足厥，是阳气不能布达于四末，手足虽厥，而掌心不厥，全身证脉，并无阳虚寒厥而阳气虚脱之征。②方义和运用：方中橘皮理胸膈间壅滞之逆气，并通胃络；生姜散寒气而宣阳气，促使上焦之阳气开朗，气机调达，而呕哕可平。但呃逆者，加半夏，其效更佳。

〔**例案**〕何某，女，18岁，巴中县恩阳镇农民。1958年8月，母女同来求治。近几天降雨，今晨起床时，突感吸冷气一口，于是呃逆频频不止，呃声高，膈间疼痛，面色正常，精神尚可，舌淡苔白腻，脉弦滑。此寒气动膈之呃逆证，拟以解逆散寒法。方用：陈皮12g，姜半夏15g，生姜12g，茯苓12g，甘草3g。嘱服1剂，服药2小时后复诊。当天上午11时许，母女同来，母说：女儿服药后约20分钟，呃逆止，胸膈舒适而疼痛亦消失。舌苔同上，脉滑。嘱将上方服完，以资巩固。

本例患者体质健壮无病，因天雨数日，气温下降，未予重视，起床较早，呼吸之间偶触寒气，寒气动膈，膈气横逆，膈间之气机不利而致呃逆。从舌脉和病因，乃寒气搏结之证，故用上法而获效。

二十三、哕逆者，橘皮竹茹汤主之。

橘皮100g　竹茹100g　生姜25g　大枣30枚　人参3g　甘草15g

上六味，以水1000mL，煮取300mL，温服100mL，日三服。

〔**论注**〕此条为寒热相搏的呃逆证治。所论哕逆，既指出呃逆之病证，又有致哕之机理，即膈气横逆。其导致膈气横逆的病理，以药测证，此为寒热二气搏击于膈间，虚中夹滞，郁热夹寒气动膈所致。此为寒热兼夹，滞中有虚之呃逆证，故用散寒理气、补虚清热之法主治。

〔指难〕本条的重点是方义和运用。本方橘皮、竹茹为主药，以理气清热，解除横逆之气；竹茹清热，生姜散寒，一寒一热，以调寒热二气之偏，缓解搏击之气机；再以人参、甘草、大枣之甘，以益气补虚，促使膈间之气机调达，正复滞解，其哕可愈。此祛邪扶正的配伍方法。但在临证运用时，当辨其寒热之多少，虚滞之轻重，而决定其用量。

〔例案〕赵某，男，24岁，四川省蔬菜公司工作。于1969年5月，突然患病，收入传染病医院住院治疗，诊断为急性坏死型肝炎。出现呃逆，经治不显效，要求我诊治。神志半昏迷状态，精神呆顿，面色暗黄，呃逆频作，呃声低微，舌质淡苔中心黄腻，脉细缓而滑。此乃脾肾双败，湿热夹寒气动膈之危证。先以补脾填精为主，佐以解逆开窍之法。方用：红参6g（磨水兑服），薏苡仁30g，茯苓15g，陈皮3g，法夏12g，竹茹9g，佩兰12g，菟丝子15g，枸杞30g，天麻15g，甘草3g。嘱服1剂，少量多服，呃逆止后再诊。

次日复诊：病人服上方4次，呃逆停止，神志灵敏，已复正常；吃稀粥2两，舌淡苔薄润，脉缓有神。此湿热去，虚寒之气缓解。改用实脾填精为主，用双补汤加减。嘱服2～10剂，以善其后。从此逐渐康复出院。

本例患者素体较弱，感受湿热毒邪，而湿甚于热，肺脾肾之真气大伤，精乏不足以养神，湿热夹寒气动膈，故出现一派精气血将脱、精竭神乱之危候。此种呃逆，既是肺肾将绝之兆，又是虚寒之气动膈之征。故先以实脾补气、固肾填精为主，以培益先后二天之本，佐以解逆理气、清热开窍之法，以化湿热而去其标邪，本标兼治，神复呃解，实乃肺肾之真气初复；继从脾肾之本论治，达到较为理想的效果。

二十四、夫六腑气绝于外者，手足寒，上气，脚缩；五脏气绝于内者，利不禁；下甚者，手足不仁。

〔论注〕此条为五脏六腑虚衰所致上逆下利之病变。六腑为阳，主泻而不藏，阳气者卫外而为固。如阳气虚弱，不足以温煦于四末，或胸膈之气机不达，或寒湿痹塞，或瘀血阻滞，均可导致手足寒；同时寒主收引，阳气不能下达，故脚缩而蜷卧。所论上气，是言其气机逆而上，如胃气上逆，则为呕为吐；膈气横逆，则为呃逆等病证。因为六腑之中，又以后天胃气为本，胃气宜降而不宜逆，如胃气失降而上逆则为呕吐；中阳不足，寒气动膈而为哕。

五脏为阴，主藏而不泻，阴者荣内而为守。如阴气衰惫，不能内守，正气不足不能固摄，则下利不禁；下利甚者，则阴精阳气俱伤，于是阴精不荣，阳气不至，故手足不仁。因为五脏之中，又以先天肾气为本，元阴元阳寄托之所。如下利久不愈，甚则手足不仁者，在于肾气虚，失其固摄之职，元阳不温，真精不濡所导致。

〔指难〕本条的重点是病位和治则。既带有总结性地指出，在上之呕吐哕等病证，为六腑气衰所导致，病变部位有在肾、在膈的不同；且带有转折性地说，以下所论下利等证，为五脏气衰所形成，病变重点又在于肾。因此，主治呕吐，应从胃着手；主治下利，尤其久利，应从肾着手。但久病、危证，又应从脾肾论治，以治其先后二天之本也。

巴蜀名医遗珍系列丛书

二十五、下利，脉沉弦者，下重；脉大者，为未止；脉微弱数者，为欲自止，虽发热不死。

〔论注〕此条是从脉证以测下利的预后。下利，脉沉弦者，此滞下之证，非飧泄之病也。从脉理来说，沉主里，弦主肝，脉沉而弦，为病变在里。肝郁气滞，气机失调，疏泄紊乱，故下利而里急后重。脉大主病进，下利之脉宜小不宜大，脉大为邪盛，其病势尚未休止。若脉微弱，为热邪已衰；数脉为阳，微弱之脉兼见数象，乃正气将变之征，故下利将自止。虽现发热，为余热未尽，正能胜之，故不主死。

〔指难〕本条重点是下利发热的预后问题。预后判断，主要在于病程而定，如一般下利初起发热，有表证者，属表里同病，或里热外张，正能胜之，虽发热无碍。若属久利或久利发热，又无表证，则属重证或恶候，如《四言脉诀》说："泄泻下利，沉小滑弱，实大洪数，发热则恶。"若久利发热，无表证者，则多属阴亡于内、阳亡于外之危候。

二十六、下利手足厥冷，无脉者，灸之不温；若脉不还，反微喘者，死。少阴负趺阳者，为顺也。

〔论注〕此条为从脉证以测利厥之险夷。此处之下利，多系虚寒洞泻，为阳气虚陷之危证，而及于脉之本。手足厥冷和无脉之病理，在于脉者，血之府也，赖气以煦之，血以濡之，血脉之所以充形体，又全赖气以运之，正由于阳气不足以充经脉所致。此种阳气将脱之际，急用灸法灸百会穴（诸阳交会之处），以回阳通脉而挽救其将脱之阳气。若灸之四肢虽不温，脉能还，尚有生机；若灸之脉不还，反现微喘者，乃下焦元气衰惫，肾不纳气，肺肾之气将脱之征，故曰主死。

少阴，是指足少阴，诊于太谿穴，为肾之动脉，以候肾气。趺阳在足大趾次趾间上行 5 寸处，为胃之动脉，以候胃气。若灸之厥不回，脉不还，应诊少阴和趺阳，以判断顺逆。

〔指难〕本条有疑点和难点，应予掌握。①疑点：对"少阴负趺阳"之争。历代注家约有六种不同见解：a. 赵以德认为是"相克"；b. 陈修园认为是"负戴之负"；c. 黄坤载认为是"胜负之负"；d. 唐容川认为是"尺脉有根"为顺证；e.《金匮要略译释》认为是"肾脉优，胃脉存"；f. 吴考槃认为"疑有脱误"。我认为除最后者外，其余均有道理。赵、黄二氏言其主顺之病理，其余三家言其主顺之脉理。因为下利厥逆无脉，本属危证，灸之寸口脉不还，应采用遍诊法，以诊少阴和趺阳之脉；若少阴肾脉负于趺阳胃脉，负者，弱也，不仅土能制水，肾脉有根，胃气尚存，还有生机，故为顺也。②难点：在于救治，救治方法除急用艾灸或其他火灸百会穴外，先急用独参汤（散），以挽救阳气之将脱，随之再急用通脉四逆汤加人参，以通脉回阳，救逆固脱，或有挽救之可能。

二十七、下利，有微热而渴，脉弱者，今自愈。

〔论注〕此条是从脉证以测下利自愈之转机。其自愈的机理，在于下利，无论飧泄或滞下，均以肾阳为本，胃气为主。有微热，正气尚温和，阳气未衰；兼渴，为胃气有余；脉弱而正气虽虚，但邪热亦不盛，故可自愈。

〔指难〕本条重点是下利的自愈判断。一般来说，下利不宜发热，如初起发热而渴，多属表里俱病，或里热外蒸，多为阳证或实证；无热不渴，多属阴证或虚证，皆不能自愈。若久利发热，多属阴竭阳越，属于险证、危证。此条乃下利轻微而论也。

二十八、下利脉数，有微热，汗出，今自愈；设脉紧，为未解。

〔论注〕此条为下利兼表邪的转化。其病理转化，在于表气透者，病邪随汗而解，下利可自愈；表气不透，里气不和，仍不能解。其自愈的机理，在于下利为阴病，数为阳脉，阴证得阳脉者顺；脉数有微热，脉证相符，病邪尚浅；汗出，为正气能鼓动病邪外达，病邪随汗而解，表里和，故可自愈。假设脉紧，为寒邪尚在，正气不能鼓动病邪外泄，表气不透，则里气不达，表里不和，故为未解也。

〔指难〕本条难点是自愈的转机。历代注家有四种见解：①徐忠可认为是"阳胜而热从外泄"；②魏念庭认为是"阳升利止"；③程云来认为是"表里俱和"；④尤在泾认为是"阳复而病势外达"。我认为四种见解基本精神相同，但其中魏、程二氏的见解较为确切。一般下利，兼表证者，务须"表里俱和"，方能"阳升利止"，并非指痢疾而论。

二十九、下利，脉数而渴者，今自愈；设不差，必圊脓血，以有热故也。

〔论注〕此条为热利的自愈转机和湿热痢的病理转化。若属一般肠胃有热之下利，脉数而渴，为胃阳过旺，通过渴饮，胃肠之热邪解，可以自愈；若渴饮而下利不差，多属热毒滞于肠胃过甚。其病理发展，渴而脉数，为热在气分，气机郁滞，进而干及血分，大肠的络脉损伤，故必便脓血，成为湿热滞痢，故曰以有热故也。

〔指难〕本条重点是"利"与"痢"之辨和轻重之分。古无痢疾之名，统称下利或滞利。所以下利，包括洞泻、飧泄、溏泄、水泻、热迫下利、滞痢等病证。至于轻重，不分各种下利，关键在于胃气之衰盛。胃气旺者易治，胃气衰者难医。至于自愈转机，多指一般热利而言，并非痢疾而论也。同时虚寒洞泻、湿热水泻，又属重证，前者易伤阳气，后者易伤气阴，又是不可忽略的重点所在。

三十、下利，脉反弦，发热身汗者，自愈。

〔论注〕此条为下利兼表邪的自愈脉证。一般来说，下利热盛则脉数，正虚邪轻则脉弱，虚寒下利则脉沉细，今见弦脉，故称曰反。此处之弦脉，并非沉弦下重之痢疾可比，应为浮弦之脉。其虽发热属新病，弦为少阳本脉，病邪由少阳之升发，周身出汗，热邪随汗而解，此阳升利止之象，故曰自愈。

〔指难〕本条的重点是自愈的含义。本条之下利，并非痢疾，乃表邪内陷所致。至于自愈：一是阳气升发而汗出，病邪随汗解可以自愈；二是治表不治下利，下利可愈。如下利兼表邪，里阳不虚，其治法当解表以和里，"用逆挽之法，卫外之阳，领邪同归于表"，病邪随汗解而下利可愈，并非不药而自愈。

三十一、下利清谷，不可攻其表，汗出必胀满。

〔论注〕此条为虚寒下利忌表。下利清谷，从症状来说，为下利清冷，完谷未化；从病理来说，多属脾胃虚寒，寒则不能杀谷，阳虚不能腐熟水谷所致。此种病证如兼表邪，应以救里为主，不可单从攻表。如误汗之，汗出伤阳，清阳愈陷，浊阴愈逆，故生胀满。

〔指难〕本条重点有二：①虚寒下利兼表证的治则：其治法应根据阳虚之程度而定，如里阳虚甚，则宜先治里而后治表；如阳虚不甚，则可温补脾胃为主，佐以升阳解表，切不可单纯发汗治表，阳气更伤，产生他变。②下利清谷与水泻的区别：水泻初起，多属湿热，或湿热夹食，热迫下泻，泻下黄水而灼肛，腹痛则泻，泻后痛止，易于耗伤气阴，治宜益气养阴为主，佐以清热利水，或辅以消食。清谷乃完谷未化，泄出物澄彻清冷，腹不痛，初起多属脾胃阳虚，久则属脾肾阳虚，治宜温补脾胃，或温补脾肾。两者，一宜清利，一宜温补，不可混淆。

三十二、下利腹胀满，身体疼痛者，先温其里，乃攻其表。温里宜四逆汤，攻表宜桂枝汤。

四逆汤方：方见上。

桂枝汤方：

桂枝9g（去皮） 芍药9g 甘草6g（炙） 生姜9g 大枣12枚

上五味，哎咀，以水700mL，微火煮取300mL，去滓，适寒温服100mL。服已须臾，啜热稀粥一碗，以助药力。温覆令一时许，遍身漐漐微似有汗者，益佳。不可令如水淋漓。若一服汗出病差，停后服。

〔论注〕此条为表里同病的先后治法。其下利的病理，在于脾肾虚寒，正气不足，阳虚失运，寒滞而腹满，虽有身体疼痛的表证，此时里证已急，故宜先温里而后治表。温里用四逆汤，在于振复胃（脾）肾之阳，里阳复而下利可止，阴寒散而腹满可消，以防阳气之虚脱。此时里阳复下利止，表邪仍在者，再用桂枝汤以温运中阳，调和营卫而祛外邪。

〔指难〕本条重点是表里同病的治法。此种治法只适宜虚证（阳虚证）、寒证（里寒证）、虚寒洞泄而兼表证者，不宜于阳证和实证。如素体阳旺，表里同病者，应当先解表而后治里，以防表邪内陷，或治里以透表（里热一清，表邪自透）。即或阳虚，正气不大虚者，采用表里同治，治表兼以和里。总视其病理变化而定。

〔**例案**〕刘某，男，51岁，峨眉电影制片干部，1983年1月3日初诊。因昨日吃水果汁后，昨晚腹泻7次，今晨2次，邀我诊治。症现恶风，头痛，微发热，卧床乏力，不思食，舌淡苔白腻，脉浮缓右关滑。此为风伤营卫、脾虚夹湿之下利证，拟以健脾利湿、和调营卫之法，方用：桂枝10g，白芍12g，生姜12g，大枣12g，甘草3g，薏苡仁30g，茯苓15g。嘱服1剂，服按桂枝汤法。

1月4日复诊：病人服上方1次后，腹泻即止，能吃稀粥。现欲呕，口苦，两侧头痛，往来寒热，舌淡苔左白右黄而润，脉浮弦。此太阳之邪传入少阳之半表半里证，拟用和解少阳之法。方用：柴胡10g，黄芩12g，半夏12g，北沙参15g，生姜12g，甘草3g，大枣15g。嘱服2剂，即告痊愈。

本例患者体质阳虚，吃水果汁损伤脾胃之阳，脾失健运，以致湿流大肠而腹泻；夜间多次大便而感受风邪，以致太阳之表与太阴之里同病。采用解表以和里，表里同治，邪传少阳又用和解之法，少阳之枢机利而病愈，此随病机之变而辨治之。

三十三、下利后脉绝，手足厥冷，晬时①脉还，手足温者生，脉不还者死。

①晬时：即一昼夜时间。

〔**论注**〕此条为利后脉绝、肢厥的危候。其脉绝、肢厥的机理：利后出现，在于真阴先伤，元阳大损，脾胃之阳气大虚所致。因为人之脉，资始于肾，资生于中焦，脉失资生之源，故寸口脉绝；四肢为诸阳之本，脾肾所主，脾阳不运，肾阳不温，故手足厥冷。晬时脉还，手足温者，为脾肾之阳气来复，故曰生；若晬时脉仍不还，手足仍不温者，为真阴将竭，元阳将脱，故曰主死。

〔指难〕本条的疑点是对"晬时脉还"之争。历代注家有五种见解：①赵以德认为是"气血暂息"；②尤在泾认为是"经气循环一周"；③陈修园认为是"阴阳循环五十度"；④章虚谷认为是"阴阳相生，阳复脉还"；⑤黄坤载认为是"中土之气未败"。我认为乃阴阳之精气尚存，循环一周，终而复始，阳气回复。

其重点又在论治。生死之机，全平乎脉；脉虽主于心，根于肾而生于中焦，关键又在于阳气，所以治法又在回阳通脉。急用灸百会、内关、中脘，合通脉四逆汤加人参，以回阳通脉，补气生津，频频少与服之，晬时脉还、厥回者生；若脉不还，厥不回，是脾肾大败，阳气已绝，不可为也。

三十四、下利，脉沉而迟，其人面少赤，身有微热，下利清谷者，必郁冒汗出而解，病人必微厥，所以然者，其面戴阳①，下虚故也。

①戴阳：两颧偶尔出现如涂朱，即娇嫩色白，白中带嫩红。

〔论注〕此条为真寒假热的下利脉证。下利脉沉而迟，乃肾阳不温，脾阳失运，阳虚阴盛之象。阴盛阳浮而越，阴盛于下，则格阳于上，故面少赤；阴盛于内，格阳于外，故身见微热，皆假热之候。下利清谷，系脾胃阳虚，不能腐熟水谷，乃在里之真寒证也。由于阳虚而复感外寒，所以必郁冒汗出而解，乃阳升寒去之病理转化。此种转化，阳虽虚而正气尚可维持，能与外邪相争，得汗则阳气升发，外邪随汗而解，郁冒可除，内外和而身微热亦可去。由于阳气初回，故病人必微厥。所以，其面之少赤，是为戴阳。戴阳者，元阳不足，假阳上浮，下元虚故也。

〔**指难**〕本条的重点有二：①病理和论治：此为肾阳不足，命门火衰，不足以上温脾土，脾肾虚寒，阴盛阳越的病理变化，属于虚寒洞泄之证。在郁冒未解之前，可用通脉四逆汤加葱白，以救逆回阳，升阳祛寒。②几种面赤的鉴别：阳明热盛之面赤，是全面正赤，高热或日晡发热；虚热之颧赤，为阴虚而虚热不潜，是两颧潮红，子午尤甚，五心亦潮热；心病之颧赤，多为心虚夹瘀，两颧常紫赤（高寒地区除外）；戴阳之面少赤，为阴盛格阳而上浮，是两颧如涂朱，娇嫩带白，偶尔现于两颧，四肢厥而掌心不温，以此为辨。

三十五、下利清谷，里寒外热，汗出而厥者，通脉四逆汤主之。

附子大者 1 枚（生用）　干姜 9g $\frac{强人}{可\ 12g。}$　甘草 6g（炙）

上三味，以水 300mL，煮取 120mL，去滓，分温再服。

〔**论注**〕此条为虚寒利厥的证治。下利清谷，既由中阳虚为主，又与肾阳衰不能温升有关，故泻清水而夹完谷未化，其便出物既多且畅而腹不痛，乃虚寒洞泄，故曰里寒。里寒既盛，则格阳于外，而外现微热；正因阳气衰微，故汗出而厥。其病理为脾胃阳虚，肾阳亦微，阴寒内盛，阳气外亡之局。此为阳虚寒盛之利厥证，故用回阳通脉、温经救逆之法主治。

〔**指难**〕本条的重点有三：①四逆汤与通脉汤的比较：两方药物相同，其方名为何不同？在于剂量不同，后者倍干姜，附子亦大于前方。但生附子临床少用，宜慎之。以上两方主治证候虽有轻重的不同，阳虚寒厥则一也，回阳救逆则一也。②通脉的意义：《甲乙经》说："人常禀气于胃，脉以胃气为本。"因为卫源于胃，营源于脾，"营行脉中，卫行脉外"，由于倍用干姜，火温中阳，中阳健，元阳复，以达脉通厥回之效，故曰通脉。③临证运用：以上两方，不分呕与不呕、下利与不下利，只要属脾肾阳虚之寒厥，都可据病情的重危予以选用。若现神志不清，呼吸微弱，手撒，脉沉细欲绝，属阳气虚脱之危证者，于以上两方中加人参，疗效较稳定。

三十六、下利，三部脉皆平，按之心下坚者，急下之。宜大承气汤。方见痓病中。

〔论注〕此条为邪实之可下脉证。下利之后，三部脉皆平，其脉虽不实，并不虚弱，正气未虚，按之心坚硬者，为有形之实邪停积于胃肠之证，故宜下之，以攻下其有形之实邪。

〔指难〕本条的重点在于"心下坚"。《伤寒论》有"心下硬满者，不可攻之"之戒，此处用大承气汤攻下，在于《伤寒论》系邪聚阳明之膈，并非胃实而腹不胀满，大便自利，或兼有阳明经证，故不可攻之，"攻之利遂不止者死"；此乃杂病，在于胃肠有实积，腹满而大便不畅，又无表邪者，故可酌用攻下，以去宿积而泄实热，大便畅而心下自舒矣。

三十七、下利，脉迟而滑者，实也。利未欲止，宜下之，宜大承气汤。

〔论注〕此条为宿食停积的可下之脉。一般来说，迟脉为寒，滑主食积，迟滑并见，乃宿食停积肠胃，气机被滞，气滞而脉迟，是迟滑有力，故曰实也。由于实邪未尽，宿食滞于肠，热结下利，故曰利未欲止。乘其正气未虚，故宜急下之，以攻下宿食和实热之邪。

三十八、下利，脉反滑者，当有所去，下乃愈，宜大承气汤。

〔论注〕此条仍为实邪之可下脉证。一般来说，脾虚下利，脉多虚弱；虚寒洞泄，脉多沉细；湿热滞痢，脉多沉弦。此为滑脉，故称之曰反。《脉经》说："脉滑者，为病食也。"滑为水谷气盛，内停宿食，腹部既满且痛，满痛交加，为宿食与实热内蕴，热迫下利，故曰当有所去，所以宜下之。有形之实邪去，则下利可愈。

三十九、下利已差，至其年月日时复发者，以病不尽故也。当下之，宜大承气汤。

〔论注〕此条为痢疾复发之可下证。一般下利，少有至期复发之理，惟痢疾治未彻底，余邪未尽，来年复感湿热之新邪，新邪引动隐僻之旧邪，故易于复发。若体质阳热旺盛，复发时正气未虚，确有可下之证者，方可酌用下法以攻其实邪。

〔指难〕以上几条应当掌握的有两点：①湿热痢之治则：湿热痢疾，多发于夏秋之际。其治疗原则，应以清热除湿为主，佐以调气理血。如脾虚而夹湿热者，应以实脾运脾，清热除湿，佐以理气活血，如胃阴不足者，应以甘寒养胃，清热除湿，佐以调理肝肺，慎用攻下，以防伤正。②适应证：以上几条均用大承气汤，以理论来讲，是本《素问·至真要大论》"通因通用"之治则。但从临证实践来说，必须是实热内蕴较盛，或宿食与实热内蕴，腹痛且胀，下利不畅，满、痛、燥、实四症俱备者，方可用苦寒攻下之剂，以泄实热之邪，否则必须慎之。

四十、下利谵语者，有燥屎也，小承气汤主之。

大黄12g（酒洗）　厚朴6g（炙去皮）　枳实大者3枚（炙）

上三味，以水400mL，煮取120mL，去滓，分温二服，得利则止。

〔**论注**〕此条为下利谵语的证治。疾而乱语曰谵语，谵语，里实证也。但阳明实热，大便多燥结，下利腑气已通，言有燥屎者，其下利必不畅，且有脘痞腹满，舌红苔黄燥，脉数有力等脉证，方证才符。其病理为实热内蕴阳明，下利腑气虽通，胃之实热仍盛。此为热结旁流之证，故用泄热导滞之法主治。

〔**指难**〕本条重点在于谵语，尤其是谵语与郑声的鉴别。其鉴别如下：

实则谵语，可分阳明谵语和温病谵语。

阳明轻证谵语：睡中呢喃，疾而寐语——乱语，呼之即醒，醒后神志清楚；高热神清，口渴，汗出，脉洪大。病理为阳明无形燥热，上扰心神。治宜清热生津。

阳明重证谵语：疾而寐语——乱语，呼之可醒；潮热神清，自汗，便秘或热结旁流，腹满而痛，脉实。病理为阳明实热，热扰心神。治宜泄下实热。

温病谵语：疾而妄言妄语——乱语，高热神昏，神志不清；甚则四肢挛急，双目直视，脉象洪数。病理为热犯心包。治宜清心开窍。

虚则郑声：昏昏而言语反复——重语，声音低微，语言不清，神志不清；表里舌脉皆无热象，全身呈现一派虚象。病因为发汗太过，病理为气精两伤，精虚神乱。治宜益气填精开窍。

四十一、下利，寸脉反浮数，尺中自涩者，必圊脓血。

〔**论注**〕此条为热痢脉证。下利其病在里，其脉应沉；若属虚寒，脉当沉细，今见浮数，故称之曰反。其脉浮数的机理，寸属阳，阳为气，数为热，浮数之脉见于寸部，乃热壅气分之病理现象。下利病变在肠，不仅气分热壅，大肠之血分亦受伤，故尺中脉自涩。至于必圊脓血，乃热毒伤及血络，变为脓血，此又热入之深也。

〔指难〕本条的疑点，主要是脉理之争。历代注家有四种见解：①赵以德认为是"阴阳气血不和"；②程云来认为是"有余和不足"；③陈修园认为是"阳强阴弱"；④《医宗金鉴》认为是"热陷血分"。我认为①和④之说较为妥当。因为寸脉肺气主之，肺与大肠相合，浮数之脉在寸部，乃气分热盛；涩脉在尺中，乃热毒伤及大肠络脉，以致气血失调，气郁血滞，热壅在肠所致。

四十二、热利下重者，白头翁汤主之。

白头翁 6g　黄连 9g　黄柏 9g　秦皮 9g

上四味，以水 700mL，煮取 200mL，去滓，温服 100mL；不愈，更服。

〔论注〕此条为热痢的证治。热利之"热"字，既含有病因为湿热，又概括证型。热利下重者，在于热毒在肠，故现腹痛里急，大便频而肛门重坠，便出滞涩，便出物黏滞或兼脓血，舌红苔黄，脉弦数或沉弦等脉证。其病理为肺气膹郁，肝热下迫，湿热之毒滞于肠，气机不畅所致。此为湿热滞痢之证，故用清热除湿、凉血解毒之法主治。

〔指难〕本条的重点有二：①本证特点：里急后重，腹痛即便，便出滞涩艰难为其主要特点，乃湿热之毒壅滞在肠，肝肺失调所致。②方义和运用：方中白头翁、秦皮清热凉血而条达肝木；黄连、黄柏苦以除湿，寒以清热解毒，使湿热去而热毒解，气机调达而后重自除，热痢可愈。在运用本方时，加入桔梗、白芍、木香，以调气开肺，平肝抑木，促使肝（血）肺（气）调达而效更佳。

巴蜀名医遗珍系列丛书

〔**例案**〕刘某，男，40岁，四川省运输公司干部。1980年8月2日，腹痛下痢3天求诊：3天前腹痛即便，里急后重急剧，肛门如物重坠，便出滞涩艰难，便出物黏滞秽臭难堪；昨天开始便脓血，日夜登厕达20～30次，饮食尚可。经某医院诊断为细菌性痢疾，服西药治疗无效。现症如上述，精神郁闷，舌红苔根黄腻，脉沉弦而数。此为肝肺不调湿热滞痢，拟以清热除湿，调气平肝。方用：白头翁30g，秦皮15g，黄连10g，黄柏15g，桔梗12g，白芍12g，云木香1.5g。嘱服2剂。

8月4日复诊：病人服上方2剂后，诸症大减，便次日夜5～10次，其余同上。效不更法，仍于上方加玄胡6g，铁苋菜40g，以调气活血，解毒清热。

8月7日三诊：病人服上方2剂，诸症消失，仅感精神欠佳，饮食稍差，用调理脾胃善后而康复。

本例患者曾有菌痢史，每年秋天复发1～2次，有5年均用西药治疗，每次一月左右方能治愈。今年又复发，先服西药3天不显效，改服中药。可见湿热之毒隐僻在肠间，已为根深蒂固之证，一发病则现肺气腈郁，肝热下迫，疏泄过度，湿热之毒滞于肠，既伤络脉，气机又不畅，故里急后重，下利脓血等湿热滞痢之症群生。始终抓住清热除湿，解毒调气，活血定痛论治。治愈后又从脾胃以资巩固，已有三年未复发。

四十三、下利，便脓血者，桃花汤主之。

赤石脂50g（一半到，一半筛末）干姜3g 粳米15g

上三味，以水700mL，煮米令熟，去滓，温服70mL，内赤石脂末4g，日三服；若一服愈，余勿服。

〔**论注**〕此条为虚寒下利之证治。下利便脓血，一般来说，多属湿热滞于大肠，热毒损伤络脉所导致。也有下利久不愈，中焦虚寒所形成。以药测证，虽下利脓血，既无里急后重，且下利无度或失禁，即或腹痛，多是隐痛，舌淡苔薄白，脉细弱等脉证才符。其病理为体质阳虚，中焦虚寒，大肠失约，络脉不固所致。此为虚寒滑利之证，故用温中涩肠之法主治。

〔指难〕本条的重点有二：①方义和适应证：方中赤石脂色如桃花，故以此名方。其味甘酸，功专收涩，入下焦血分以固大肠之滑脱；干姜辛温，功专温中，入中焦气分而补虚；粳米甘寒，调固养阴而护胃气，此治下利之又一法则。其主症是下利无度，甚则失禁，舌脉证呈现一派虚寒现象者宜之。②注意之点：a.服法：本方不宜多服，利止即停，以免导致便秘、腹满之后患。b.禁忌：凡下利初起，里急后重显著，或下利不畅者，均非本方所宜。

四十四、下利后更烦，按之心下濡者，为虚烦也，栀子豉汤主之。

栀子 14 枚　香豉 12g（绵裹）

上二味，以水 400mL，先煮栀子，将 250mL，内豉，煮取 150mL，去滓，分三服，温进一服，得吐即吐。

〔论注〕此条为虚烦之证治。所谓更烦，是说其下利时或下利前，已有烦闷不安的症状，下利后肠间之热邪虽去，胃脘有余热，故烦更甚。所云虚烦，并非虚弱之虚，是与承气证心下硬满之实烦相对照而论，故按之心下濡，乃余热上扰心胃，心胃被郁所致。此为郁热上扰之虚烦证，故用清热除烦之法主治。

〔指难〕本条的重点在于方药。本方是否是吐剂？主要在于剂量和煎法。如香豉分量少于栀子一半，两味同煎，只有清热除烦之功，并无涌吐之弊；如香豉大于栀子一倍，栀子先煎，后内香豉，既有涌吐之功，又有除烦之效。所以，有少数注家认为本方是涌吐剂，在于方后注说"得吐则止"，而顺解也。

四十五、下利气者，当利小便。

〔论注〕此条为下利矢气之治则。所论下利气者，是指下利时而矢气。从病理而论，在于水与气滞于肠。肠者，畅也。正因气机失畅，以致气不化而水谷不分，不能分清别浊而传糟粕，于是水与气滞于肠而下注肛门。其治法，当利小便，正如喻氏所说"急开支河"者是也。也就是利其水，水去气畅而下利可愈。

〔指难〕本条的重点是病证。本病多由水泻初起，湿热为患，致使肠道水与气互滞，肠道之气机失畅，其治法以利水为主，佐以调气清热，使水利气畅，其病可愈。若久利矢气，又多属脾虚气陷之证，其治法又应以培补脾气为主，佐以利水。

四十六、气利，诃黎勒散主之。

诃黎勒 10 枚（煨）

上一味，为散，粥饮和，顿服。疑非仲景方。

〔论注〕此条为气利证治。所论气利，是下利之物，其色白，不夹脓血，其病变在肠，邪在大肠气分，未伤及阴络，乃大肠气分病也，故用敛肺涩肠之法主治。如气利不畅，是"塞因塞用"之义耳。

〔指难〕本条的重点有二：①方义：关于诃黎勒之解，赵以德别具一格，他说："诃黎勒有通有涩，通以下泄，消宿食，破结气；涩以固肠脱，佐以粥饮引肠胃，更补虚也。"诃黎勒（诃子）生用性平味酸，有生津止渴，敛肺止咳之效；煨用性酸温，敛肺止利，涩以固肠，凡久咳、久泻，属虚证者宜之。②病证：至于气利之解，现代有医者认为下利之物，其色纯白，不夹脓血，其病变在肠，邪在大肠气分，未伤阴络，乃大肠气分病也，故曰气利。运用本方者，在于涩肠。诃黎勒对细菌性痢疾有抑制作用，此说可资参考。

四十七、下利肺痛①，紫参汤主之。

紫参25g　甘草9g

上二味，以水500mL，先煮紫参，取200mL，内甘草，煮取150mL，分温三服。

①肺痛：当作腹痛，如程云来谓："肺痛未详，或云肺痛当是腹痛。"

〔论注〕此为下利腹痛之证治。下利，肠胃病也，与肺有关，肺与大肠相合，肺热移于大肠而为下利，热壅大肠则腹痛。此为热利之腹痛，故用清热止痛之法主治。

〔指难〕本条的重点是方药。关于紫参究属何物？陈修园认为它近似桔梗；《金匮要略译释》疑为紫菀之误，《本草经》中一名牡蒙；近代有医者认为是丹参，但丹参属唇形科植物，紫参属蓼科植物，本草中二物分载，不可混也。

根据《本草纲目》《本草推陈》以及《中药大辞典》等所载，紫参与拳参科属相同，功效基本相同，虽是两种植物，但可借用。

两者功用：

紫参：性味苦凉微寒，清热镇惊，理湿消肿。《现代实用中药》"内服治赤痢"；《广西中药志》"治肠胃湿热，赤痢；外用治口糜，痈肿，火伤"。

巴蜀名医遗珍系列丛书

拳参：据《中华人民共和国药典》所载，有清热解毒和收敛作用。主治肠炎、痢疾、肝炎；外治口腔糜烂，咽喉溃疡。

用量：《中药大辞典》内服煎汤 3 ～ 9g；或研末作丸，散均可；《本草推陈》每日 9 ～ 15g，作煎剂或散剂均可。可见两者用量，紫参或拳参每天 10 ～ 15g，煎服或散剂均可，与甘草同伍，主要功用有清热止痛之效，如热滞大肠之热利腹痛者有效。

附方一：《千金翼》小承气汤治大便不通，哕数，谵语。方见上。

〔论注〕其导致大便不通和呃逆、谵语之病理，在于实热内蕴胃肠，在下则腑气不行，在上则热气动膈，在中则热扰胃腑，故形成以上病变。此为实热蕴结阳明之证，故用泄热导滞之小承气汤主治，促使大便通畅，实热下泄，则诸症可平。

〔指难〕本方附于此的意义。由于孙奇、林亿等校正本书时所附，以补本篇"哕而腹满"、后部不利而设。本方枳实用量为 5 枚，而《伤寒论》和《金匮要略》正方均为 3 枚，故本方理气导滞之力更强，与本篇"下利谵语者，有燥屎也"，基本相同。彼多下利，此多哕数，其兼症虽不同，实热内结阳明则一也。

附方二：《外台秘要》黄芩汤治干呕下利。

黄芩 9g　人参 9g　干姜 9g　桂枝 3g　大枣 12 枚　半夏 7.5g

上六味，以水 700mL，煮取 300mL，温分三服。

〔论注〕从药测证，此处之下利，既无里急后重之主症，又无稠黏灼肛之热象，下利物多溏薄清稀，干呕而舌脉亦无热邪之征。其病理为中焦阳虚，脾胃不足以温化，转输运化之功能紊乱，于是胃气上逆而脾气失摄。此为脾胃虚寒之呕利证，故用益气温中、降逆止呕之法主治。

〔**指难**〕本证与本篇第 11 条比较：从主症而论，前者是"干呕而利"，此为"干呕下利"，两者相同。从方药来看，本方与黄芩加半夏生姜汤则不同，彼有芍药、甘草、生姜，此方有人参、干姜、桂枝，可见本方重点在于温中益气，方中虽有黄芩，但不在于清热以治下利，而在以苦折之以为反佐，以折上逆之气与半夏同伍而治干呕。前者因胃气不和而肠中有热，所致之呕利；后者为脾胃虚寒，兼夹郁热所致之呕利，由于证型不同，所以治法迥异。

疮痈肠痈浸淫病脉证并治第十八

本篇所论，有痈肿、肠痈、金疮、浸淫疮等四种病证，同属于外科疾病，故合为一篇论述。其中疮痈，《内经》论之较详。如《灵枢·痈疽》说："营卫稽留于经脉之中，则血泣（涩）而不行，不行则卫气从之而不通，壅遏而不得行故热，大热不止，热胜则肉腐，肉腐则为脓，然不能陷骨，髓不为焦枯，五脏不为伤，故名曰痈。"对外痈的病理和病势发展，已有明确认识和记载。痈肿有外痈和内痈两大范畴，如本篇之一、二条为论述外痈之脉证，三、四两条专对肠痈论治，属内痈之一。其中金疮、浸淫疮，虽有方而缺证，但有病名，是古代之省文法，仍有实际价值。

一、诸浮脉数，应当发热，而反洒淅恶寒，若有痛处，当发其痈。①

①《注解伤寒论·辨脉法》无"反"字；"痛处"之下，有"饮食如常"五字；"当发其痈"，作"蓄积有痈也"五字，似更明确，应从之。

〔论注〕此条为外痈初起的脉证和病机。脉浮而数，为外感风热之脉，风热应当发热，而现洒淅恶寒，故称曰反。但此处之恶寒，是热在营分，而寒滞卫分，营热而卫不能与营和所致。从疼痛来说，外感风热，则全身疼痛而头亦痛，若仅局部之定点疼痛，则非外感明矣。不仅营热卫壅，局部之气血亦将凝滞，故曰当发其痈。总之，卫气以行营气，营气被热毒所阻，反而抑遏其卫气，营卫被壅滞，进而局部之气血被热毒瘀结，为痈肿初起的主要病理。

〔指难〕本条的重点有二：①外痈初起判断：在于"若有痛处"，是判断外痈的着眼点。因为外痈初起，必有局部疼痛，逐渐到肿痛，以致红肿疼痛。②"当发其痈"之争。历代注家有两种见解：a.魏念庭等认为是"发生痈肿"；b. 徐忠可等认为是"发散"。

我认为各有道理：①发生痈肿先兆，当分内痈和外痈，如内痈之肺痈初起，类似外感风热脉证，兼见胸部不适，用辛凉解表后，发热不退，咳嗽增剧或见胸痛者，多属肺痈初起之征。②外痈初起，局部肿痛，或局部红肿疼痛，可用发散外托，或发散解毒，使毒邪宣散而解，不致成痈化脓。

二、师曰：诸痈肿，欲知有脓无脓，以手掩肿上，热者为有脓，不热者为无脓。

〔论注〕此条从扪诊以测外痈之有脓无脓。痈肿初成，轻者，热在营而卫气被滞；重者，局部的气血已被热毒瘀阻，卫气不能运行，毒已聚而不散。痈肿既成，辨别有脓无脓，以手按肿处，有热感者，为热毒聚而肉腐，腐则为脓；无热感者，热毒未聚而肉未腐，故为无脓。

〔指难〕本条需要掌握的有两点：①辨脓法：经历代医家总结，除辨热与不热外，还发展到辨软、硬、陷、起、痛与不痛，以及颜色之变与不变等，如此综合分析更为全面。可参考后世《外科正宗》痈疽门，辨痈肿的程度更加完善。②外痈治则：初起肿痛不红者，可用解表散毒法；如肿痛色红而硬者（脓将成），宜清热解毒、理气活血法；如按之灼热而痛甚者（脓初成），宜清热解毒排脓法；如按之软而复起者（脓已成），宜排脓解毒法；脓成已溃者，宜生肌扶正法，这是治外痈的基本原则，再据兼症的不同，用兼治之法更善矣。

三、肠痈者，少腹①肿痞，按之即痛如淋，小便自调，时时发热，自汗出，复恶寒。其脉迟紧者，脓未成，可下之，当有血；脉洪数者，

巴蜀名医遗珍系列丛书

脓已成，不可下也。大黄牡丹皮汤主之。

大黄 12g　牡丹皮 3g　桃仁 50 个　瓜子 7.5g　芒硝 9g

上五味，以水 600mL，煮取 100mL，去滓，内芒硝，再煎沸，顿服之。有脓，当下；如无脓，当下血。

①少腹：小腹之两侧称少腹。

〔论注〕此条为肠痈脓未成和初成之证治。肠痈为热毒壅滞，瘀结于阑门。瘀热内结，故少腹肿痞，为肠痈初成之象。按之即痛如淋，乃热毒壅聚，血瘀热积之征。其病变在肠，膀胱无热，故小便自调。至于时时发热，自汗出，乃热滞营血，热邪外张所致。由于热壅营血而卫气必滞，故虽自汗而复恶寒。其脉迟而紧急有力，乃热积血瘀之象，为脓未成，可用下法，以攻其瘀热积血，血行气畅，肠痈可愈。若脉洪数者，乃热毒瘀积，以致血腐肉败，已化为脓，慎用攻下。

至于"大黄牡丹皮汤主之"句，应在"脓未成，可下之"之下，一是古代倒装文法；二是肠痈日久，热毒已化为脓，瘀热已减，对攻下应慎之。其病理为瘀热积于肠，局部之气壅血瘀，热毒内结，以致积热积血互结。此为瘀热内结之肠痈实证，故用泄热逐瘀、破血排脓之法主治。

〔指难〕本条的重点有三：①方义和适应证：方中大黄泄热以下瘀血，芒硝润结以攻积热，丹皮、桃仁破血逐瘀，瓜子（冬瓜仁）排脓去积，促使积热积血去，则痈肿可消，肠痈可愈。主治急性肠痈，不分脓未成，或脓初成、脓已成，只要热盛、便秘、体实均可运用。故方后注说："有脓，当下；无脓，当下血。"但急性阑尾穿孔者，禁用。②本方加减：如热毒瘀结甚，肠痈初起者，加紫花地丁、红藤、败酱草之类，以清热解毒，如热结旁流，腹泻灼肛者，可去大黄、芒硝，加薏苡仁、茯苓、红藤、败酱之类，以清热解毒，排脓利水。③服法：由于病重证急，变化较快，服药次数应日夜二剂，加快服药，日三夜三服之，或可多进。

四、肠痈之为病，其身甲错①，腹皮急②，按之濡，如肿状，腹无积聚，身无热，脉数，此为肠内有痈脓，薏苡附子败酱散主之。

薏苡仁 3g　附子 0.6g　败酱草 1.5g

上三味，杵为末，取 4g，以水 200mL，煎减半，顿服，小便当下。

①甲错：皮曰甲，理粗而不润泽曰错。甲错是形容皮肤粗糙不平，干燥而不润泽。

②腹皮急：局部腹肌紧张。

〔**论注**〕此条为肠痈脓已成之证治。肠痈之为病，其局部甲错之形成，在于肠痈已成，局部之气血瘀阻，不能外荣肌肤所致。肠痈属有形之痈肿，故腹皮紧急；按之濡软如肿状，乃痈肿已化脓，故腹无积聚硬块。由于脓成未溃，热毒已化为脓，故身无热；脓成则血燥故脉数，脉数脓尚未溃，故曰此为肠内有痈脓。其病理为热毒瘀结于肠，传导不利，以致局部之气血凝滞，郁蒸而肉腐，则成痈化脓。此脓成未溃之肠痈证，故用排脓解毒、通阳散结之法主治。

〔**指难**〕本条的重点有二：①方义和运用：方中重用苡仁排脓而利湿；败酱清积热而解毒；附子量少，借其辛热之剽悍，以行郁滞之气。方后注说："小便当下。"应为大便当泄污秽脓血，脓去则肠痈可已矣。在临证运用时，由于肠痈毕竟属瘀热所致，可加丹皮、桃仁之品，以活血化瘀，加解毒排脓之红藤、冬瓜仁之类，其效更佳。②两方比较：大黄牡丹皮汤的辨证要点，在于"少腹肿痞，按之即痛如淋"（反跳痛），发热恶寒，便秘或大便不畅，舌红苔黄，脉迟有力或滑数，新病体实者宜之。薏苡附子败酱散的辨证要点，在于"腹皮急，按之濡"，不发热不恶寒，右下腹部疼痛较轻，舌质微红苔薄而微腻，脉洪数或虚数等脉证者宜之。总之，大黄牡丹皮汤主要用于急性阑尾炎，脓未成或脓初成，瘀热在里之实证者，宜用此方加减主治；薏苡附子败酱散多用于慢性阑尾炎，脓已成未溃，里热不盛，体虚脉弱者，用此方加减为宜。

五、浸淫疮，从口流向四肢者，可治；从四肢流来入口者，不可治。

〔论注〕此条为浸淫疮的预后转化。浸淫疮，在《内经》早有记载，如《素问·玉机真脏论》说："夏脉太过，则令人身热而肤痛，为浸淫。"《素问·气交大论》说，"发火太过，身热骨痛而为浸淫。"对本病仅提出属于火热伤及血脉而为病，尚缺具体症状。据《巢氏病源》说："浸淫疮是心家有风热，发于肌肤，初生甚小，先痒后痛而成疮，汁出浸渍肌肉，浸淫渐阔乃遍体。"再据《备急千金要方》说："浸淫疮者，浅搔之漫延长不止。瘙痒，初如疥，搔之转生汁相连者是也。"由于本病浸淫蔓延，虽属肌肤之病，实随脏腑相传，如从口流向四肢者，其疮毒有外出之势，故为可治；若从四肢流漫入口者，其疮毒有内传之机，伤及脏腑，故为不可治。

〔指难〕本条的重点有二：①对可治与不可治的理解：关于浸淫疮，向外传可治，向内传不可治，是古代对疾病传变的观察方法，有参考价值。与自脏入腑、自腑入脏的比较相同。从本病来说，可治应理解为单从皮肤治，不可治是不能单从皮肤治，虽属皮肤病，与内脏有关，应从内外结合治。②预后和救治：从临证来说，有疥疮或浸淫疮，如治不得当，或其他原因，突然消失者，乃疮毒入里，侵犯心营，预后多不良。其救治方法，据根病因和病理变化，立即采用宣散托邪、升提（辛凉或辛平或辛温）疮毒外出法，如疮外出者，可救；如不外出者，多属危证。如疮复外出，其色红润者，可治；其色紫暗者，难治；晦暗者，不治，乃疮毒深入营血耳。

六、浸淫疮，黄连粉主之。^{方未}^见

〔论注〕此条为浸淫疮的外治法。据上条论注引证可见，浸淫疮是一种黄水淋漓较顽固的皮肤病。其病理为热毒湿邪为患，两邪相混，热为湿滞而结，湿为热张而蔓延，所以浸渍肌肤，淫溢不已。此为湿热化毒之证，故用清热解毒之黄连粉粉之。

〔指难〕本条的重点是方药。由于本方已散佚，根据"诸痛痒疮，皆属于心"的精神，再从湿热化毒之病理，取黄连一味为粉，以清心火解热毒足矣。如元代齐德之用黄柏一味为散，调敷撒涂主治黄水疮，即从此方脱化而出。黄连主治浸淫疮，不仅疗效好而且又安全，可扩大运用范围。如用人乳浸泡黄连，主治火热赤眼；用开水浸泡，主治火热牙痛、舌肿、皮肤小节疮、疔疮等湿热火毒之证，皆有效。

七、问曰：寸口脉浮微而涩，法当亡血，若汗出。设不汗者云何？答曰：若身有疮，被刀斧所伤，亡血故也。

〔论注〕此条为金疮的脉证。寸口脉浮微，不兼表证，主气虚不固；涩主血少。浮微而涩之脉并见，主血虚而气不固，故应当自汗出。若不自汗出，又被刀斧所伤，已病金疮，在于血汗同源，阴血既虚，气亦无所附，夺血者无汗，此脉浮而不自汗出之理也。

八、病金疮，王不留行散主之。

巴蜀名医遗珍系列丛书

王不留行 3g（8月8日采）　蒴藋（音调）细叶 3g（7月7日采）
桑东南根白皮 3g（3月3日采）　甘草 5.4g　川椒 0.9g（除目及闭口，
去汗）　黄芩 0.6g　干姜 0.6g　厚朴 0.6g　芍药 0.6g

上九味，桑根皮以上三味烧灰存性，勿令灰过，各别杵筛，合治之
为散。服 4g。小疮即粉之，大疮但服之，产后亦可服；如风寒，桑根皮
勿取之。前三物皆阴干百日。

〔论注〕此条为金疮的证治。金疮不仅为刀斧所伤，还包括古代矛、
剑、戟、矢各种金属所伤。此种外伤疾病，必然损伤经脉肌肤，所伤之处，
营卫气血不能循经脉相贯而运行，故尔不易愈合，并需防风防水，细加包
扎。此为经脉损伤之外科病，故用续经脉、行气止血之法主治。

〔指难〕本条的重点是方药。方中王不留行化瘀散结；蒴藋叶（接
骨草）能治折伤，清热毒而续筋骨；桑根皮治脉绝。三味烧灰存性，取
黑色以止血而续经脉。此三物为治金疮之要药。黄芩、芍药入血分，清
热凉血以止血；干姜、川椒、厚朴入气分，以散寒理气；重用甘草以解
毒生肌，促使气调血和、经续肌生之效。方后注说："小疮粉之。"以止
血；"大疮但服之，产后亦可服"，取其止血，调气血而和阴阳；"如风
寒，桑根皮勿取之"，以其性寒泄肺滞邪之故耳。

附方一：排脓散方
枳实 16 枚　芍药 1.8g　桔梗 0.6g

上三味，杵为散，取鸡子黄 1 枚，以药散与鸡子黄相等，揉和令相
得，饮和服之，日一服。

〔指难〕本方主治病证未载。据《张氏医通》说："治内痈，脓从便
出。"再以药测证，可主治胃痈（下脘）和肠痈，脓成将溃或初溃、热
毒较盛之证，用本方以排脓化毒。

方中重用枳实，理气导滞泄满而除郁热；芍药凉血和血而定痛；桔梗开提气机而排脓；鸡子黄之甘润而护胃阴。一是枳实、桔梗以调气分之滞而排脓；一是鸡子黄以滋其血分之虚，促使气行血和，气行脓去，以达脓排毒去之效。方中芍药之运用，脓成未溃，其脉滑数，属瘀热较盛者，可用赤芍以凉血化瘀；如初溃或溃后，其脉虚数，属血虚虚热较盛者，可用白芍以养血滋阴，此临证之变化也。

附方二：排脓汤方

桔梗 9g　甘草 6g　生姜 3g　大枣 10 枚

上四味，以水 300mL，煮取 100mL，温服 50mL，日再服。

〔**指难**〕本方亦缺主治病证，亦据《张氏医通》所载"治内痈，脓从呕出"。再以药测证，可见本方为主治胃（上脘）痈或肺痈脓成初溃，舌脉证均无热象者，宜本方以排脓祛毒。

本方即肺痈桔梗汤加生姜、大枣组成。魏念庭认为："排脓汤一方，尤为缓治。盖上部胸咽之间，有欲成疮痈之机，即当急服也……疮痈未成者，服之可开解；已成者，服之则可吐脓血而愈矣。"但不分初起或初溃，热邪轻者宜之；若有热象者，方中之生姜不适宜，应去生姜。而有大枣以益脾补虚足矣。方中桔梗用于肺痈，在"肺痈篇"中已详叙，应根据脓血的多少而决定用量。

跗蹶手指臂肿转筋阴狐疝蛔虫病脉证治第十九

本篇是论述四肢病变和阴狐疝、蛔虫等五种病证。此种病证比较零星琐碎，不便单独成篇，所以它们合为一篇论述。

篇中的跗蹶，属于痹厥一类疾病，转筋多现于腨（音善）肠部拘挛疼痛，既有平时发现，也有其他疾病所引起。手指臂肿、阴狐疝等疾病，论述较简略，其中手指臂肿，临床少见，但其方药又有研究价值。蛔虫论述较详，是本篇的重点。

一、师曰：病跗蹶①，其人但能前，不能却，刺腨入二寸，此太阳经伤也。

①跗蹶：跗，即足背；蹶，《说文》作僵字解。跗蹶，是指足背僵直。

〔论注〕此条为跗蹶的病因和证治。跗蹶，但能前行、不能退却，为其主要症状；太阳经伤为其病因；刺腨为其治法。病跗蹶之因，在于人身的经脉，阳明行身之前，太阳行身之后，经脉柔和，则行动自如；经脉僵直，则步履艰难。此证能前行，证明阳明经脉无病；不能后退，乃太阳经脉受伤，故宜刺腨肠部以利太阳经脉。太阳经脉下贯腨内，腨肠虽由阳明所属，乃太阳经脉所过之处，刺之则促使太阳阳明之经气会合，气血畅通，可以恢复其步履。

〔指难〕本条的疑点，历代注家有三种见解：①吴谦认为有"缺文"；②周扬俊认为是"针刺后之后遗症"；③徐忠可认为是"跗蹶之证治"。如何对待？据针灸家的临证实践，腨肠部之承山、合阳、飞阳等穴，不仅可以针刺，而且可主治步履艰难的病症，只是承筋穴有禁针之说可作参考。可见后一种见解较为妥当。

其次应当弄清楚的有两点：①文中之"刺腨入二寸"，应在"此太阳经伤也"之后，是古代之倒装文法。②"刺腨入二寸"，而据针灸家认为，小腿部之俞穴，一般刺 0.8～1 寸，可能与古今之体格和尺寸不同有关。因此，文中之"2 寸"应当灵活掌握。

二、病人常以手指臂肿动，此人身体瞤瞤者，藜芦甘草汤主之。方未见。

〔论注〕此条为风痰之证治。据《素问·阴阳应象大论》说："风胜则动，湿胜则肿。"本证属湿聚为痰，风痰滞于手三阳和手三阴经脉（手之三阳自手走头，手之三阴从胸走手），则手指臂肿动；痰涎滞于胸膈，则可导致身体无制而振战。此为风痰在膈之证，故可用涌吐导痰之法主治。

〔指难〕本条的重点有二：①方药探讨和运用：原方虽散佚，但从方名看，藜芦、甘草即可主治。藜芦性微寒，能涌吐风痰；甘草甘缓以护胃气。但藜芦性寒有毒，涌吐之力强，用此方时需注意两点：一是剂量。一般藜芦用 6～10g，甘草 10～15g。二是运用。确属痰涎为患，用一般祛痰药不显效，身体较壮实者，方可运用。体强者每天服 1 饮；体稍弱者，隔天服 1 饮，空腹服。并可主治癫证。服后吐出大量痰涎，再酌以健脾祛痰，或清热祛痰，以资巩固。②关节病变的辨证：关节肿痛不得屈伸者，多属瘀血；关节不肿或肿而冷痛者，多属寒湿着痹；关节酸痛而不肿者，多属精血不足，关节肿而不痛者，多属于痰；关节肿动而不痛者，多属风痰，此关节病变之大概也。

三、转筋之为病，其人臂脚直，脉上下行，微弦。转筋入腹者，鸡

巴蜀名医遗珍系列丛书

屎白散主之。

鸡屎白

上一味，为散，取 4g，以水 60mL，和，温服。①

①和，温服：《肘后方》《外台备要》均作"煮三沸，顿服之，勿令病者知之"。

〔论注〕此条为转筋的证治。转筋之病，其原因虽多，但总的病理为筋脉挛急所致。正因筋脉挛急，故其人臂或脚强直，脉上下行；转筋之筋脉不柔和，在于局部，较痉病轻微，故其脉微弦。足三阴经脉，从足入腹，转筋之甚者，可随经脉上入于腹，牵引到少腹。此为湿热伤筋之转筋证，故用利湿清热之法主治。

〔指难〕本条的重点有二：①方义和适应证：鸡屎白性寒，通利大小便，能下气消积，有清热利湿之功。如《素问》鸡屎体治臌胀，通利大小便。因此，应兼有小便不利和屎黄热之主要症状，为本方所宜。②证型：转筋一证，多发生于腓肠部。其常见证型有：精血亏损，不足以濡润筋脉者，多以夜间发作，治宜补肾填精为主，佐以舒筋；有寒性霍乱，吐利过多，体液耗伤，阳气大衰不能温煦筋脉者，急宜救逆回阳为主，佐以益气生津，可用通脉四逆加人参汤主治；若属热性霍乱，吐利过多，津液大耗不能濡润筋脉者，王孟英主张用蚕矢汤（蚕砂、木瓜、豆卷、醋炒半夏、焦山栀）可作参考。我认为用参麦散以益气阴而生津固脱，更合病机。

四、阴狐疝气者，偏有大小，时时上下，蜘蛛散主之。

蜘蛛 14 枚（熬焦）　桂枝 1.5g

上二味，为散，取 3g，饮和服，日再服。蜜丸亦可。

〔论注〕此条为阴狐疝之证治。所论阴狐疝，简称狐疝。如刘完素说:"狐疝,言狐者,疝气之变化,隐见往来不可测知如狐也。"即阴囊疝气。此种疝气,轻者卧则入少腹,行立则出少腹,入阴囊中,偏坠之一侧则偏大,不偏坠之一侧则偏小。气下行则下,气上升则上,故有时上时下之主症。此为厥阴寒气凝滞之证,故用散寒化气之法主治。

〔指难〕本条的重点有三:①方药运用:方中蜘蛛性微寒有小毒,令熬焦则变寒为温,能散下焦结气;桂枝辛温通阳以化气,为蜘蛛之引导,对肝经寒气偏盛而中气不虚者有效。②常见证型:本病多因幼儿啼哭过盛,青壮年努力负重至极所致,情志不畅或用力过猛而诱发,与肝经有关。如《灵枢·经脉》说:"肝足厥阴所生病者,狐疝。"其证型有中气不足肾虚肝郁者,治宜补气固肾,佐以疏肝;有阴虚肝郁者,治宜益气养阴,佐以疏肝;肝胆湿热瘀滞者,治宜清热利湿,佐以疏肝化瘀。③预后和区别:本篇所论狐疝,与腹满寒疝之疝和后世睾丸肿痛之疝有所不同。本证属肠下坠阴囊之病证,若长期下坠阴囊不能入腹者,单从药物治疗,效缓或不佳。睾丸偶尔肿痛者易治,肿久不愈者难治。狐疝小儿易治,老年者难治;体壮者易治,体弱者难治。同时本证男女皆有。

五、问曰:病腹痛有蛔虫,其脉何以别之? 师曰:腹中痛,其脉当沉若弦,反洪大,故有蛔虫。

〔论注〕此条为辨蛔虫腹痛。腹痛若属阳虚寒凝者,其脉多沉;属肝郁气滞者,其脉多弦。此脉既不沉又不弦,现洪大之脉,又无身热见证,故称之曰反。此乃蛔虫妄动之征,故认为是蛔虫腹痛。

〔指难〕本条的重点在于辨虫痛。本条似乎是脉症合参,其实有省文。因为虫痛不都是洪大之脉,腹痛也不定都有虫。至于蛔虫之辨,有吐涎,鼻孔瘙痒,睡中龂齿,贪食不易消化,并有嗜异,大便不调等,还有眼白睛呈蓝色斑点，下唇黏膜有半透明状小颗粒，面部有小白色斑点，以及腹痛起块、痛止块散等，需综合观察，方能作出蛔虫腹痛之判断，不能单凭脉象以决定诊断。

六、蛔虫之为病，令人吐涎心痛，毒药不止，甘草粉蜜汤主之。

甘草粉蜜汤方：甘草 6g 粉 3g 蜂蜜 12g

上三味，以水 300mL，先煮甘草，取 200mL，内粉，蜜搅令和，煎如薄粥。温服 100mL，差即止。

〔论注〕此条为蛔虫之证治。蛔虫宜静不宜动，宜驱不宜留。其寄生于肠中，肠胃热盛则妄动，寒盛亦动，胃肠空虚亦动。由于蛔虫妄动，故令人吐涎心痛。如《灵枢·口问》说："虫动则胃缓，胃缓则廉泉开，故涎下。"蛔虫上扰于胃则心（胃）痛，虫安则痛止，故疼痛吐涎而发作有时。有蛔应当驱虫，如用过一般驱虫药，症状不能制止者，则应当采用诱而杀之之法主治。

〔指难〕本条的重点有三：①方药探讨：由于本方之粉，未载明何粉，因此产生两种不同见解：一认为是铅粉，一认为是米粉或白粱粉。我认为两者均可取。蛔虫有喜甘而恶酸之特性，如虫痛剧烈时，属于胃气虚弱者，暂不用铅粉，可用米粉甘平养胃以安蛔；若痛势缓解，用过一般驱虫药无效者，可用铅粉诱而杀之。②具体运用：至于用量和用法：甘草 6g，铅粉 1.5g，蜂蜜 30g，方中甘草、白蜜之甘以诱之，铅粉有毒而杀之。其甘草先煎取汁去渣，后纳铅粉、白蜜，再合煎 10 分钟左右，空腹一次服，不可一日再服，本着"衰其大半而止"的原则。至于铅粉虽然毒性大，偶尔用 1～2 次，且量小不致中毒。确有蛔虫，在不痛时服此方，每驱出红色蛔虫，虫驱后立即用调养脾胃之法以善其后。③诱驱法：蛔虫性敏而顽固，凡用过驱虫药（中、西药）后，以后则不易驱出，只有采用诱杀法。在不痛时，前1～2天不吃脂肪食物；药备好后，祛虫前不吃饭，在饥饿时，先吃油煎鸡蛋2个，食后立即服药；接着两次仍空腹服药，此法驱蛔效佳。

七、蛔厥者，当吐蛔，令病者静而复时烦，此为脏寒，蛔上入膈，故烦。须臾复止，得食而呕又烦者，蛔闻食臭出，其人当自吐蛔。

八、蛔厥者，乌梅丸主之。

乌梅300个　细辛18g　附子18g（炮）　黄连50g　当归12g　黄柏18g　桂枝18g　人参18g　干姜30g　川椒12g（去汗）

上十味，异捣筛，合治之，以苦酒浸乌梅一宿，去核，蒸之100g米下，饭熟捣成泥，和药令相得，内臼中，与蜜杵2000下，丸如梧子大。先食饮服10丸，日三服。稍加至20丸。禁生冷滑臭等食。

〔论注〕此为蛔厥之证治。所称蛔厥，是蛔动而厥，腹痛吐涎，手足冷也。蛔虫妄动而上移于胃则吐蛔，蛔虫暂安而病者亦安静，蛔虫复动而病者时烦。蛔虫之所以时安时上者，在于蛔虫之特性，喜温而恶寒，肠中有寒，蛔不安而上扰于胃，故心中烦闷不适；蛔安则静，故心烦而须臾复止。蛔喜得食，胃肠空虚，则蛔上求食，蛔闻食气，随胃气上逆，不仅呕而又烦，蛔虫亦随之吐出。其病理为膈上有热，肠中有寒，中气不足，蛔虫妄动所致。此为中焦虚弱、寒热错杂之蛔厥证，故用温中补虚、苦酸安蛔之法主治。

〔指难〕以上两条的重点有三：①蛔厥与脏厥的鉴别：本条见于《伤寒论》，现复列于此，应与脏厥相鉴别。如《伤寒论》说："伤寒，脉微而厥，至七八日肤冷，其人躁无暂安时者，此为脏厥，非蛔厥也。"脏厥肤冷，躁扰无休止，脉沉细或微弱，为阳气大衰所致，故宜急用灸百会，并用通脉四逆汤或通脉四逆加人参汤，浓煎少少与服之，以挽救其阳气之将绝，厥回者生，厥不回者死。蛔厥只是手足厥冷，掌心不厥，烦闷而不躁扰，烦闷且有静时，脉象多弦滑或沉弦，蛔厥为膈热肠寒，故用本方之苦酸以安蛔甘温补中可愈。脏厥比蛔厥危重，不可不辨。②方义：方中乌梅味酸，酸以敛之，蛔虫得酸则安；黄连、黄柏味苦，苦以折之，蛔虫得苦则静；人参、干姜之甘温，甘以缓之而温胃气之虚；桂、附、归、辛之辛温，辛以化气止痛，且温肠中之寒；川椒不仅温中杀虫，且有降逆止痛安蛔之效，于是脏温蛔安，则呕、烦厥可愈。本方共达味备酸甘焦苦、性兼调补助益、统厥阴体用而并治之，则土木无忤矣。所以主治土虚木郁、寒热错杂之蛔厥有效。③后世的发展：在本方基础上，根据临证之病理有所发展。如陶华《全生集》的安蛔理中汤（即理中汤加乌梅、川椒），主治肠胃虚寒之蛔虫妄动，症现腹痛吐蛔，精神萎靡，面色苍白，舌淡苔润，脉象虚缓等宜之。又如汪琥《伤寒论辨证广注》的清中安蛔汤（黄连、黄柏、枳实、乌梅、川椒）去枳实，加雷丸、榔片。又如俞根初《通俗伤寒论》的连梅安蛔汤均可主治胆胃湿热阻滞的胆道蛔虫症，症现右上腹部剧烈疼痛，吐蛔，心烦，口苦或口渴，或发热恶寒，舌红苔黄腻，脉滑数或弦滑等宜之。总之，应根据病理变化，随证选方以施治。

〔例案〕

1. 游某，女，22岁，彭县军屯公社农民，于1975年7月30日胃脘剧痛入院。主诉于本月28日上午，口渴喝冷水，后因饥饿，又吃冷稀饭两碗，晚上1时许，开始胃脘胀痛难忍，当晚吐蛔虫1条。29日早晨，又吐蛔虫 3 条，呕吐后疼痛暂缓解，片刻痛又加剧，痛时右上腹及剑突下起包块，发病后一直未进食。痛苦重病容，发育营养尚佳，阵发性痛吟，舌质淡红苔白腻，脉弦。右上腹痛时明显肿大、拒按，手足厥冷而掌心温和。西医诊断为胆道蛔虫症。此为胆胃不和之虫痛蛔厥，拟以调和胆胃安蛔定痛。方用：乌梅 15g，水黄连 9g，黄柏 12g，党参 12g，干姜 9g，桂枝 9g，细辛 3g，附片（先煎）12g，当归 9g，川椒 3g（干炒，研细冲服）。嘱服 2 剂。立即针内关，中脘、足三里，疼痛渐缓解。

8 月 1 日复诊：病人服上方 2 剂后，右上腹疼痛阵作，但能忍受；胃纳欠佳，口苦，舌淡红、苔黄白相兼，脉象弦数，手足厥消失。此胆胃不和，湿热郁滞之象，改用清热化湿疏肝利胆之法。方用：金龟莲 12g，乌梅 15g，青藤香 12g，鸡屎藤 15g，榔片 12g，雷丸 12g，金铃子 9g，郁金 12g，金钱草 15g，茵陈 30g，生谷芽 15g。

8 月 5 日三诊：病人服上方 4 剂后，昨天便蛔虫 1 条，右上腹疼痛能忍受，胃纳仍欠佳，小便黄，大便稀，口渴，舌红苔薄而燥，脉滑数。将上方去鸡屎藤、金钱草、茵陈，加花粉 12g，水黄连 12g，甘草 6g，以清热生津。

8 月 7 日四诊：病人右上腹疼痛大喊，痛时有异物刺激感，恶心，小便黄，大便稀，胃纳增加，舌红苔黄厚少津，脉滑数。此湿热郁滞胆胃，蛔虫妄动之证，改用清热安蛔运脾利湿。方用：水黄连 12g，金龟莲 12g，黄柏 12g，榔片 12g，雷丸 12g，乌梅 12g，紫花地丁 30g，茵陈 20g，金钱草 30g。

8 月 9 日五诊：病人服上方 2 剂后，右上腹疼痛大减，饮食基本正常，小便正常，大便一天多未解，口苦，舌红苔黄厚而燥，脉弦数。此湿热郁结胆胃，腑气不通。将上方去鸡屎藤、茵陈，加酒军 6g，芒硝

9g（冲服），以利胆通腑。嘱服 1 剂。

8月10日六诊：病人右上腹时痛能忍受，口唾清涎，渴喜热饮，大便稀，小便正常，舌红苔白腻，脉弦细。此胆胃不和，湿甚于热之象，改用调和胆胃，温中安蛔，化气止痛之法。方用：水黄连 9g，郁金 9g，槟片 12g，干姜 9g，乌梅 15g，桂枝 9g，花椒 3g（炒研冲服），细辛 6g，半夏 9g，佩兰 12g，黄柏 9g。

8月11日七诊：病人服上方 1 剂后，右上腹疼痛基本消失，二便正常，精神好，仅胃纳稍差，舌淡红苔白腻，脉弦细。出院治疗。将上方加附片 9g（另先煎）。嘱服 2 剂。

8月13日门诊：病人服上方 2 剂后，疼痛消失，饮食欠佳，两天未大便，其余正常，舌尖红苔薄黄有津，脉滑数。此胆胃湿热郁滞，腑气不通之象，拟用疏肝利胆清热润肠为主，佐以驱虫。服 1 剂便出蛔虫 4 条；2 剂恢复正常，即参加劳动，后未复发。

2. 吴某，女，53 岁，彭县军屯公社农民。1975 年 8 月 20 日右上腹疼痛四天半入院。两年前反复出现右上腹绞痛多次，有关节痛病史。半月前有便蛔虫病史。四天前突然右上腹剧痛，向上钻样疼痛，经医院治疗无效。现疼痛如前，恶心干呕，胃脘烧痛，口干不思饮，大便干燥，小便黄少，纳差。痛苦病容，捧腹屈腰，右上腹压痛，拒按。舌红苔黄燥，脉弦数。发热不恶寒。西医诊断为胆道蛔虫症、急性胆囊炎。此为胆胃郁热，热扰虫痛。拟以清热解郁、安蛔定痛。方用：水黄连 9g，金龟莲 9g，乌梅 15g，槟片 12g，雷丸 12g，青藤香 12g，鸡屎藤 15g，紫花地丁 30g，丹皮 12g，赤芍 9g。针右内关、中脘，当即疼痛缓解。

8月27日复诊：病人服上方 2 剂后，昨晚 10 点右上腹剧痛两次，烧痛减，恶心欲吐，小便黄少，舌红苔粗白少津，脉弦数，头昏，心悸。此夹肝热上扰之象。上方去丹皮、赤芍，加赭石（研细）30g，珍珠母30g，草决明15g，夏枯草30g，以镇肝清热。

8月29日三诊：病人服上方2剂后，右上腹疼痛大减，头昏大减，饮食好转，睡眠欠佳，口干，心悸，舌苔薄黄少津，脉弦细而数。此肝热已潜，胆胃郁热伤阴，心胃虚热为患。改用清胆和胃，养阴安神。方用：金龟莲12g，青藤香12g，鸡屎藤15g，紫花地丁30g，郁金12g，丹皮12g，榔片12g，雷丸12g，百合30g，知母12g，柏子仁21g。

8月31日四诊：病人右上腹疼痛消失，体温、血象和其他均正常。仅感右上腹不适，舌质正常苔薄少津，脉弦细而数。仍以上方再进2剂，即告痊愈。

3. 范某，男，34岁，巴中县金碑乡农民。于1952年4月上旬，突然腹痛，呕吐清水，并吐蛔虫10条，身形较瘦，精神不振，面色苍白，手足厥冷，掌心亦欠温，舌淡苔薄津润，脉沉缓无力。此乃中阳大虚，寒盛虫动之蛔厥。用理中安蛔之法。方用：泡参15g，干姜15g，白术12g，茯苓15g，姜半夏12g，乌梅9g，川椒3g（干炒研细，分三次冲服）。嘱服1剂，浓煎少少服之，半小时服一次。

次日复诊：病人服上方一次吐止，两次痛止，当晚进食如常。现感体弱无力，精神欠佳，其余正常，舌淡苔薄润，脉象虚缓。患者要求驱虫，拟用甘温理中为主，佐以驱虫，以善其后。连进2剂，服后驱出蛔虫40多条。以后康复，现还健在。

以上三例患者虽同属虫痛，但病理大异。一例为寒热错杂、中气偏虚之蛔厥；二例为热盛虫痛；三例为中阳大虚之蛔厥，所以治法迥异。其偏热、偏寒者易治，寒热兼夹者难治，此又为蛔虫痛之大概也。

巴蜀名医遗珍系列丛书

妇人妊娠病脉证并治第二十

本篇专论妊娠期的病证和治法。首先指出妊娠诊断、癥与胎之鉴别、妊娠恶阻、妊娠腹痛、妊娠有水气、妊娠小便难，以及养胎伤胎等论治，虽然病证不全，但在胎前诊断和治法上给后世奠定了基础。

本篇虽是论述妊娠期的常见病证，但妊娠诊断、妊娠腹痛和下血，又是本篇的重点。因为早期妊娠，辨识不清，用药易伤胎元；妊娠腹痛和下血，治不及时和不得法，易于导致流产，所以早期妊娠的判断、妊娠腹痛和下血，应特别重视。

一、问曰：妇人得平脉，阴脉小弱，其人渴①，不能食，无寒热，名妊娠，桂枝汤主之。（方见下利中）于法六十日当有此证，设有医治逆者，却④一月加吐下者，则绝之。

①渴：《金匮心典》作"呕"，为当。

〔论注〕此条为早期妊娠脉证和恶阻证治，以及误治后的处理。妇人得平脉，谓身有病而无邪热，其脉如平人。阴脉小弱，关前为阳，关后为阴，是谓尺脉小弱。其机理在于胎孕初成，赖阴精以养胎，阴精暂感不足，所以尺脉比寸脉弱。尺脉小弱，一般见于妊娠期 2～4 月内，到 5 月以后，胎儿已成形，胎气渐盛，则尺脉亦盛。其人呕，不能食，无寒热，是早期妊娠常有反应，故名为妊娠。其病理为两精相合，胎孕初成，血聚于下以养胎，冲为血海，冲脉隶于阳明，冲脉之气上逆犯胃，胃气虚弱所致。此为脾胃虚寒之恶阻证，故用温运脾胃之法主治。

早期妊娠，一般在停经 60 天左右，出现其人呕，不能食，阴脉小弱等脉证反应，乃常有规律。设不知为恶阻病变，经过一月，误用吐法和下法，更伤其胃气，妊娠反应仍不解者，则当谢绝其服药，用饮食调养可愈。

〔**指难**〕本条的疑点在于"吐下"和"绝之"之争。历代注家有五种见解：①徐忠可认为"断绝病根，不得拘泥于安胎之说"；②唐容川认为是"误治而断绝其妊娠"；③魏念庭认为是"绝其医药，用饮食调养"；④吴谦认为是"脱简"；⑤黄坤载认为是"调养中气，绝其病本"。我认为孕妇脾胃不虚者，第③之说可从，不用服药，用饮食调养可愈；如脾胃不足，或脾肾两虚者，第⑤之说可参考，应调养脾胃，或从脾肾论治，妊娠反应，可早日缓解，又固护胎元，以达两全之效。

本条的重点是早孕的判断：①突然停经：如妇女之月经、期、量、色、质一贯正常，或基本正常，偶尔月经停止，不按时来潮者，应考虑为早期孕。②早期反应：月经停止40天以后，随之出现头昏、疲倦、嗜睡、择食、厌食、恶心、呕吐等症。③脉象：妊娠之常脉是滑象，部位在右关、左寸、两尺；在40天以后，4个月以前，滑脉现于右关、左寸。其机理在于胎元固摄于脾肾，维系于冲任，依赖于气血，肾为胃关，冲脉隶于阳明，气血源于脾胃，心主血脉，胞脉上络于心，胎孕初成，赖血以养之，脾气以摄之，所以妊娠早期，不仅右关脉滑，且左寸亦现滑象。正如《素问·平人气象论》说："妇人手少阴脉动甚者，妊子也。"至于《素问·阴阳别论》说："阴搏阳别，谓之有子。"乃妊娠4个月后，胎儿已成形，胎气旺盛，所以到此时，两尺脉才现滑象。

本方适应证：妊娠2月左右，出现头昏，怕冷，倦怠嗜卧，干呕或吐清涎，不欲食，喜食辛辣，恶食生冷瓜果，舌淡苔润，脉象缓滑，属于脾胃阳虚之恶阻证者宜之。胃热者，绝非所宜；肾气虚者，慎之。

二、妊娠呕吐不止，干姜人参半夏丸主之。

干姜 3g　人参 3g　半夏 6g

上三味，末之，以生姜汁糊为丸，如梧子大。饮服十丸，日三服。

〔论注〕此条为虚寒之恶阻证治。妊娠呕吐，后世称为恶阻。恶阻，多胃气虚也。其产生的机理，在于胃气不足，既不能降浊，更无力控制上逆之气，气逆而上，形成呕吐。所谓不止，并非势如涌泉，呕恶声高，而是病程较久。其病理为中焦阳虚，寒从内生，寒气上逆所致。此为胃气虚寒之恶阻证，故用温胃益气、降逆止呕之法主治。

〔指难〕本条的重点有三：①方义和适应证：本方的干姜、人参益胃气温胃阳，半夏、生姜汁降逆和胃而止呕吐，制成丸剂，以便受纳而达缓和补益之效。症现呕吐清冷涎沫或清水，精神不振，喜食辛辣，溲清便溏，舌淡苔润，脉缓滑无力等脉证者宜之。如胃寒气逆甚者，可加公丁香、南藿香，以降逆祛寒，其疗效更佳。②两方比较：两方均是主治脾胃阳虚之恶阻证，所不同者，上方主治脾胃阳虚，中气不虚；本方主治胃阳虚而中气亦虚。也可以说上方主治脾胃虚寒之轻证，本方主治中焦虚寒之重证，同时丸剂易于受纳，而缓和效佳。③分型论治：关于恶阻之证型。如吐势剧烈，呕恶声高，口苦，心中烦热，舌红苔黄，脉象滑数，属胃热恶阻者，治宜清热和胃，可用苏连饮加竹茹，降逆和胃；如纳差干呕，精神不振，头昏思睡，腿软乏力，舌淡苔润，脉象沉滑或缓滑无力者，为脾肾两虚、胃气上逆之证，治宜实脾补肾，佐以降逆。如食少干呕，或呕吐，精神尚可，心烦易怒，腿软乏力，喜食生冷瓜果，舌红苔少乏津，脉象细数而滑者，属胃阴不足、肾气虚弱、虚热上逆者，治宜甘寒养胃，补肾填精，佐以清热降逆。总之，妊娠恶阻，有轻有重，有长有短，证型较复杂，应以固护脾肾为主，或胃肾为主，佐以降逆和胃，其效较稳定。

三、妇人宿有癥病，经断未及三月，而得漏下不止，胎动在脐上者，为癥痼害。妊娠六月动者，前三月经水利时，胎也。下血者，后断三月衃也。所以血不止者，其癥不去故也，当下其癥，桂枝茯苓丸主之。

桂枝　茯苓　牡丹（去心）　芍药　桃仁（去皮尖，熬）各等分

上五味，末之，炼蜜和丸，如兔屎大。每日食前服一丸。不知，加至三丸。

〔论注〕此条为癥与胎之鉴别和去癥止血之证治。癥者，征也。有形可征，多属瘀血凝结而成。妇人素有癥病，月经停止来满3个月，得漏下淋漓不尽，犹如胎动在脐上者，此癥病痼疾为害，并非胎动。其动之机，在于衃血下行，血动而气亦动，故类似胎动。

妊娠已满6个月，胎儿已成形，应当胎动，且在停经之前3个月，经行畅利，按时来潮，经期正常，经血调和，有受胎之可能，是妊娠胎动，并非癥痼为害。

至于后断，是谓停经之后，经断虽满3月而下血，在停经之前3月，经行既不畅利，又不按时来潮，此类下血，不是胎漏和盛胎之下血，而是衃血为患，故曰所以下血不止者，其癥不去故也。其病理为衃血不去，新血不能归经，瘀血不去，随化随行。此为癥病下血之证，故用化瘀消癥之法主治。

〔指难〕本条的重点有三：①方义：方中丹皮、桃仁逐瘀以化癥，芍药以和营，茯苓以和中，桂枝以化气。尤其是活血药中伍有桂枝，化瘀之力更强。蜜为丸者，以缓其活血之力过峻耳。本方有逐瘀化癥、推

巴蜀名医遗珍系列丛书

陈致新之效，促使瘀血去，则新血归经，漏下可止。②注家之争：本条多数注家认为是"去癥保胎"之说，但不可从，这是由于对原文未分段论述之故。还有注家认为剂量小，下癥不伤胎。而本证属癥病下血，虽是瘀血，只宜小剂量以化癥，癥去则血止；若剂量过大，致使大量出血，有血随气脱之险。因此，我认为本方是为癥病之下血而设，并非去癥保胎，可用于宫外孕，堕胎保人。③癥病下血特征：小腹疼痛拒按，刺痛，下血而量不多，淋漓不尽，血色紫暗有块，块去则痛止血止，舌质紫暗或有瘀点，脉象多涩。

四、妇人怀妊六七月，脉弦发热，其胎愈胀，腹痛恶寒，少腹如扇①，所以然者，子脏开故也，当以附子汤温其脏。方未见。

①少腹如扇：谓小腹部自觉如冷风扇入。

〔论注〕此条为妊娠腹痛之证治。妊娠六七月，胎儿已成形，筋骨初强之时，更需母体阳气以煦之，精血以濡之。若其脉弦，弦主寒、主痛，格阳于外，阳气外浮之假热，其热必微，其弦必沉迟。在于阳虚而阴寒内逆，故腹痛恶寒。恶寒以少腹特甚，如扇冷风侵入，其所以然者，子脏失去闭藏之职也。其病理为体质阳虚，脾肾俱弱，命门火衰，不足以温煦胞胎，子脏被阴寒侵袭所致。此为脾肾阳虚、阴寒内盛之妊娠腹痛，故用壮阳温肾、补脾益气之法主治。

〔指难〕本条的重点有二：①本条之"腹痛恶寒，少腹如扇"，是辨证重点，也是下焦阳虚、阴寒腹痛的特征。②方药探讨和运用：至于本方虽缺，应为《伤寒论》少阴病篇的附子汤（炮附子 2 枚，白芍 9g，茯苓 9g，白术 12g，人参 6g）。方中炮附子壮元阳，以温宫散寒；人参、白术、茯苓补脾益气以摄胎；白芍养阴血平肝以止痛。世人畏附子堕胎，有病则病当之，除辨证特点外，舌淡苔细白而润，脉沉细而滑，用之无碍。如阴寒不盛，小腹虽冷痛，不如扇冷风侵入者，宜去附子，加仙茅、仙灵脾、巴戟之类，温养肾阳而固胎可也。

五、师曰：妇人有漏下①者，有半产②后因续下血都不绝者，有妊娠下血③者，假令妊娠腹中痛，为胞阻④，胶艾汤主之。^{一方加干姜 3g。胡氏治妇人胞动，无干姜。}

川芎 6g　阿胶 6g　甘草 6g　艾叶 9g　当归 9g　芍药 12g　干地黄 18g

上七味，以水 500mL，清酒 300mL，合煮取 300mL，去滓，内胶，令消尽，温服 100mL，日三服。不差，更作。

①漏下：妇女不在经期，阴道流血，量不多而淋漓不止，或时断时续，称为漏下。

②半产：未足月而流产者，称为半产。3 个月内流产者，称为小产。3 个月以上流产者称为半产。

③妊娠下血：在怀孕期，3 个月内，每月如经期按时来潮，量逐次减少，称为激经，又称胎漏，无损胎元，到 4 个月后，不需服药而自止。如妊娠期，非时来血，多属流产先兆，称为妊娠下血。

④胞阻：妊娠下血，腹中痛为胞阻。

〔论注〕此条为三种出血和胞阻之证治。其出血之病情虽不同，病理为冲任虚损，失于固摄故经血非时而下，病变在血海，血海不扰，则血自内守；血海为冲任所主，任脉之能任养，冲脉之能固摄，又必赖肝脾肾之功能为之维系，所以在处理冲任病变时，又需从肝脾肾着手。

胞阻，既是病名，又是病理。在正常时，受孕以后，冲任之气能约制经血以养胎；如冲任脉虚，胞中之气血不和，胞脉阻滞，故妊娠腹痛。胞脉之所以阻滞，在于冲任之气虚寒，虚则不能摄血而漏下，寒则气机郁滞而腹痛。三种病证的病理，为冲任之气虚寒、经血不能内守所致。此为血虚寒滞之证，故可用补血止血、温调血脉之法主治。

〔指难〕本条的重点有二：①方义和适应证：本方即四物汤加阿胶、艾叶、甘草组成，一般来说，有补养血脉、止血缓痛、暖宫散寒之功，凡劳伤血脉，冲任虚寒，以致胎动不安，妊娠腹痛，或劳伤胞络，胞脉寒滞，不能约制经血，以致漏下腹痛，脾胃正常，中气不虚而无下坠感者，尚可酌情运用。严格来说，方中归、芎，尤其是川芎，其性辛温，其气辛窜，有活血行血之弊，因此，本方只能用于血虚寒滞之痛经、月经后期量少证。凡属非时下血，妊娠期间，均应予以加减。②漏下治则：漏下多属久病，应以益气为主，气为血之帅也。如气短心慌，气馁神倦，属气虚不摄者，本方宜去归、芎，加参、芪，以补气摄血，如现唇红，舌质红，口干心烦，下血之色鲜红，精神不衰者，为阴虚血热，宜去当归、川芎、艾叶，加沙参、女贞子、旱莲草之类，以益气养阴，凉血止血；如现头昏，耳鸣，眼花，腰酸腿软，属劳伤冲任（亦称肝肾亏损）者，宜去当归、川芎，加枸杞、枣皮、乌贼骨、桑寄生之类，以补养肝肾而固涩冲任；如小腹隐痛，但不下坠，漏下暗淡而夹血块，舌淡苔润，脉象沉滑，属血虚寒滞者，方为本方所宜，当归、川芎的用量，亦应极少；若属妊娠胞阻漏下，即或是血虚寒滞者，当归、川芎应禁用。因妊娠下血，已为流产先兆，所以不用为妥。

六、妇人怀娠，腹中疠痛[①]，当归芍药散主之。

当归 9g　芍药 50g　川芎 25g（一作9g）　茯苓 12g　泽泻 25g　白术 12g

上六味，杵为散，取4g，酒和，日三服。

①疗痛：是谓腹中绵绵而痛。

〔论注〕此条为妊娠腹痛之证治。从疗痛之性质而论为虚；从药测证而说，应有小便不利，或下肢浮肿等。其机理为脾虚肝郁。脾虚不仅生血之源不足，且易生湿，湿胜则肿；肝郁则气机失调，血虚则运行失畅所致。此为肝脾失调之妊娠腹痛，故用补脾利湿、养血调肝之法主治。

〔**指难**〕本条的重点是方义和应用。本方由四物汤去熟地之阴凝碍湿，重用白芍养血平肝，抑木止痛；白术，茯苓、泽泻健脾以利湿，促使肝脾调达，痛止肿消矣。但从药物来说，方中当归、川芎（人工培植），尤其是川芎，其气辛窜而散，虽有止痛之功，但有活血之弊，肾气旺盛者，用之无碍；肾气虚弱者，用之多碍胎元，应慎之。

七、妊娠，小便难，饮食如故，当归贝母苦参丸主之。男子加滑石1.5g。

当归12g　贝母12g　苦参12g

上三味，末之，炼蜜丸如小豆大。饮服3丸，加至10丸。

〔**论注**〕此条为妊娠小便难之证治。小便难而饮食如故，中焦无病而病变在下焦。其病理在于肺为水之上源，上源清而下源自清，如妊娠血虚有热，津液被伤，上源不清，肺气被郁所致。此为血虚有热、肺郁津伤之证，故用养血清热、开肺解郁之法主治。

〔**指难**〕本条的疑点是方证之争。有三种见解：①《医宗金鉴》认为"方证不符"；②陈灵石认为是"治小便难"即"下病取上"之法；③秦伯未认为是"治大便难"，实际为两大不同争论。我认为从原文和方后注说"男子加滑石1.5g"，应是治小便难。因为滑石清利下焦湿热

巴蜀名医遗珍系列丛书

之力强，用于妊娠，过于清利，以防坠胎。同时妊娠期间，开提肺气之品，也应谨慎。如肾气虚损之体，肺气一开，肾气不固，胎元难保。贝母有川贝母和浙贝母之分，两者祛痰之效相同，川贝母清肺热，浙贝母解肺郁，产地不同，功用有别，不可不知也。

从方药组成和功用来看，当归、白蜜养血滋燥而润肠通便；苦参清热，内服以直达大肠；贝母清肺开郁，肺与大肠为表里，肺气清而大肠之郁滞可解，能起到间接通便作用。但方中苦参苦寒，必须要热盛者，方可运用。临证多用于湿热下利之证，与当归首和诸药同伍，苦甘化阴，润肠滋液，又确有润肠通便之功。总之，本方既可主治小便难，又可主治大便难，用于妊娠，必须要热盛津伤，肾气不虚者宜之。

八、妊娠有水气，身重，小便不利，洒淅恶寒，起即头眩，葵子茯苓散主之。

葵子茯苓散方：葵子 50g　茯苓 9g

上二味，杵为散，饮服 4g，日三服，小便利则愈。

〔论注〕此条为妊娠水肿之证治。水气即为水肿，由于水气浸渍于肌肤，周身之气为水邪所滞，故身重。水道以通调为顺，膀胱气化不行，水气阻滞，故小便不利；外干卫阳，则洒淅恶寒；上犯清阳，则起即头眩。其病理为水道失于通调，膀胱气化受阻，水气浸淫所致。此为膀胱浊窍不利之妊娠水肿，故用通窍利水之法主治。

〔指难〕本条的重点是方义和适应证。方中葵子通窍滑利，茯苓渗湿通阳，主要在于利水，促使水去肿消，诸症可愈。此方之意，正如叶天士所说："通阳不在温，而在于利小便。"这是指水气阻滞之气化不利，并非阳虚气化不行所致。此方可用于妊娠 8～9 月，属于实证子肿，心腹胀急，或为子痫先兆者，为本方所宜。有的注家认为葵子性滑利，不利于妊娠，有滑胎之弊。若属于实证子肿者，在所不忌，有病则病当之也。

九、妇人妊娠，宜常服当归散。

当归 50g　芍药 50g　川芎 50g　白术 25g　黄芩 50g

上五味，杵为散。酒服 4g，日再服。妊娠常服即易产，胎无疾苦。产后百病悉主之。

〔论注〕此条为血虚夹湿热之证治。妇女受孕以后，胎儿之正常发育，全赖母体气血之充沛以濡之、养之，脾肾功能之健旺以摄之、固之，同时还需母体无寒热之偏盛，方能使胎元正常，不致为病。

从方药来看，即四物汤去熟地，加黄芩、白术组成。其功用养血行滞，调肝益脾，清热除湿。临证应兼有腹痛，食差，口苦，舌淡苔黄腻，脉弦滑等脉证者宜。其病理为血虚气滞，肝郁脾湿，气郁化热，湿热阻滞所致。此为肝脾失调、血虚夹湿热之证，故用调肝补脾、养血清热之法主治。

〔指难〕本条应当掌握的有两点：①妊娠期的注意点：一般来说，妇人妊娠，有病治病，治病即所谓保胎，尤其是患高热病，更是如此。但无病不需服药。②本方适应证：本方可以用于肝脾失调，湿热阻滞，以致月经后期量少；或行经时腹痛，属于血瘀气滞之痛经，用之无碍；或妊娠 9 月，出现血滞腹痛者，可酌情运用，否则慎之。至于方后所注，亦不可从。

十、妊娠养胎，白术散主之。

白术 1.2g　川芎 1.2g　蜀椒 0.9g（去汗）　牡蛎 0.6g

上四味，杵为散。酒服 3g，日三服，夜一服。但苦痛，加芍药；心下毒痛，倍加川芎；心烦吐痛，不能饮食，加细辛 3g，半夏大者 20 枚。服之后，更以醋浆水服之。若呕，以醋浆水服之；复不解者，小麦汁服之；已后渴者，大麦粥服之。病虽愈，服之勿置。

〔论注〕此条为寒湿素盛之证治。所论养胎，即是保护胎元，要母体无病，胎儿方能正常生长发育。以药测证，并非无故服药，应有胃腹时痛，呕不能食，舌淡苔润，脉象缓滑等脉证，方为本方所宜。其病理为脾虚湿滞，阴寒内盛，寒湿滞于中而逆于上所致。此为脾虚寒湿之证，故用健脾燥湿、祛寒降逆之法主治。

〔指难〕本条的重点有二：①方义和适应证：方中白术健脾燥湿，蜀椒降逆祛寒，川芎活血止痛，牡蛎潜纳固胎，共达温中散寒、降逆止呕定痛之效。若属阴寒上逆之呕吐、寒滞血瘀之胃腹刺痛，方可酌情运用，否则慎之。因为川芎辛窜，活血之力猛；蜀椒降逆之力峻，有坠胎之弊。至于养胎，应当从脾肾着手，尤其是肾气，更为重要。若孕妇体虚，确需养胎，还需辨脾肾之气虚，或是阳虚，或是阴虚，进行施治，方不致误。②方后加减：但苦痛加芍药（应是白芍），有平肝止痛之效，若属肝气抑郁而胁腹苦痛者，故加之；心下毒痛倍川芎，它有活血散寒、调气通阳之功，属于寒凝血瘀之疼痛剧者，故可倍之；若属寒饮上逆，出现"心烦吐痛，不能饮食"，可加细辛、半夏，以散寒降逆，止吐定痛。服之后若呕者，是即服白术散后而呕者，乃胃气仍不和，故加醋浆水（即浆水味酸而命名），以和胃止呕；若呕仍不止者，易小麦汁以养心而和胃气；若服药"已后渴者"，即服白术散已后，脾气虽健，寒饮虽去，胃阴损伤者，宜"大麦粥服之"，以养胃生津。所言"病虽愈，服之勿置"，应理解为服大麦粥勿置，并非指以上方药可常服勿置。

本条疑宋人所增，非仲景原文。其疑点有二：一是查《脉经》无此条，《备急千金要方》引徐之才逐月养胎法20方，以及《备急千金要方》中的养胎法，也均无此条此方。二是方后加减，语气不像汉代文法，类似宋人手笔。

十一、妇人伤胎，怀身腹满，不得小便，从腰以下重，如有水气状，怀身七月，太阴当养不养，此心气实，当刺泻劳宫及关元，小便微利则愈。

〔论注〕此条为妊娠小便不通之证治。其病证为妊娠不得小便，其证候为热结气实，其治法刺劳宫及关元。所论妇人伤胎，是胎元被热邪所伤而致病，故曰此心气实。乃心火过旺，阳热之气实，心热移于小肠，下结于膀胱，故不得小便。由于小便不通，水与热互结于下焦，以致气机不畅而影响中焦，故腹满而腰以下重滞，如有水气状，并非水肿，乃小便不通所致。其致病机理，在于怀孕7月，正是手太阴养胎之时，不得其养之因，在于心火过旺，火克肺金，肺失肃降，则水道不行。此为热结气实之小便不通，故用刺劳宫以泻心气、刺关元以行水气之法主治。

〔指难〕本条需要掌握的有三点：①穴位和功用：劳宫在手心，属手厥阴心包络所主；关元在脐下3寸，任脉之穴，为足少阴肾所主。赵以德认为："刺劳宫心气行矣，刺关元肾气化矣，手足少阴交，则小便利矣。便利，则中焦之满、下焦之重皆愈矣。"但关元穴有堕胎之弊，若非热结气实之小便不通，孕妇禁用。②逐月养胎：关于逐月养胎，晋·王叔和，北齐·徐之才，以及《备急千金要方》均有论述，亦从此发展而来，但很难验证，临证很少运用，确有研究的必要。③临证处理：本证之病因，多属阳热之体，年壮体实的孕妇，复感天地之热所导致。其主症先由小便短少而黄烫，继则不通；心中烦热，小腹胀急，舌红苔黄，脉象滑数。此为热结气实之转胞证，可用《丹溪心法》的三补丸（黄连、黄芩、黄柏），加泽泻、瞿麦之类，以清热利水，或再佐少许上等肉桂（去皮淡盐水炒）以化气，气化则能出矣。

妇人产后病脉证治第二十一

本篇主要是论述妇人产后几种常见疾病。在常见疾病中，首先突出新产三病：痉病、郁冒和大便难。其中痉病，既简略，又无论治，可能是散佚之故。

产后有易虚易瘀的特点。在虚证方面，有"产后伤风""乳中虚""下利""烦乱呕逆"等四种病证；在瘀的方面，有产后腹痛，属于瘀热和气滞两种证型。本篇虽不能把产后疾病概括无遗，但给后世医家提出主治产后疾病"不拘于产后，勿忘于产后"的重要原则。

一、问曰：新产妇人有三病，一者病痉，二者病郁冒，三者大便难，何谓也？师曰：新产血虚，多汗出，喜中风，故令病痉；亡血复汗，寒多，故令郁冒；亡津液，胃燥，故大便难。

〔论注〕此条为产妇产后三病的机理。新产后致痉的病因和病理，在于产后失血过多，阴血大虚，相应地肺气虚，肺卫不固而自汗出，腠理不密，易于感染风邪，风邪化热更耗阴液，以致血虚而肝失所藏，筋脉失之濡养，于是筋脉拘急而为痉病。

至于郁冒的病因病理，多因正气不足，加之新产失血，血虚而气亦虚，复汗伤阳，卫阳被伤，易感外寒，于是阳气不达，清阳不清，则突然昏冒不知人。

大便难的病理，在于产妇新产后，失血伤阴，加之自汗，汗为阴液，津液为血之源，血虚加之出汗，胃肠之津液匮乏，不足以濡润大肠所致。

〔指难〕本条的重点有二：①痉病：产后痉，要概括产后子痫、产

巴蜀名医遗珍系列丛书

后破伤风在内，其鉴别如下：

痉病：产后 24 小时以外发病，为产后痉。多因高热所致，既有四肢抽搐，又有角弓反张。其病理多为热盛伤阴，热极风动，治宜养阴清热，柔肝息风。

子痫：产后 24 时以内发病，为产后子痫（与产前子痫基本相同），常见有两大证型：如面红唇赤，病前头痛头昏，血压高，呼吸气粗气热，不省人事，手足痉挛或抽搐，脉象弦数者，属肝阳上亢，治宜镇肝潜阳。如面色苍白，血压偏低，呼吸微弱，不省人事，时而手足痉挛，唇淡，脉象虚弱者，属于气血两虚，血虚风动，治宜益气养血，息风开窍。

破伤风：多往产后 5～7 天发病，面呈苦笑状，畏光喜暗，见光则抽搐更剧，既有四肢抽搐，又有角弓反张。临证常见有两大证型：一是阴虚液乏。舌脉证呈现一派阴虚现象者，治以养阴滋液为主，佐以解毒祛风。二是气血俱虚。舌脉证呈现一派气血虚弱者，治以补养气血为主，佐以解毒祛风。

②郁冒：郁冒不兼外感者，后世称为血晕，其证有虚实之别。如去血过多，突然昏不知人，面色苍白，呼吸微弱，眼闭，口开，手撒，唇淡舌质淡，六脉微细者，此为血随气脱之血晕证，治宜补气养血为主，佐以开窍，或先急用独参汤以补气固脱，正气复而转危为安者亦有之；如去血极少，产后腹痛，痛剧而致晕，气粗，两手握拳，牙关紧闭，脉象沉涩者，此为血瘀气逆之血晕证，治宜活血化瘀为主，佐以开窍。

二、产妇郁冒，其脉微弱，呕不能食，大便反坚，但头汗出。所以然者，血虚而厥，厥而必冒。冒家欲解，必大汗出。以血虚下厥，孤阳上出，故头汗出。所以产妇喜汗出者，亡阴血虚，阳气独盛，故当汗出，阴阳乃复。大便坚，呕不能食，小柴胡汤主之。^{方见呕}

〔论注〕此条为产后外感郁冒的转化及证治和喜汗出的机理。产后失血，气血俱虚，故脉微弱；加之外感寒邪犯胃，或干及少阳，胆胃不和，故呕不能食。失血津伤，津气上行，大肠失之濡润，则大便反坚，但头汗出。其主要原因，在于血虚而阴不维阳而厥。厥者，寒也。寒邪上郁而昏冒。如外邪未解，郁冒反复发作，需全身出汗，外邪随汗而解，郁冒可愈。至于头汗出之机理，在于阴血既虚，阳气不能下达，故下肢厥；虚阳上扰，津液随之上行，故但头汗出。产妇之所以喜汗出者，在于血虚阴伤，阴液伤则阳气偏盛，蒸泄于外，是喜汗出之机理。日久阴液复，阳热减，以致阴平阳秘而阴阳乃复。至于大便坚，呕不能食，是重叙本条前五句之郁冒兼证。其大便坚，乃血虚头汗出而津伤所致。呕不能食，乃表邪未解，胆胃不和所形成。其病理为正气素虚，产后血虚津伤，汗出复感外邪，枢机不利、阴阳不和所致。此为产后正虚，外感表邪之郁冒证，故用扶正祛邪，枢内解外之法主治。

〔指难〕本条的重点有三：①本方运用：本条之郁冒，与产后血晕不同。小柴胡汤本为少阳证而设，由于呕及目眩为少阳证所有，少阳为枢，枢邪于外而和阴阳。应兼有口苦，全身无汗，或往来寒热，苔薄白而润，或半白半黄而润，脉浮弦等症，形气不甚衰者，为本方所宜。至于本方加减，若冒甚当加天麻，汗多当减柴胡，无热当减黄芩，口渴当加麦门冬，胸腹满当去大枣。此又临证运用之变通也。②头汗与额汗的鉴别：如仅头部出汗，热汗而全身无汗，面色正常，为产后阴虚，虚热上扰，若无其他病变，属正常范围。如额上汗，冷汗如珠，不沾；面色苍白，呼吸微弱，突然昏不知人，脉微肢厥，为血随气脱之血晕证，乃虚阳上胃，阳气将脱之恶候，急用独参汤，并灸百会，以挽救其虚脱，或继用参附汤，以回阳固脱。③冒家欲解，必大汗出：是指感受外邪，汗出后邪退正复之自然机转而言，决不能大发其汗，导致不良病变。如不兼外感，或兼外感而发汗太过，出现大汗淋漓，汗出而沾，精神不振，口干或口微渴，舌红苔少乏津，脉象微弱者，为气阴两伤，真阴脉气将脱之危证，急用益气养阴、生脉固脱之参麦散（或针、液均可）主治；如大汗淋漓，汗出不沾，精神萎靡，口干不渴，舌淡苔少而润，脉象虚缓，为阴竭亡阳之征，急用补气填精、敛汗固脱之法主治，可用固气填精汤（人参、黄芪、枸杞、北五味子、浮小麦、牡蛎）进行加减。后两点既是本条的重点，又是临证的要点。

三、病解能食，七八日更发热者，此为胃实，大承气汤主之。 ^{方见痉病中。}

〔论注〕此条为胃实发热之证治。论曰：病解能食，紧接着上条服小柴胡汤后，外邪去而郁冒已解，胃气复而呕止能食。正如徐氏所说："病解能食，则经络脏腑之气俱平，无产后本病可疑，至七八日更发热不恶寒，又无表证可疑，明是食复之象，故曰胃实。"若属胃实热结之证，可酌用攻泄实热。

〔指难〕本条的重点是辨证。其辨证要点在于"能食发热"，因为产后，阴血已虚，病外感郁冒虽解，津液更伤，其病理有两种转化：一是阴虚发热，一是胃实发热。若热势蒸蒸，又兼痞、满、燥、实、坚五症俱备，产后 10 天以上，确属阳明腑实热结之证者，方可酌用本方以攻下实热，否则禁用。因本方属苦寒攻下峻剂，又是产后，若误用之，下咽可毙。若属阴虚发热，潮热便难，又以手足心潮热为主，舌红少苔乏津，脉象细数，其治法应以养阴滋液、润肠彻热为主，严禁攻下。同时产后阴虚发热者多见，宜甘寒以润之，苦寒清热都不适宜，何况苦寒攻下之峻剂，决不可妄用。

四、产后腹中疠痛，当归生姜羊肉汤主之；并治腹中寒疝，虚劳不足。

当归生姜羊肉汤方：方见寒疝中。

〔论注〕此条为产后虚寒之腹痛证治。产后腹中疠痛的机理，在于产后营血已虚，血虚而寒滞于血分，故腹中绵绵而痛。此为血虚寒滞之产后腹痛，故用温调血脉之法主治。本方有温养血脉、补虚散寒、行滞止痛之效，故可主治血虚寒滞之寒疝腹痛；同时又为血肉有情之品，以补血肉有形之体，故又可主治阳虚血寒之虚劳不足，正体现"精不足者，补之以味"之义。

〔指难〕本条的重点有二：①疠痛之争：历代注家有两种见解：一是程云来认为是"急痛"，是从语文角度之"绞"痛而来；二是徐忠可认为是"缓痛"，是从医学角度出发。总之，无论痛势缓或急，属血虚寒滞者，皆可运用。②本方适应证：由于产后有多虚多瘀的特点，所以在运用本方时，又需辨清属虚或属瘀，方不致误。如体质阳虚，新产7天以后，腹中绵绵而痛，喜按喜热熨，舌淡苔润，脉象虚缓或沉细等脉证者宜之；如小腹刺痛拒按，形气不衰，恶露极少，脉象沉涩，属瘀血阻滞之产后腹痛，又非本方所宜。除以上主治病证外，还可主治阳虚血寒之痛经、月经后期量少和同一病理之不孕症。

五、产后腹痛，烦满不得卧，枳实芍药散主之。

枳实（烧令黑，勿太过）芍药等分

上二味，杵为散。服4g，日三服。并主痛脓，以麦粥下之。

〔**论注**〕此条为产后气血郁滞之腹痛证治。一般腹痛，不满不烦，多属虚属寒。此是烦满不得卧，其病理在于气郁化热则烦，气机不畅则满，气血阻滞则痛。此为气郁血滞之产后腹痛，故用调气和血之法主治。

〔**指难**〕本条的重点，在于"烦满"。它是以烦满不得卧，而不是痛不得卧，足见是气滞为主，瘀血次之。方中枳实烧黑存性，调气而行血分之滞，同芍药和血而止痛，二味为散，用麦粥下之，以固胃气而养胃阴以除烦。并主痛脓者，脓乃血所化，此方能行血中之滞也。痛脓的部位未提及，以药测证，本方可主治肺胃痈初成之际，以气行则血行，血行则痈可散而不致化脓。

六、师曰：产后腹痛，法当枳实芍药散。假令不愈者，此为腹中有干血著脐下，宜下瘀血汤主之。亦主经水不利。

大黄6g　桃仁20枚　蝱虫20枚（熬，去足）

上三味，末之，炼蜜和为四丸。以酒15g，煎一丸，取8mL顿服之，新①血下如豚肝。

①新：据徐灵胎之《兰台轨范》说："当作瘀字。"此说有理。

〔**论注**〕此条为产后瘀血之腹痛证治。产后腹痛，服枳实芍药散而不愈者，非气滞为患，乃瘀血阻滞之证。如小腹刺痛，拒按，恶露极少，口燥舌干，大便燥结，舌质紫红苔黄燥，脉沉涩有力等脉证，为热灼血瘀，干血着于脐下而痛。其病理为阳热旺盛，恶露极少，瘀滞为热，热结气实，以致瘀血结于胞室。此为瘀热下结之实证，方可酌用逐瘀泄热之法主治。若属瘀热内结之痛经，经行不畅者，亦可运用。

〔**指难**〕本条应当掌握的有两点：①方义和运用：方中蟅虫攻窜，专入血分而破瘀攻坚，与大黄桃仁同伍，攻下之力更峻。蜜丸以缓诸药之猛而润燥，酒煎引诸药而直达病所，确属攻下逐瘀之峻剂。尤其是活血药与大黄同伍，攻下逐瘀更猛。产后用之，必须阳热旺盛，瘀热盛者，方可酌情运用。但值得注意的是，本方虽峻而用量很小，攻瘀不易伤正。如舌脉证无热象，或热象轻者，只宜活血化瘀，可用佛手散（当归、川芎）加白糖（冲服）、童便（冲服）；瘀甚而刺痛剧者，再加少量红花（酒洗）以化瘀，瘀去病自平。②产后腹痛三方比较：产后腹痛，是新产的常见疾病，有虚、实、寒、热的不同。当归生姜羊肉汤证，为血虚寒滞，体质阳虚，绵绵而痛，喜按喜热熨，脉象虚缓等为其特征；枳实芍药散证，为气滞化热，是胀甚于痛，其部位多在大腹部，脉象多弦；瘀血之痛，是痛甚于胀，疼痛如刺，其部位在小腹，按之痛剧，恶露过早停止或极少，脉多沉涩，当辨其瘀热，或寒滞血瘀而分治之，后者较多见。

七、产后七八日，无太阳证，少腹坚痛，此恶露不尽；不大便，烦躁发热，切脉微实，再倍发热，日晡时烦躁者，不食，食则谵语，至夜即愈，宜大承气汤主之①。**方见痉病中。**热在里，结在膀胱也②。

①不大便以下……宜大承气汤主之：《脉经》作"不大便四五日，趺阳脉微实再倍，其人发热，日晡所烦躁者，不能食，谵语，利之则愈，宜承气汤"。

②热在里，结在膀胱也：《医宗金鉴》中认为当在"恶露不尽"之下，未有大承气汤下膀胱血之理，必是传写之误。"再倍"二字，当是衍文。

〔**论注**〕此条为产后瘀血腹痛和阳明里实的鉴别，以及阳明里实的证治。产后瘀血腹痛的病理，在于气血运行不畅，恶露不去，瘀滞不行，于是停蓄于子脏，以致少腹坚硬而痛。至于少腹坚痛的病理，在于热邪既在肠胃之里，又结于膀胱，瘀血又蓄积于胞宫，胞宫与膀胱相近，故少腹坚痛，为瘀热内结之下瘀血汤证，并非大承气汤所宜。

产后七八日，既无太阳表证，又有四五日不大便，出现烦躁发热，为胃实肠燥之证。里热内结则烦躁，实热外蒸则发热。其跌阳脉微实（有力），一是阳明实热所致，二是正气尚强，其发热烦躁的时间，又是日晡阳明当旺之时，足证为阳明里实证。加之不能食，食则谵语，在于胃中实热过盛，食入于胃，长气于阳，助长阳明邪热之气，热扰胃腑所致。至夜即愈，谓谵语、烦躁即愈，并非诸症即愈。因为入夜阴气复，阳热气衰，病变在阳不在阴，在气不在血。此为热结阳明之腑实证，故可酌用攻泄实热之法主治。

〔**指难**〕本条的疑点是证治。历代注家有四种见解：①尤在泾认为是"血结热聚，治法一举两得"；②李彣认为是"两证在内，治法以下胃实"；③陆渊雷认为是"先后两级，并非平列两证"；④程云来认为是"两种不同证治"。我认为最后者符合临证实际，可从。本条前后两段为产后瘀热腹痛，中段为阳明腑实热结，两种截然不同的病证，以资鉴别，为腑实热结之证出其治法。并非两种病证，先下胃实，再下瘀热之论治，产妇能胜任再次攻下，岂不虚脱，应当严慎。应为两种不同病证，采用两种不同治法为妥。

八、产后风①，续续数十日不解，头微痛，恶寒，时时有热，心下闷，干呕，汗出，虽久，阳旦证续在耳，可与阳旦汤。即桂枝汤，方见下利中。

①产后风:《金匮要略编注》作"产后中风"。

〔论注〕此条为产后外感表虚之证治。产后太阳中风，延续数十日不解，似乎不应责于表，但有头微痛，恶寒，时而身热，汗出等太阳表虚证，病程虽久，风邪仍在太阳经俞。心下闷，干呕，徐氏认为"太阳之邪欲内入，而内不受"，也可说邪在太阳之表，而兼半里之象。治伤寒之原则，不拘于日数，以当前证候为主，所以时间虽久，阳旦汤证续在者，仍可与阳旦汤以解肌而和营卫。

〔指难〕本条应明确的有两点:①以上两条意义:以上两条论治，产后十余日，有阳明里实证，用大承气汤;产后数十日，有太阳表虚证，用桂枝汤，是本"有病则病当"和"不拘于产后"之治则。但产后用大承气汤，虽有四五日不大便，也应慎之。②桂枝汤的功用:桂枝汤之所以能解肌和营卫，主要在于温运脾胃之阳。因为卫源于胃，营源于脾，胃阳虚而卫阳亦虚，脾气弱而营气亦不足，所以要通过温调脾胃之阳，方能达到解肌和营卫之效。汗与不汗，主要在于啜不啜热稀粥，以鼓动胃气而助药力。

〔例案〕陈某，女，40岁，五冶干部，于1978年4月求治。在4年以前，一次经期正值夏天，气候暴热，洗冷浴后又贪凉而感冒，经治疗当时外感治愈，从此常恶风，尤以背部为甚。现恶风外，头昏，纳差，口淡喜食甜味，舌淡苔薄润，脉浮缓无力。此为中阳不足，营卫不和之证，拟用温运中阳而和营卫。方用:桂枝10g，白芍10g，生姜10g，大枣12g，甘草3g。嘱服2～6剂，在1～2剂服药后，吃热稀粥，出微汗后则不吃热稀粥。

7天后复诊:病人服上方6剂，第二剂出微汗，头昏消失，饮食正常，恶风大减，舌同上，脉虚缓。此卫外之阳气太虚。前方中加生黄芪30g，以补卫外之阳气，再进 2～6 剂，即告痊愈。

本病例说明，服桂枝汤啜热稀粥，方能助药力而和营卫以出微汗；不啜热稀粥，仅能起到温运中阳之功。服法不同产生不同效果。同时因经期感受风寒之邪，桂枝汤证续在者，仍可与桂枝汤解肌而和营卫。

九、产后中风，发热，面正赤，喘而头痛，竹叶汤主之。

竹叶 6g　葛根 9g　防风 3g　桔梗 3g　桂枝 3g　人参 3g　甘草 3g　附子 1 枚（炮）　大枣 15 枚　生姜 15g

上十味，以水 1000mL，煮取 250mL，分温三服，温覆使汗出。颈项强，用大附子 1 枚，破之如豆大，煎药扬去沫；呕者，加半夏 7.5g 洗。

〔论注〕此条为产后正虚伤风之证治。产后气血大虚，易感风邪，风伤太阳之表，故发热头痛。面正赤，从经脉而论，阳明之脉过膈上循于面；从病理而论，邪伤阳明之经，阳明之标热上浮所致。正气虚而肺气弱故喘。其病理为产后暴虚，风邪伤及太阳阳明，二经合病所致。此为正虚外感风邪之证，故用扶正祛邪之法主治。

〔指难〕本条的重点有二：①面正赤：本属阳明证所有，而有经热和腑热之分。腑热上蒸之面赤，口渴，气粗，呼出之气烫，其发热是潮热，日晡更甚，恶热，自汗，脉多滑实；经热上浮之面赤有头痛，其部位在眉骨和后脑，其发热无休止，口不渴，呼出之气不烫，脉象多浮大。本方正是为后者而设。②方义和方中的附子：方中竹叶、葛根以解阳明经之标热；防风、桂枝以解太阳经之风邪；人参与桔梗同伍，以益气利肺而定虚喘；生姜、甘草、大枣和中而调营卫，促使津气行，营卫和，则内外交济而汗解矣。本方适用于本寒标热之证。竹叶名方者，正以其解标热；桂枝汤去芍药加人参，正以其固本虚，虽有发热、头痛之表证，在里无热象者宜之。至于方中附子，与面正赤不符，《活人书》载本方无附子，《张氏医通》载本方亦无附子，赵以德在本条方证解释中，既未分析附子，并指出："附子恐是后所加，治头项强耳。"我认为必须体质阳虚，在外属阳明标热之面赤，在里属虚寒甚者，方可运用，否则慎之。方后注说："头项强加附子，如经俞之寒邪不甚者，方中有葛根、桂枝足矣；如寒湿滞经俞甚者，故加附子以温经脉而散寒湿；属寒饮上逆而呕者，故加半夏以降逆止呕。

十、妇人乳中虚，烦乱呕逆，安中益气，竹皮大丸主之。

生竹茹 0.6g　石膏 0.6g　桂枝 0.3g　甘草 2.1g　白薇 0.3g

上五味，末之，枣肉和丸弹子大。以饮服 1 丸，日三夜二服。有热者，倍白薇；烦喘者，加柏实 0.3g。

〔论注〕此条为热烦致呕之证治。乳者，乳子之妇也。妇人在哺乳期间，乳汁去多，而乳汁为阴血所化，阴血耗伤，阴虚生内热，虚热上扰则烦乱，胃热上逆则呕逆。其病理为阴虚生内热，虚热过盛，则胃气不和所致。此为胃热虚气上逆之烦呕证，故用安中益气之法主治。

〔指难〕本条的重点有二：①方义和适应证：方中竹茹、石膏、白薇、甘草甘寒以清胃热，除烦而止呕；桂枝、甘草、大枣辛甘以益脾气而补虚。妙在佐少许桂枝与石膏同伍，清胃热而不伤胃阳；重用甘草，甘缓以补中。辛甘与甘寒同伍，化气而不化热；甘寒与辛甘同伍，清热而不伤阳，此寒热同伍之妙也。兼有心中烦热，口干不渴，喜食甜味，脉象洪数或虚数等胃热脾虚（脾精虚）之脉证者宜之。方后加味：有热者倍白薇，谓虚热外浮，现手足心潮热，或午后潮热，故倍之以去虚热。烦喘者加柏实（柏子仁），指心肺阴虚，出现虚烦和虚喘，故加之以养心润肺，除虚烦而定虚喘。②安中益气含义：本方主要功用在于清热除烦，和胃止呕，其治法安中益气含义何在？所说安中，即甘寒清热，胃热去，烦乱除，而中自安；所说益气，即辛甘化气，脾气复而达益气之效。

十一、产后下利虚极，白头翁加甘草阿胶汤主之。

白头翁 6g　甘草 6g　阿胶 6g　秦皮 9g　黄连 9g　黄柏皮 9g

上六味，以水 700mL，煮取 250mL，内胶令消尽，分温三服。

〔论注〕此条为产后热痢之证治。产后营阴大虚，又兼下利，更伤其阳津阴液，故称为虚极。若属虚极，理应大补气血，以培养元阴元阳为主，而用苦寒养阴之法主治，可知本证应有里急后重，腹痛即便，便出滞涩艰难，下利脓血等主要证候。其病理为肺气被郁，肝热下迫，疏泄太过，虚热与热毒滞于大肠所致。此为热痢阴伤之证，故用清热养阴之法主治。

〔指难〕本条的重点是方药的运用。白头翁汤是主治热痢下重之主方，药味苦寒，苦以燥湿坚肠，寒以清热解毒。由于产后阴虚，下痢又伤津液，故加甘草而为苦甘化阴，阿胶之滋润以救元阴，以达清热不伤阴，痢止阴复之效。应兼见舌红苔少乏津、口干口苦、脉象虚数等热盛阴伤之症者宜之。同时应本"调气而后重自除，调血而便脓自愈"的原则进行加减，其效更佳。

附方一：《备急千金要方》三物黄芩汤治妇人在草褥[①]，自发露得风，四肢苦烦热，头痛者与小柴胡汤；头不痛但烦者，此汤主之。

黄芩 3g　苦参 6g　干地黄 12g

上三味，以水 800mL，煮取 200mL，温服 100mL，多吐下虫。

①草褥：指产妇未足月而言。

〔论注〕此处为产后发热之证治。由于产后多阴虚发热，发热则自去衣服，露体而伤风，风热与虚热相搏，故四肢苦于烦热，若兼头痛在两侧（少阳头痛），有往来寒热者，为少阳之发热证，故宜小柴胡汤，以和解少阳之邪。若不头痛，又无外感表证，仅手足心烦热者，证明外感已解，虚热较盛，此为阴虚热盛之发热证，故用养阴清热之法主治。

〔指难〕此处需要明确的有两点：①方义和适应证：方中黄芩、苦参以清热降火，干地黄以滋阴养血，共达清热养阴之效。但本方有滋阴之功，仍属苦寒之剂，尤其是苦参更为苦寒，只适宜阳热旺盛之体，兼有口干口苦，大便灼肛或热痛，舌红苔薄黄而燥，脉数等热盛伤津之症者宜之。方后注说"多吐下虫"，其理不明。从现在药理研究和实践表明，苦参有治肠滴虫之效，但对其他寄生虫，尤其是蛔虫恶苦酸而喜甘温之特性，不致吐虫和下虫。苦参对湿热所致之䘌虫，有杀灭作用，如狐惑病之"蚀于下部则咽干，苦参汤洗之"。若属滴虫所致之肛痒和阴痒，抓伤而糜烂者有效。②附于此意义：产后营血耗伤，此属体质阴虚，或阳热旺盛之体，最易产生产后发热之证。本篇所论有阳明里实发热、太阳中风之表虚发热、正虚外感发热三证，尚缺阴虚发热，宋人整理时以补之。但三物黄芩汤只适宜热盛伤阴之发热，不适宜阴虚之发热，其治法应以甘寒养阴为主佐以彻热，如百合知母汤加白薇、青蒿梗、地骨皮，或百合地黄汤加青蒿梗、白薇，或后世之青蒿鳖甲汤等，更为符合实际。

附方二：《备急千金要方》内补当归建中汤治妇人产后虚羸不足，腹中刺痛不止，吸吸少气，或苦少腹痛急，摩痛引腰背，不能食饮。产后一月，日得服四五剂为善，令人强壮宜。

　　当归 12g　桂枝 9g　芍药 18g　生姜 9g　甘草 6g　大枣 12 枚

　　上六味，以水 1000mL，煮取 300mL，分温三服，一日令尽。若大虚加饴糖 18g，汤成内之，于火上暖令饴消。若去血过多，崩伤内衄不止，加地黄 18g，阿胶 6g，合八味，汤成内阿胶。若无当归，以川芎代之；若无生姜，以干姜代之。

　　〔论注〕此为虚寒腹痛之证治。产后气血大虚，血不足以内营脏腑，气不足以充肌肤，故虚羸不足。正因气血俱虚，因虚而滞，气机运行不畅，故腹中疗病不止。至于吸吸少气，不能饮食，正因中气虚馁，脾胃功能减弱，后天生化之源不足，冲任乏血以营，下焦乏阳气之温煦，以致下焦虚滞，故小腹拘急而牵引腰背作痛。其病理为中阳失健，脾胃虚弱，不足生血以营内充外而濡血海所致。此为中虚血寒之产后腹痛，故用补血建中之法主治。

　　〔指难〕此处应当弄清楚的有四点：①本方适应证：除"腹由疗痛，不能饮食"为重点外，应有面色不华，唇淡，口淡，舌质淡，脉象虚缓等血虚中寒之见症者，为本方所宜。②方后加减：若大虚加饴糖，既增强建中填精，且有酸甘化阴之功，即"精不足者，补之以味"之义。若去血过多，崩伤内衄不止，加地黄、阿胶，在于二者有滋阴生血止血而养冲任之效，故加之以填冲止血。若无当归以川芎代之，而川芎辛窜散血，不适宜；干姜代生姜，以温中阳之力更强，方可运用。如流血过多，宜去桂枝、当归，加黄芪、鹿角霜，以补气固冲。③附于此意义：由于产后多虚多滞的特点，若属体质阳虚之产妇，产后中阳不运，气血失调，以致气滞血寒而为食少腹痛。本篇所论产后腹痛，有瘀热灼下焦、有气滞郁热、有血虚寒滞等三证，尚缺中阳不建、气滞血寒之证，故列于此，以充实产后腹痛之证治。④本方与黄芪建中汤的比较：两方均用桂枝汤倍芍药，在于建中平肝，调阴阳而和肝脾，是两者的共同点。所不同者，彼用黄芪，在于补气建中；此用当归，在于补血建中，补气补血虽不同，其建中则一也。

妇人杂病脉证并治第二十二

本篇内容较为广泛，在病因病理方面，首先突出因虚、积冷、结气，为产生妇科疾病的主要机制。在论述病证方面，有热入血室、月经疾病、带下、腹痛、脏躁、梅核气、转胞、阴吹、阴痒、阴疮等十多种疾病，还包括有因胎产所致之部分病证。一般而论，妇科疾病，除胎产而外，重在调经，所以有关月经疾病，论述较详，因而月经病变和论治，又是本篇的重点。

在治法和治疗手段、剂型等方面，本篇最突出。根据不同病证、不同病位，采用多种治法。如内治法中，有汤剂、丸剂、散剂、酒剂；外治法中，有针刺；前阴疾病，有纳阴中坐药（丸剂和散剂），以及外用洗剂和润导剂、烙剂等七种剂型（除针刺外）。全书共十种剂型，本篇占七种，足见治疗手段和治法之多，是值得继承和发扬的。

一、妇人之为病，因虚，积冷，结气，为诸经水断绝，至有历年，血寒积结，胞门寒伤，经络凝坚。

在上呕吐涎唾，久成肺痈，形体损分①。在中盘结，绕脐寒疝；或两胁疼痛，与脏相连；或结热中，痛在关元，脉数无疮，肌若鱼鳞，时着男子，非止女身。在下未多，经候不匀，会阴掣痛，少腹恶寒，或引腰脊，下根气街，气冲急痛，膝胫疼烦；奄忽眩冒②，状如厥癫；或有忧惨，悲伤多嗔③，此皆带下，非有鬼神。

久则羸瘦，脉虚多寒。三十六病，千变万端；审脉阴阳，虚实紧弦；行其针药，治危得安；其虽同病，脉各异源；子当辨记，勿谓不然。

①损分：损谓虚损，分谓分辨，即虚损原因应当分辨。

②奄忽眩冒：眼黑为眩，昏冒而神不清为冒，即突然昏不识人。

③多嗔：胜声发怒。

〔论注〕本条主要有三点：①论述妇科疾病的病因病理变化。②上焦和中焦病变为男女所共有。③辨证施治的重要性。以上三点又是本篇的总纲。

妇人杂病的病因，不外虚、冷、结气三方面。虚，谓气虚血少，气虚不能运血摄血，血少不足以营冲任，冲任空虚，虚又不能化气生血，为导致月经疾病三大原因之一。积冷，冷则不能温血运血，又多因元阳虚衰，温煦功能减弱，在外之风冷侵袭或生内寒不易温化而积滞，以致任督功能失调，可致病经、经闭、癥瘕等病。结气，是谓气机郁结，结则不能运血行血，又可导致多种妇科疾病。因气机贵在调达，气血贵在充沛，若一有所病，则可导致月经停闭，故曰为诸经水断绝。如至有历年而经闭不通，又多责之阳虚血寒，以致积结，或胞门被寒气所伤，以致气滞血凝，经络凝结，乃月经不调，或致经闭，皆由气郁血瘀日久所致之病理演变过程，此乃冲任病变，为妇女所独有。

从三焦而论，如上焦病变，可以出现两种病证。若上焦阳虚，肺气虚冷，无力敷布水津而为水饮，水饮上逆则咳唾涎沫，而为虚寒肺痿；如上焦素有郁热，加之外热所伤，热邪搏结于肺，则咳唾浊痰（原文之"呕"。应作"咳"理解），日久而为肺痈，两者均损伤津液，久不愈则形体虚损而消瘦，故应分辨。在中焦病变，可以产生四种轻重不同的病证，如寒邪盘结在中，体质阳虚者，则从寒化，重者可致三阴之阴气俱结，而为阴寒内结之寒疝证；轻者仅致肝气不舒，肝脉布胁肋，环阴器抵小腹，故两胁痛而牵引到内脏作痛，以致肝郁血瘀之胁腹痛。如素体阳旺，则从热化，轻者仅热结于中，气机阻滞，而为脐下关元疼痛之证；重者虚热盛，耗伤真阴，不足以濡润肌肤，故粗糙如鱼鳞，脉数无疮，乃为劳热之证。以上四种病证，不是女子所独有，男子亦有之。

至于下焦病变，又多为妇女所有。如肝肾之精血不足，冲脉乏血以营，可致月经过少。经血之调与不调，主要在于气机，如肝气不调，则经候亦不调匀，以致月经愆期。正因肝气失调，肾精不足，不足以任养子脏，瘀热阻滞，或气滞寒凝，故令阴掣痛。少腹恶寒，又在于肾阳不足，温煦之力减弱所致。气街，即气冲，冲脉由此开始而与任督脉同会于会阴，督脉循脊里，冲脉有病，故气冲急痛，病根于气街，牵引腰背亦痛。同时冲任既病，肝肾首当其冲，肾不足以主骨，肝不足以主筋，筋骨不利，故膝胫疼烦。至于奄忽眩冒，状如厥癫，从病理而论，既有下焦阳虚，阴寒夹痰饮上干清阳所致，亦有水不涵木，肝阳上扰而形成。如肝气抑郁，不足以养心，心脾气虚，则表现忧愁悽惨；肝木侮肺，肺虚而魄怯，故喜悲伤，源于肝郁，所以既悲伤又发怒。但以上病证，皆带脉以下之妇科疾病，并非鬼神作祟。

辨证施治原则：如妇人带脉以下病变，经久不愈，营阴日亏，正气日损，内而脏腑，外而肌肉，缺乏精血之濡养，故形身消瘦；其脉虚者，为阳虚多寒。至于病人三十六病更为复杂，变化多端，宜审脉之阴阳，辨别虚实。如阴虚之脉多细数、阳虚之脉多沉细、沉紧之脉多积冷、沉弦之脉多气结、沉涩之脉多血瘀等以辨别阴阳虚实，结合针药施治，可以转危为安。诊治时，还需同中求异、异中求同，掌握体质强弱、病程久暂等不同，然而脉各异源，并须凭脉辨证，脉证合参，不可忽略。

〔**指难**〕本条有重点和疑点。重点：在于因虚、积冷、结气。所以徐忠可认为"尤为纲中之纲"。因妇人以血为本,虚则不能化气生血,冷则不能温血运血,结则不能调血行血,是产生月经疾病和妇科杂病的三大主要病理机制。疑点:本条疑非仲景原文,类似宋人所增。其理由有二:①《脉经》无此条;②语气非汉代文法。但其论述内容,又有指导价值。《医宗金鉴》认为:"此条为妇人诸病纲领。"因此,仍有学习的必要。

二、妇人中风,七八日续来寒热,发作有时,经水适断,此为热入血室,其血必结,故使如疟状,发作有时,小柴胡汤主之。<small>方见呕吐中。</small>

〔论注〕此条为热入血室之证治。妇人伤寒或中风之传变,与男子相同,到七八日表邪应解,不应当续来寒热,发作定时。由于妇人在行经时,感受外邪,经水刚来而适断,在于邪热与经血结于血室,称为热入血室。其病理为邪热滞于血室,搏结不行。血室为肝所主,肝与胆互为表里,胆受肝邪,邪正分争,故出现寒热往来如疟状,而定时发作。此为邪热初结血室之证,故用和解邪热之法主治。

〔指难〕本条应当掌握的要点,即本证与少阳证比较:往来寒热是两者相同点;但因外感而影响月经不当断而断,同时往来寒热如疟状,定时发作,又是两者之不同点,也是本证的特点。

本条的疑点在于历代注家之争,对运用本方的意图,有四种解见:①成无己认为是"解传经之邪";②徐忠可认为是"气和而血行";③尤在泾认为是"热邪解而血自行";④唐容川认为是"卫气透而血自清"。其看法虽不尽相同,基本精神是一致的。因为小柴胡汤为少阳和解之剂,能扶正祛邪,清胆经郁热而疏肝;由于本证乃肝脉为受邪之所,肝脉络阴器而入胞中,肝与胆互为表里,少阳为出邪之枢,借其转输之机而升发之，可使初结之邪，随汗而解。

三、妇人伤寒发热，经水适来，昼日明了，暮则谵语，如见鬼状者，此为热入血室，治之无犯胃气及上二焦，必自愈。

〔论注〕此条为热入血室之治则。妇人伤寒发热，发热时月经适来，乘经气之虚，热邪入于血室，出现昼日明了，暮则谵语，如见鬼状之病理；在于卫气昼行于阳，气分无热，营气夜行于阴，热在血分，扰乱神明所致。其治则，虽有谵语，但昼日明了，与阳明无关，不能妄用苦寒攻下，以伤中焦胃气；又不能以发热谵语，误为热犯心包，清心开窍，从上焦论治。

〔指难〕本条需要掌握的要点是阳明谵语与热入血室谵语的鉴别。阳明谵语，其热在阳明气分，其热是发热不恶寒，或潮热，谵语多昼重夜轻；热入血室，邪在血室，其热是寒热往来，谵语是夜间发作，白天清楚，昼夜分明，以此为辨。

本方的疑点在于历代注家对治法和自愈之争，有七种见解：①程云来认为"月经来停，不药自愈"；②黄树曾认为"仍用小柴胡汤主治"；③曹颖甫主张"攻下瘀血"；④黄竹斋认为宜"枢邪凉血"；⑤唐容川认为"治其下焦血室"；⑥张隐庵认为"胃气和而邪自散"；⑦尤在泾认为"血不结而邪自解"。我认为本条的经水未断，与上条经断不同，如论治法，②、④两种可从，用小柴胡汤以扶正祛邪，或用小柴胡汤加干生地黄，以枢邪凉血。

四、妇人中风，发热恶寒，经水适来，得之七八日，热除脉迟，身凉和，胸胁满，如结胸状，谵语者，此为热入血室也。当刺期门[①]，随其实而取之。

①期门：在乳旁 1.5 寸，直下又 1.5 寸，为肝之募穴。

〔论注〕此条为表邪内陷，热入血室的病变和治法。妇人在行经之际，外感风邪，经过七八日之久，热除而脉静身凉和，为表邪已解之象；出现胸胁满，如结胸状、谵语等症，为邪热乘虚内陷，瘀热结于血室所致。其病理在于血室为肝所主，肝脉上连胸胁，下通血海，瘀热循经脉上干胸胁，故胸胁满如结胸状；瘀热循胞脉上扰心神故谵语。此为瘀热结于血室之证，故治法当刺期门，以泄肝经之实邪而去血室之瘀热。

〔指难〕本条重点有二：①辨证要点：在于热除，脉静，身凉和，虽有胸胁满而谵语，并非阳明腑实证。其病理转化，经水不来，表邪传里，则入腑而不入血室；经水适来，血室空虚，至七八日，邪传里之时，更不入腑，乘虚而入血室。所以邪之所传，随其所虚而受邪，乃病理传变的一般规律。②论治：本条之热入血室，为肝气郁结之重证，除刺期门而外，亦可运用疏肝解郁、清热活血之法主治，如化肝煎（青皮、陈皮、赤芍、丹皮、栀子、泽泻、贝母），随证加减，其效更佳。

五、阳明病，下血谵语者，此为热入血室，但头汗出，当刺期门，随其实而泻之，濈然汗出者愈。

〔论注〕此条为阳明病热入血室之证治。既称之阳明病，有经热和腑热之分。阳明腑证，只在气分而不在血分，今现下血，乃阳明之热，从气而之血，由冲脉而迫血下行，此热入而血下也。热入血室，故下血而谵语。但头汗出之机理，在于头为诸阳之会，热随肝经上蒸，肝气郁而不达，闭在血室，故头汗出而全身无汗。从病理而论，热邪虽从阳明来，已传入血室，故不从阳明论治，仍从肝经着手，所以仍刺肝经募穴，以泻其实邪，使阴阳和而周身汗出故愈。

〔指难〕本条有难点和重点。难点在血室部位之争，有四种不同看法：①成无己等认为是冲脉。其理由是："女子二七而天癸至"，在于"太冲脉盛，月事以时下"。如王冰谓："冲为血海，诸经朝会，男子则运而行之，女子则停而止之，谓之血室。"但我认为男子为精室，女子为血室。②徐忠可等认为是肝经。其理由肝为藏血之脏，"血室之气肝主之"；病位不在小腹，其中有"胸胁满如结胸状"；治法用小柴胡汤和其半表里，在于肝与胆互为表里，胆受肝邪而病如疟状，非他药所宜。又如《伤寒来苏集》说："血室者，肝也。肝为藏血之脏，故称血室"。③张景岳等认为是子宫。其理由与月经有关，且指出本篇有"妇人少腹满如敦状、小便微难而不渴，生后者，此为水与血俱结在血室也"。同时《类经附翼》中说："故子宫者，医家以冲任之脉盛于此，则月经以时下，故名曰血室。"④唐容川认为血室乃脐下夹膜。以上四种不同见解，除唐氏臆测而外，均有一定理由，其中③较为恰当，它与现代医学的解剖位置基本相符。但月经的形成，是一个复杂的生理过程，如认为血室即子宫，作为一个实质性器官，又过于狭隘。我认为血室，应为"主宰月经生理活动的机能"；当然与冲脉、任脉、肝经相联系，因为冲为血海，任主胞胎，肝脉络阴器，又为藏血之脏，均与月经有关。重点在于热入血室之特征，均与月经有关。通过以上四条讨论，本病既有经水适断和经水适来，又有不值经期而热迫下行，总以月经来潮为其特点。另一个特征是谵语，热入血室之谵语，在于肝藏血，肝主语，血室为肝所主，病变在血室，故其谵语在夜间，它与胃家实之谵语在白天有显著区别。同时注意温病热入血室，可参看《温病条辨》下焦篇热入血室四条的证治，更为全面。

六、妇人咽中如炙脔，半夏厚朴汤主之。

半夏 15g　厚朴 9g　茯苓 12g　生姜 15g　干苏叶 6g

上五味，以水 700mL，煮取 400mL，分温四服，日三夜一服。

〔论注〕此条为气郁痰滞于咽之证治。本病的特征，自觉咽中有异物感，阻碍不适，吞之不下，吐之不出，饮食吞咽无碍，并无疼痛之感。其病因和病理，多因情志不畅，抑郁不快，日久气机不利，气郁则津液失布，聚而为痰，或气郁不舒，偶感客邪，痰滞于咽而成。此为肝木侮肺，痰气搏结之证，故用理气祛痰、开结宣肺之法主治。

〔指难〕本条的重点有二：①方义和适应证：方中半夏辛温以开结，与淡渗之茯苓同伍，则功专祛痰；厚朴之苦温，苦以降逆理气，温以散结化饮；生姜散饮宣阳，同半夏之辛以开之；妙在苏叶一味，其气辛香而轻浮，以宣肺开郁，促使肝气条达，肺气宣通，郁滞解，痰自散耳。但本方属辛温之剂，舌淡苔润或白滑，脉弦滑或缓滑，无口苦，无咽部红肿热象者宜之。方中苏叶用量宜小，与厚朴同伍，一开一降，在于理气宣肺，不在于解表。也就是治痰不治气，非其治也；治痰不开肺，非其治也。②临证加减：本方只可用于气郁痰滞偏寒之证，如少阴阳虚，阴寒上逆者，可加麻黄附子细辛汤，以温阳散寒；如郁久化热，见咽干，咽部红，唾痰不利，舌质淡胖，属郁热者，可去生姜，加瓜壳、射干等，以清郁热而利咽祛痰；如病久入络，咽部红，舌质淡胖，去生姜，加丹皮、紫草等，以凉血活络；如无热象者，方中生姜又不可缺。本病不独妇女所有，男子亦有之。

〔例案〕张某，男，40 岁，四川省人民政府干部，1983 年 2 月咽部

巴蜀名医遗珍系列丛书

不适求治。3年前因感冒后，即觉咽部常有异物感，阻碍不适，吞之不下，咯之不出，经某医院诊断为慢性咽炎。近几月又感到右颈部有块状物不适，扪之块物圆滑，如豌豆大三粒，其他尚可。舌淡苔薄润，脉缓滑。此肝木侮肺、气郁痰滞之梅核气。先以理气祛痰，开结宣肺。方用：法夏12g，厚朴6g，茯苓12g，苏叶1.5g，生姜10g。嘱服2～6剂。

7天后复诊：病人服上方6剂后，咽部异物感基本消失，仅感右颈部块状物不适，胃纳增加，舌脉同上。望咽部略红，余无其他。效不更方，仍宗前法加减。将上方去生姜，加丹皮12g，紫草12g，牡蛎15g，海浮石15g，淡海藻20g。嘱服2～6剂。10天后相遇，病已痊愈。

本例因感冒失治而致肺气失宣，余邪留滞，郁而为痰，日久气机郁滞，痰气搏结于咽中。不仅致咽中如炙脔，而且形成右颈部痰核。故先以理气祛痰，宣肺开结，治其凝痰；痰散气利而咽中不适大减，再加软坚散结，收到了意想不到的疗效。

七、妇人脏躁，喜悲伤欲哭，象如神灵所作，数欠伸，甘麦大枣汤主之。

甘草9g　小麦15g　大枣10枚

上三味，以水600mL，煮取300mL，温分三服。亦补脾气。

〔论注〕此条为脏躁之证治。本病的主要特征，是无故哭笑，喜怒不节，数欠伸等阵性发作，故曰象如神灵所作。其病因病理，多因情志抑郁过盛，或思虑过度，刺激五志，五志化火（郁火），郁火动则扰乱心神（心在声为笑），心神无主，肺气必伤（肺在声为哭），穷必及肾（肾在声为欠），影响于肝（肝主宗筋束骨），以致心气伤，则心神无主，肺气伤则魄不敛，故出现哭笑无常等精神病变。数欠伸的机理，在于心肺之气既伤，无不影响到肝肾，肝肾之气机抑郁，则筋骨不舒，故喜呵欠而伸。从以上病理分析，肝心肺肾俱病，不能不取决于脾，此脾精不足之脏躁证，故用甘润以补脾精而养心之法主治。

〔指难〕本条的难点，在于脏躁之脏，究属何脏？历代注家有八种见解：①沈、尤二氏认为是"子宫血虚"；②《医宗金鉴》认为是"心神不宁"；③黄树曾认为是"五脏之津液不足"；④《金匮要略译释》认为是"病变在心肝"；⑤赵以德认为是"肝虚肺并"；⑥魏念庭认为是"血虚脏空"；⑦陈修园认为在"心肾二脏"；⑧黄坤载认为是"肺燥而肝心之志为病"。我认为本病源于精神因素，情志抑郁；从病理反应，涉及肝心肺肾；从问诊看，一般患者，喜食甜味，已影响到脾；再从药物功用，甘草、大枣以补脾，小麦以养心。因此，我认为病变的重点，在肝心肺肾之阴精不足，阴精不能相济，郁火扰动，故而神志失常。病变反应在肝心肺肾，又不能不取决于脾，在于补脾养心。本方性平而味甘，甘缓以补脾气而缓肝之急，甘润以滋脾精，脾精充沛而灌注四旁，以滋其他四脏之阴精，阴精裕而郁火熄，诸脏不躁而心神有主宰，则诸症可平。

〔例案〕

1. 沈某，女，45岁，医生，于1964年10月初旬求诊：半年前因孩子病故，从此抑郁不乐，有时整天不语，近3月来病势加重，胃纳减少，夜间不寐，有时整夜写文章、日记，白天乱走，喜呵欠，哭笑无常，面色惨白。经某医院诊断为神经官能症。喜食甜味，舌淡苔少津润，脉缓无力。此为脾精不足，心神不宁之脏躁证。拟用补脾宁心法治之。方用：生甘草9g，小麦30g，大枣21g，炒枣仁15g。嘱服2～4剂。

一月后复诊：病人服上方2剂后，能吃能睡，精神异常症状全部消失，因而停药。后因听旁人说她是装病，受刺激而复发，但病情比以前减轻，只是哭笑无常，笑哭交替，以悲哭为多，夜间不写文章；但睡眠欠佳，白天不乱走，面色略惨白，舌淡苔少津润，脉缓无力。效不更方，仍宗前法。方用：生甘草9g，小麦30g，大枣30g，炒枣仁15g。嘱服2～6剂。11月底，偶然相遇。她说服上方6剂后，病痊愈，已正常工作。

2.夏某，女，10岁，温江县金马公社，1977年9月9日初诊。其父代诉，阵发性昏仆抽搐，伴不自主哭笑五月。去年5月，患儿母亲病故，故悲痛甚剧，数日以后抑郁寡欢，不如以前活泼，且易生气发怒。今年5月初，其父发现患儿不时发呆，发痉，然顷刻即过，未予重视；继后患儿时而昏仆，抽搐，不发烧，伴有不自主的哭笑。经医诊治，仅提出"抽风待诊"。继求当地中医诊治，诸症越来越剧，终发展到日发数次，每次20～30分钟，甚至1～2小时方解，发作后自言腹中"痒"。应诊时，正值发作，见患儿软瘫于父怀中，四肢抽搐，口张目直视，向她问话，心中似明不明，不能言语，角弓反张。唏嘘，声出乃哭，顷刻又破啼为笑，哭笑交替，待清醒后，仍感眼光发直，眼神逼人，神情呆顿。扪之不发烧，身温和。舌质淡红，苔少而润，其脉滑数。此为脾精不足、痰热上扰之脏躁，拟以培补脾精，清热祛痰。方用：小麦30g，大枣3g，甘草3g，竹茹12g，竹黄6g。嘱服2剂。

10月9日复诊：病儿服上方2剂后，诸症消失，且一月未发。前两天因外感，在当地服药而诱发，但症状较前大为减轻。仍用前方。因缺竹黄，改用胆星9g。嘱服2剂。10月13日父女同来，见患儿心情舒畅，神情活泼，眼神柔和，颇为高兴。其父说上药只服1剂，已未发病。

3.魏某，女，41岁，巴中县芦山公社农民，1980年6月20日初诊。

近两三年因婆媳不睦，较长时间情志抑郁，于去年6月初发病，出现不自主地阵发性哭笑，发病前呵欠，喜伸，善太息，经当地医院治愈。6月初复发此病，比过去发作频繁，病情加重，特来求治。患者频频呵欠，数伸腰，善太息，于是乃哭，顷刻易哭为笑，哭笑交替，15分钟左右暂停。自诉：口干，咽干，口淡喜食甜味，平时头昏，时而神呆，神情不爽，抑郁少言，面色惨白，舌淡苔少乏津，脉象虚数。此为脾精不足、心肺阴虚之脏躁证，拟以培补脾精，滋养心肺，佐以息风开窍法主治。方用：生甘草10g，大枣30g，小麦30g，百合20g，知母12g，天麻12g。嘱服2～6剂。

6月27日复诊：病人服上方4剂后，口干咽干消失，口淡增剧。时而头昏神呆、阵发性不自主哭笑、呵欠、伸腰均大减；情志较舒畅，偶尔太息，舌淡苔少津润，脉缓无力。此心肺阴液已复，脾精不足为主。方用：生甘草10g，大枣30g，小麦30g，天麻12g。嘱服2～6剂。

7月1日三诊：病人服上方4剂后，诸症消失，惟头略昏，面色亦稍正常，舌脉同上。此乃病久血虚失营，嘱调节情志，加强营养，再服上方2～6剂，以资巩固。后经随访，病人服上方仅4剂，病即痊愈。

以上三例患者病因同属情志抑郁所致，如例一中年损子，悲痛不已，情志抑郁至极，损伤肝阴，郁火扰动，心神无主，神不守舍，以致神不藏而魄不敛，日久真精耗伤，诸脏失养，尤其是肝心肺肾俱病，脾精不足，于是五脏之阴精愈伤而脏躁愈剧，故用甘润以补脾精，加枣仁以养心安神，促使脾精滋填，其他四脏亦得以养而诸证自平。例二患儿幼年失去慈母，终日悲哀思念，情志不舒，思则伤脾，肝郁必克土，脾之健运、生化、输布减弱，以致阴精耗伤，诸脏失养。郁火扰动，心神无主，肺气不敛，故哭笑交替之脏躁特征出现，虽有神昏抽搐，乃热痰所致，而又以脏躁为主，痉病次之，故以甘润补脾精为主，佐以清热祛痰而收效。例三亦因婆媳不睦，长期情志抑郁，肝失条达，肾气亦郁，郁火扰而心神无主，肺气不敛，故喜呵欠，数伸，太息，哭笑交替等阵作。日久精血不足，虚风上扰之证出现，加之暑热伤阴，故现虚热之脉证。由于病程较久，五脏俱病，故以甘润填补脾精为主，先佐甘寒养阴和息风开窍，继以甘润以补脾精为主，甘平以缓急，五脏之阴精充裕，郁火熄，虚风平，脏不躁而诸症自平。

有关类似脏躁之病，宜加鉴别。如见人便笑，或无故发笑者，属痰扰心神之癫证，并非脏躁；如见人便哭，或无故悲哭者，属气郁痰之癫证，亦非脏躁。脏躁主症，是哭笑无常、笑哭交替、呵欠、伸腰等主要特点。呵欠而伸，病程短者，多出现于笑哭之后；病程久者，多现于笑哭之前，又是脏躁之一般规律。

八、妇人吐涎沫，医反下之，心下即痞，当先治其吐涎沫，小青龙汤主之；涎沫止，乃治痞，泻心汤①主之。

小青龙汤方：见肺痿肺痈中。

泻心汤方：见惊悸中。

①泻心汤：《备急千金要方》作"甘草泻心汤"。

〔论注〕此条为寒饮误下成痞之先后治法。吐涎沫清稀，属里有水饮，外寒诱发，其治法应温里饮而散寒邪。医者误用下法，损伤中阳，寒饮内陷而成痞，如仍咳吐清稀涎沫，或喘，或恶寒，脉象浮滑，内饮外寒之证仍在，宜用温饮散寒之小青龙汤主治。俟外寒内饮俱去，再根据病情，选用某泻心汤以治其痞。

〔指难〕本条的难点，在于用某泻心汤之争。历代注家有四种解释：

①徐忠可认为是"三黄泻心汤"；②《医宗金鉴》认为是"半夏泻心汤"；③丹波元简认为是"甘草泻心汤"；④魏念庭认为"应本伤寒痞证诸条互参"。我认为，最后者客观可从。应根据体质虚弱程度，病理变化之不同，选用某泻心汤更为恰当。

九、问曰：妇人年五十所，病下利①数十日不止，暮即发热，少腹里急，腹满，手掌烦热，唇口干燥者，何也？师曰：此病属带下。何以故？曾经半产，瘀血在少腹不去。何以知之？其证唇口干燥，故知之，当以温经汤主之。

吴茱萸9g　当归6g　川芎6g，芍药6g　人参6g　桂枝6g　阿胶6g　牡丹皮6g（去心）　生姜6g　甘草6g　半夏7.5g　麦门冬15g（去心）

上十二味，以水1000mL，煮取300mL，分温三服。亦主妇人少腹寒，久不受胎；兼取崩中去血，或月水来过多，及至期不来。

①下利之"利"字，程本和《医宗金鉴》均说当是"血"字。

〔论注〕此条为寒滞血瘀之漏下证治。女子七七，任脉虚，太冲脉衰，天癸竭，月经应停止；妇人年五十许，病下血数十日不止，当然属于漏下证。暮即发热，阴虚不能济阳；少腹里急，腹满，胞中有寒，瘀不行也；手掌烦热，阴血虚也；唇口干燥，冲任血伤，不上荣也。此证属带脉以下之病变。致病之因，在于半产之虚，积冷，血乃瘀滞于少腹，血瘀则营阴不布，故唇口干燥。其病因病理，为半产时，下焦阳虚，风冷之邪客于胞中，血得寒则凝滞而瘀，瘀血未尽而血不归经，日久营阴耗伤而夹虚热。此为寒滞血瘀而夹虚热之漏下证，故用温经活血、养阴生津之法主治。

〔**指难**〕本条的重点有二：①方义和方后主治：方中吴茱萸、桂枝、生姜温经而散血分之寒，川芎、丹皮活血以祛瘀，当归、白芍、阿胶滋阴养营而生新止血，人参、麦门冬益气生津，养阴而清虚热；半夏同姜、草而和胃气；吴茱萸、桂枝、生姜与血药同伍，专散血海之寒，温经而行血分之滞，而方名温经汤者，正在于斯耳。注说"亦主妇人少腹寒，久不受胎"和月经"至期不来"，属冲任寒滞血虚者，可以运用。但方中丹皮、芍药有凉血之弊，应予加减。至于"兼取崩中去血，或月水来过多"，尚有斟酌的必要。因崩中和月经过多，多属气虚不摄，或冲任伏火，方中吴茱萸、生姜、桂枝、当归、川芎等辛温行血之品，丹皮凉血活血，均非所宜。②本方适应证：本方用于漏下，应有小腹痛、喜热熨、漏下暗黑有块、块去则痛止血止、淋漓而量少，舌质紫暗或有瘀点，脉象沉涩或弦涩等脉证，确属寒滞血瘀之漏下者宜之。

十、带下经水不利，少腹满痛，经一月再①见者，土瓜根散主之。

<small>阴癫肿
亦主之。</small>

土瓜根 9g　芍药 9g　桂枝 9g　䗪虫 9g

上四味，杵为散，酒服 4g，日三服。

①再：《医宗金鉴》说："再字当是不字，若是再字，一月两来，与上文不利不合，是传写之误。"

〔**论注**〕此条为痛经之证治。带下指广义带下病，非狭义之赤白带。不利是谓行经时，似通又非畅通，经行不畅利。在行经时，经水既不畅利，小腹又满且痛，为气滞血瘀之象；或经一月至期不见，亦是瘀滞所致，排泄失常，故尔月经后期。其病理在于运血者气也，气机失调，则瘀血阻滞。此为气滞血瘀之痛经，故用化气逐瘀之法主治。

〔**指难**〕本条应当掌握的有两点：①方义和适应证：方中土瓜根清热活血，䗪虫破瘀攻坚，桂枝通阳化气，白芍调营止痛，共达气行则瘀去，瘀去则痛止，经行可调达畅利。本方属于行气破血之剂，除本条论述外，量少、色暗、有块，形气色脉不虚者宜之。②痛经辨证：一般来说，痛经为青年女子所常见。胀甚于痛者，为气滞；经前痛者，属气滞；经期既胀且痛者，属气滞血瘀；痛甚于胀者，为血瘀；经期痛而有块者，属血瘀；经后小腹隐痛或空痛者，多属血虚；经期腰酸腿软，或经后腰酸腿软者，属肝肾虚损，此为痛经辨证的概要。

十一、妇人陷经^①，漏下黑不解，胶姜汤主之。

胶姜汤方：缺。

①陷经：谓经脉下陷，漏下血不止。

〔**论注**〕此条为陷经之证治。所论陷经，既是病名，又是病理，漏下黑不解，为其主症，胶姜汤为其治法。其病理为经脉下陷，中焦阳虚，冲任之气虚寒，不足以固摄经血所致。此为虚寒之陷经证，故用温经固冲之法主治。

〔**指难**〕本条的难点，在于对方药的探讨。由于本方散佚无考，历代注家有四种见解：①林亿认为是"胶艾汤"；②陈修园认为是"阿胶、生姜"；③陆渊雷认为是"胶艾汤加干姜"；④魏念庭认为是"阿胶、干姜"。我认为最后者可从。再从实践来说，漏下沉黑无泽，质清稀如扬尘水，但不秽臭，属冲任虚寒之漏下，用炮姜与阿胶（烊化冲服）同伍，补虚温冲，生新止漏，其效更佳。如兼气馁神倦，中气亦虚者，加人参、黄芪等以补气摄血；如小腹隐痛，自觉小腹冷者，加艾叶炭、炒玄胡、鹿角霜等以温经固冲，虚寒漏下，可以痊愈。

十二、寸口脉弦而大，弦则为减，大则为芤；减则为寒，芤则为虚，寒虚相搏，此名曰革，妇人则半产漏下，旋覆花汤主之。 ^{见五脏风}_{寒积聚篇。}

〔论注〕此条为虚寒夹瘀之漏下证治。其脉理已详于虚劳和惊悸两篇，复列于此，少"男子则亡血失精"，多"旋覆花汤主之"句，专为妇科而设。妇人得革脉主半产漏下的机理，革脉浮坚中空，属气虚血寒之象；气虚不能摄胎，血寒不能养胎，故主半产。气虚不能摄血，冲任不固，阴血不能内守，故主漏下。如漏下有块，小腹疼痛，属气郁血瘀之漏下证，故宜用疏肝解郁、化瘀通络之法主治。

〔指难〕本条的难点，在于方证。历代注家有六种见解：①《医宗金鉴》认为是"错简"；②陆渊雷认为是"唐以后方"；③尤在泾认为是"先散结聚而后温补"；④陈灵石认为"本方非漏下时运用"；⑤黄树曾认为是"络通则血泽，瘀去才新生"；⑥徐忠可认为是"结开而漏止"。我认为本方有疏肝解郁、活血通络之效，半产后出现漏下，小腹疼痛有块，或兼胸胁痛，脉象弦涩，属于气滞血瘀之漏下，可用本方以祛瘀生新，瘀去则血能归经，漏下可止，再随其所虚而后补之可也。但在半产之前，现漏下者，应以益气固冲、止漏安胎为要；如半产后而漏下，无气郁血瘀之证者，又应当益气为主，气为血之帅也。

十三、妇人少腹如敦①状，小便微难而不渴，生后②者，此为水与血俱结在血室也，大黄甘遂汤主之。

大黄 12g　甘遂 6g　阿胶 6g

上三味，以水 300mL，煮取 100mL，顿服之，其血当下。

①敦：古代盛黍（玉米）稷（高粱）的器皿，所谓朱盘玉敦，椭圆形。

②生后：谓生此病之后。

〔论注〕此条为水血互结之证治。妇人小腹满如敦状，为有形之邪，凝结于下焦，有蓄水和蓄血之分。如小腹满而小便自利，膀胱气化正常，则为蓄血；小腹满而小便不利，兼见口渴，是水与热结，则为蓄水。此乃小腹满而小便微难，口不渴，生此病之后，为水与血俱结在血室也。其病理为阳热旺盛，气化紊乱，气不化则水不行，气不化则血不运所致。此为水热蓄血俱结血室之证，故用逐水攻血之法主治。

〔指难〕本条的重点有二：①方义和运用：本病主症是妇人小腹胀满隆起如敦状，病属急证、实证，故用泄热逐水之法，以攻其有形之实邪。方中大黄泄热以攻蓄血，甘遂泄热以逐蓄水，阿胶滋阴以养营血，取其以补为通之义也。本方较峻猛，虽有实不嫌攻之论据，但也不宜多服，故方后注说"顿服之，其血当下"，实邪去再随证施治。②"生后"解释之争：关于生后者解释，历代注家有三种见解：一是尤在泾认为是"产后"；二是赵以德认为是"生育过之妇"；三是徐忠可认为是"生病后"。我认为是"生此病之后者"为当。

十四、妇人经水不利下，抵当汤主之。亦主男子膀胱满急有瘀血者。

水蛭30个（熬）　虻虫30枚（熬，去翅足）　桃仁20个（去皮尖）大黄9g（酒浸）

上四味，为末，以水500mL，煮取300mL，去滓，温服100mL

〔论注〕此条为瘀血经闭之证治。经水不利下，与前经水不利不同，前者是经行不畅利，此是滞而不行。其病理为瘀血阻滞，经脉闭塞，郁滞化热，以致瘀热结滞。此为瘀热经闭之实证，故用破血攻瘀之法主治。

巴蜀名医遗珍系列丛书

〔**指难**〕本条的重点，在于"不利下"。先由经行不畅，由不畅而致经闭，气血本不虚，多由气滞而致血瘀，由瘀血而致经闭。本方由水蛭、虻虫、桃仁、大黄组成，皆逐瘀攻坚之品，尤其是破血药中而伍大黄，则攻破之力更峻，务需素体阳旺，气血不虚，小腹刺痛、唇口干燥、脉涩有力等脉证者宜之。

十五、妇人经水闭不利，脏坚癖不止①，中有干血，下白物②，矾石丸主之。

矾石 0.9g（烧） 杏仁 0.3g

上二味，末之，炼蜜和丸枣核大。内脏中，剧者，再纳之。

①不止：沈氏作"散"字，坚癖不散，子脏有干血也。

②白物：即白带。

〔**论注**〕此条为干血经闭而兼白带之外治法。此处经闭的原因，为子脏有干血，瘀积不散，阻滞经脉不通所致。所论坚癖，是谓瘀血积而不去，则新血不荣，蓄泄不时，积久而成干血经闭。下白物之病理，在于瘀血不去，滞而为湿，郁而为热，湿热下注所致。此为湿热带下，故用矾石丸内脏中之外治法，以除局部湿热。

〔**指难**〕本条重点有二：①方义和运用：方中矾石燥湿清热，敛涩精液；杏仁、白蜜相伍，使带止而不致干涩不适，对于单纯性之疏泄失职之白带，确有疗效。运用本方还应注意有两点：一是先将药物炼蜜和丸枣核大，用消毒纱布包好，适温度，内脏中。一是阴中有糜烂者，宜先治其糜烂，暂不宜本方主治。②瘀血经闭辨治：瘀血经闭，每因情志抑郁，气机阻滞，气滞则血瘀，其病势多突然，经闭后往往至期而小腹疼痛。其治法，轻者以调气为主，气调血自调；重者以调气活血并用。

十六、妇人六十二种风，及腹中血气刺痛，红兰花酒主之。^{疑非仲景方。}

红兰花 3g

上一味，以酒 30g，煎减半，顿服一半，未止再服。

〔论注〕此条为妇人血气刺痛之证治。所谓 62 种风无考证，乃言其风为六淫之首，百病之长，善行而数变，无处不到之特性。妇人在经期，或产期不慎，乘其气血之暂虚，易受风冷之侵袭，与血气相搏，瘀滞于胞中，阻碍气血之运行，故腹中刺痛。此为瘀血腹痛，故用活血化瘀之法主治。

〔指难〕本条的重点，在于"刺痛"。刺痛乃瘀血特点之一。本方药物虽简单，凡属瘀血疼痛，皆可运用。同时后世用酒剂，泡酒服，或用红花酒浸后再煎，皆从此方和本书中之酒剂发展而来。

十七、妇人腹中诸疾痛，当归芍药散主之。^{见前妊娠中。}

〔论注〕此条为妇人腹痛之证治。妇人以血为主，血之化生，源于中焦，中焦健运有力，则升降正常而气机调达，气调血和，则少致腹痛。此为气血不和、肝脾不调之腹痛，故用和气血、调肝脾之法主治。

〔指难〕所谓"诸疾病"，应当活看。本方有养血行滞，健脾利湿，培土抑木，调和肝脾之效，只能运用于血滞腹痛，脾虚夹湿之证，并非能主治一切腹痛。如月经后期量少，行经时腹痛，或小腹隐痛，或平时白带多而质清稀，或小便不利，大便溏，舌淡苔润等脾虚湿盛者宜之。

十八、妇人腹中痛，小建中汤主之。^{见虚劳篇中。}

〔论注〕此条为腹痛之证治。脉症不全，以药测证，应是腹中拘急而痛，喜按喜热熨，时而隐痛，或冷痛；面色无华，纳差，喜食甜味，

巴蜀名医遗珍系列丛书

舌淡苔少津润，脉弦缓或虚弱无力等证脉者宜之。其病理为脾胃虚寒，气血俱虚，气不足以煦之，血不足以濡之，虚气横逆而痛。此为虚寒腹痛，故用甘温建中之法主治。

〔指难〕本条的重点有二：①注家之争：本方主治腹痛，有三种见解：一是《医宗金鉴》认为是"肝木克土"；一是尤在泾认为是"虚寒腹痛"；一是陈灵石认为是"补中生血"。我认为无论肝木克土腹痛，或血虚腹痛，或虚寒腹痛，总以中焦虚寒为其主要病理所在。②用本方主治妇人腹痛，其意义有三：一是辛甘化阳，酸甘化阴，使阴阳调达，气血运行，其腹痛可愈。一是甘缓以止痛，甘温以建中，中气健运，不补气血，而气血自生矣。一是"精不足者，补之以味"，以达到有形生无形，无形化有形之义。

十九、问曰：妇人病，饮食如故，烦热不得卧，而反倚息者，何也？师曰：此名转胞①，不得溺也，以胞系了戾②，故致此病。但利小便则愈，宜肾气丸主之。_{方见虚劳中。}

①胞：与"脬"通，即膀胱。

②胞系了戾：谓膀胱之系，了绕乖戾而不顺。

〔论注〕此条为妇人转胞之证治。病变在下焦，初起未影响脾胃，故饮食如常。由于水已停滞于下，气机上逆，肺气又不能下达，假热上扰，肺气不利，故烦热倚息而不得卧。病位在膀胱，病机为膀胱之气化不利，故小便不通。其病理为肾阳不足，气化不行，以致水道闭塞。此为肾阳虚之转胞证，故用温阳化气之法主治。

〔指难〕本条的重点是病因和证候。转胞之病证，男女皆有。其致病之因，正如赵氏所说："胎重压其胞，或忍尿入房者，皆足以成此病。"

妇人在妊娠末期，有致此病，故列入本篇补述。但本病之病理，是比较复杂的，此仅肾阳不足，气化不利所致。还有气虚下陷、肺气郁滞不降、下焦湿热阻滞等，应辨其所因，分而治之。

二十、蛇床子散，温阴中坐药。

蛇床子仁

上一味，末之，以白粉少许，和令相得，如枣大，绵裹内之，自然温。

注：本条《脉经》作"妇人阴寒，温阴中坐药，蛇床子散主之"。

〔论注〕此条为阴中寒之外治法。阴寒，即阴中冷，又称宫寒。其病理为下焦阳虚，阳虚生寒，阴寒滞于子脏所致。此为阳虚之宫寒证，故用温阳祛寒的坐药，以直达病所。

〔指难〕本条应当注意有两点：①轻重：阴中冷有轻重之分，轻者只有他觉证，而无自觉证；重者既有他觉证，又有自觉证，易于影响对方感情和生育。轻者上方加艾叶、杏仁，润燥同伍，暖宫之力更强，单从外治可愈。若属重证，既要内治，又要外治，内外结合治，方可收效。②注意毒性：方中蛇床子芳香燥湿而除痒，白粉（铅粉）燥湿除秽而杀虫，共有暖宫祛寒、燥湿杀虫之效。下焦阳虚之滴虫性阴道炎，阴中冷而兼阴痒者，亦为本方所宜。但方中铅粉毒性大，外用应注意用量宜小，且不能连续使用，偶尔1～2次者，不致中毒。同时阴中冷，不分轻重，均非短时可收效，因此，必须予以加减。1964年，我曾治一青年妇女，仅有他觉证，而无自觉证之阴中冷。方用蛇床子、艾叶、杏仁等量捣绒，用纱布包扎好（如大指头大，用丝线包扎，留线5寸长），高温消毒后，内入阴中，每天自换一次，一月左右而治愈（经期停用）。

巴蜀名医遗珍系列丛书

二十一、少阴脉滑而数者，阴中即生疮，阴中蚀疮烂者，狼牙汤洗之。

狼牙 9g

上一味，以水 400mL，煮取 50mL，以绵缠筋如茧，浸汤沥阴中，日四遍。

〔论注〕此条为阴中生疮之外治法。少阴以候肾，肾主前后二阴，阴中肾之窍也。其脉滑而数，滑脉主湿，数脉主热，为湿热下注，蕴结不散，故阴中生疮。阴中蚀疮烂者，此湿热蕴结日久，以致热毒腐蚀而糜烂。狼牙草性味苦寒有毒，苦能清热燥湿，寒能杀虫解毒，借其以毒攻毒；外用以洗之，取其局部治本之法。

〔指难〕本条的重点在于药物探讨。关于狼牙草，在《本草纲目》所载为狼牙，其性味苦寒有毒，主治邪气、热气、疥瘙、恶疡、疮痔，治浮风瘙痒，煎汁洗恶疮。但《中药大辞典》所载为狼牙草（辽宁），仙鹤草之别名，其仙鹤草的性味苦、辛、平，无毒，主要功用是止血，与本条所主治病证不符。从两者的功用看，本方狼牙草并非仙鹤草所能主治，故不能混淆。狼牙草究属何物，已缺无考，可用狼毒代之。狼毒性味辛平，有大毒，《本经》有主治"恶疮鼠瘘疽蚀"的记载，故可借用外洗。

本病多属阴痒之重证，阴痒而抓伤，甚致阴部红肿，恶痒恶痛，可用加减蛇床子苦参汤（苦参、黄柏、蛇床子）。顽固性者，加少量雄黄、少量花椒以解毒祛风；白带多者，加白矾少许以燥湿，将药物煎水去渣，用药水先熏后洗，以清局部湿热而杀虫，对滴虫性阴痒，效果较好。

若属阴中糜烂而不痒，平时小腹痛，或腰骶疼痛，或白带多，多因房事不慎或不节，或人工流产后休养不好，损伤冲任，以致湿热瘀滞阴中络脉，而为此病者，较为常见。可用银蒲合剂（金银花、蒲公英、赤芍、丹皮、紫草、土茯苓、紫花地丁、生甘草）煎成药汁，滤过将药液喷雾到阴中，每天一次，对盆腔各种炎症和宫颈糜烂均有效。轻者半月左右，重者一月左右，可以治愈。

二十二、胃气下泄，阴吹①而正喧②，此谷气之实也，膏发煎导之。_{见黄疸中。}

①阴吹：谓前阴出气有声，如后阴矢气。

②正喧：谓其声响连续不断。

〔论注〕此条为精气虚亏之阴吹证治。所论胃气下泄，下泄与下陷不同。下陷为中气虚；下泄者，谓气从阴道泄出，故曰阴吹。其病理为精血不足，肾气不固，不能摄纳下焦之气，以致中气失运则虚闭于后；肾气不足，则胞宫无权而气泄于前。此为精血不足，肾气虚亏之证，故用润导补虚之法主治。本方不仅有润导之功，且有补益之效。方中猪膏之滋润填精，发煎之养血补虚，促使脏腑之精血充沛，肾气固而虚气纳，其病可愈。

〔指难〕本条的重点，在于辨证。本病多见于年老体衰之妇人，或白带过多，或生育过多，往往步履而有声。其证型有肾气大虚，治在补益肾气，有脾肾两虚，治以补脾固肾；有脾虚湿热下注（白带过多），治以补脾利湿；还有《温病条辨》"饮家阴吹，脉弦而迟，橘半桂苓枳姜汤主之"之证，是从理气化饮着手论治。总以辨证论治为要，不可局限于本方本证。

附方：

小儿疳虫蚀齿方：_{疑非仲景方。}

雄黄　葶苈

上二味，末之，取腊月猪脂熔，以槐枝绵裹头四五枚，点药烙之。

〔**论注**〕此为牙疳之证治。本病多因温热病之中后期，病毒未尽，热毒上熏，郁蒸于齿龈，以致腐蚀而糜烂，甚至龈唇蚀烂者亦有之。此为热毒浸淫之牙疳证，故用解毒杀虫之法主治。

〔**指难**〕此处的重点在于临证运用。本方由雄黄、葶苈、腊猪脂、槐枝组成，以猪脂初熔，乘热用槐枝点药烙局部，取其雄黄味辛，葶苈、槐枝味苦，苦辛以杀虫；取其热以散毒攻毒，促使局部之热毒散，气血畅通，其病可愈。但本病之浸淫腐蚀快，若治不及时或治不得法，甚至某一侧龈唇在短时间内，可使浸蚀脱落，所以用外治法，每天1～2次外，还可内服清热解毒之剂，酌加薏苡仁、赤小豆之类，以解毒利湿，其效更佳。